U0251047

爱健康 ｜ 爱生活　凤凰含章 Phoenix-HanZhang

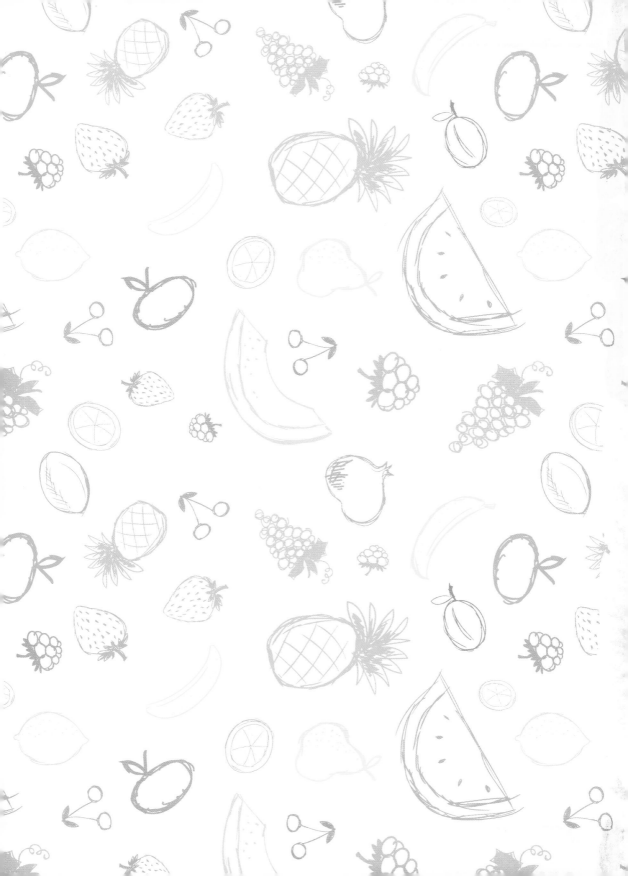

高海波 陈飞松 主编

男人养生
这样吃就对了

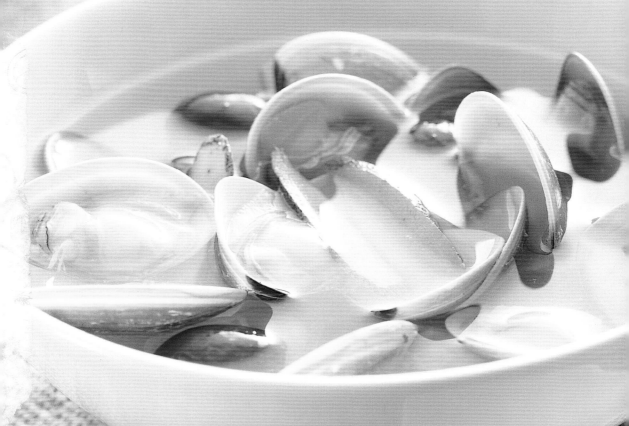

江苏凤凰科学技术出版社　凤凰含章

图书在版编目（CIP）数据

男人养生这样吃就对了 / 高海波, 陈飞松主编. --
南京：江苏凤凰科学技术出版社, 2015.3
（含章·食在好健康系列）
ISBN 978-7-5537-3797-3

Ⅰ.①男… Ⅱ.①高… ②陈… Ⅲ.①男性—食物疗
法 Ⅳ.①R247.1

中国版本图书馆CIP数据核字(2014)第209115号

男人养生这样吃就对了

主　　　　编	高海波	陈飞松	
责 任 编 辑	樊　明	葛　昀	
责 任 监 制	曹叶平	周雅婷	

出 版 发 行	凤凰出版传媒股份有限公司
	江苏凤凰科学技术出版社
出版社地址	南京市湖南路 1 号 A 楼，邮编：210009
出版社网址	http://www.pspress.cn
经　　　销	凤凰出版传媒股份有限公司
印　　　刷	北京鑫海达印刷有限公司

开　　　本	718mm × 1000mm　1/16
印　　　张	16
插　　　页	4
字　　　数	250千字
版　　　次	2015年3月第1版
印　　　次	2015年3月第1次印刷

标 准 书 号	ISBN 978-7-5537-3797-3
定　　　价	39.80元

图书如有印装质量问题，可随时向我社出版科调换。

懂得药膳养生　调治男性病症
——男人养生，从此吃出健康人生

男性养生保健在现代社会是如此的重要。男性养生保健不仅关系着男人的自身健康，而且也关系到整个家庭的幸福。在男人的潜意识里，自己是家庭的顶梁柱，是强壮的，所以用心专注事业，往往会忽视健康的隐患。"40岁前拿身体挣钱，40岁后拿钱买身体"似乎成了大多数男人最真实、最贴切的写照。为了改变这种状况，男性的养生保健不可忽视。

男人忙于工作、赡养老人、教育子女，成为社会上心理负荷最重、工作与生活压力最大的人群。因此，没有足够的精力和时间去留意自身的身体状况，对身体种种不良反应及一些疾病前兆也缺乏认识。再加上受自身体质、生活习惯、外界环境以及心理压力等因素的影响，使得许多病症都悄无声息的袭击着看似健康的男人，最终"养痛成患"。

男人需要提高自身保健意识、掌握科学养生之道。男人如车，需及时保养，待身体某个零件松了，某个部位出故障了，再去求医，则为时已晚。我们男人要将养生融入于生活，通过日常生活调理逐渐完善、加强我们的身体素质。本书第一章就介绍男人药膳养生的基础知识，引导男人在不同时间、不同体质下因症施膳。有句老话，求医不如求己，防病远胜于治病。健康最大的敌人不是病毒，而是自己。提高自身的保健意识、掌握科学的养生之道对男性的身体健康有着十分重要的意义。

药膳养生，是男性养护五脏、防病治病的一条最安全、最有效、最便捷的途径。现代养生提倡的原则是在不伤根本的前提下综合调理，比如汤药、食疗、运动、按摩等能用的手段都一起用上，尽快把病根治。时下很多男性，尤其是成功男性会选择昂贵的保健品来保养自己的身体，其实很多常见的药材和食材在疗效与营养提供上完全能胜过所谓的保健品，这亦是药膳养生为何这样受人们推崇的原因。

本书的编写参考了《黄帝内经》和《本草纲目》两本医学著作，扩充、讲解《黄帝内经》里的男性养生知识，结合《本草纲目》里的药材和食材功效，将有益于男性健康的药膳推荐给大家。此外，还分别从男性亚健康状态、男性常见疾病、中老年男性高发病症三个角度全面分析，并一一讲解食疗药膳，供广大男性患者选择。希望读者能从中受益，做好日常保健护理，远离疾病的困扰。

我们在此特别制作了阅读导航这一单元，对于全书各章节的部分功能、特点等做一大概说明，这必然会大大提高读者阅读本书的效率。

功效标注

以最直接简单的方式标注食材重要的功效。

食材解读

用牵线的方式注解食材的性味、归经。

成分、功效及应用

介绍食材的主要成分、功能主治、适宜人群及应用小偏方。

健康药膳

每个食材均配以2个健康药膳菜谱，并配有精美的图片，以供读者烹制食用。

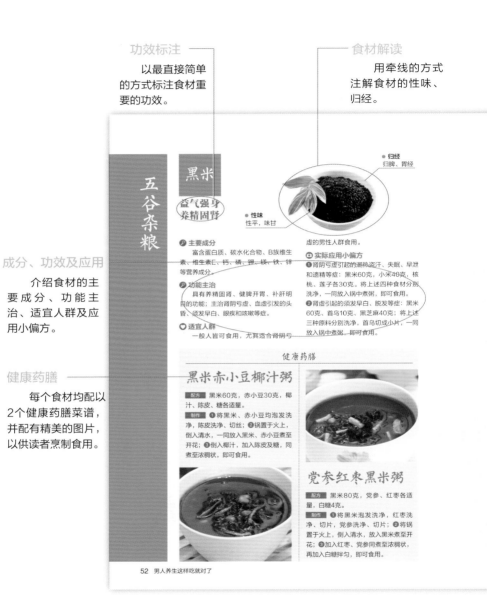

五谷杂粮

黑米

益气强身
养精固肾

● 归经
归脾、胃经

● 性味
性平，味甘

◎ **主要成分**
富含蛋白质、碳水化合物、B族维生素、维生素E、钙、磷、钾、镁、铁、锌等营养成分。

◎ **功能主治**
具有养精固肾、健脾开胃、补肝明目的功能；主治肾阴亏虚、血虚引发的头昏、须发早白、眼疾和咳嗽等症。

◎ **适宜人群**
一般人皆可食用，尤其适合肾阴亏虚的男性人群食用。

⊙ **实际应用小偏方**
①肾阴亏虚引起的潮热盗汗、失眠、早泄和遗精等症：黑米60克，小米40克，核桃、莲子各30克。将上述四种食材分别洗净，一同放入锅中煮粥，即可食用。
②肾虚引起的须发早白、脱发等症：黑米60克，首乌10克，黑芝麻40克；将上述三种原料分别洗净，首乌切成小片，一同放入锅中煮粥，即可食用。

健康药膳

黑米赤小豆椰汁粥

[配方] 黑米60克，赤小豆30克，椰汁、陈皮、糖各适量。

[制作] ●将黑米、赤小豆泡发洗净，陈皮洗净、切丝；❷锅置于火上，倒入清水，一同放入黑米、赤小豆煮至开花；❸倒入椰汁，加入陈皮及糖，同煮至浓稠状，即可食用。

党参红枣黑米粥

[配方] 黑米80克，党参、红枣各适量，白糖4克。

[制作] ●将黑米泡发洗净，红枣洗净、切片，党参洗净、切片；❷将锅置于火上，倒入清水，放入黑米煮至开花；❸加入红枣、党参同煮至浓稠状，再加入白糖拌匀，即可食用。

52 男人养生这样吃就对了

推荐药膳

　　介绍男性常见病症的食疗药膳。每个病症均配以2个推荐药膳菜谱，并配有精美的图片，以供读者烹制食用。

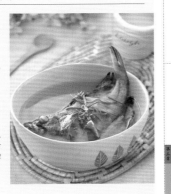

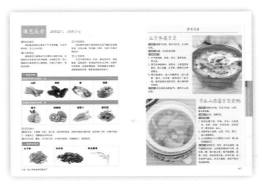

14种男性亚健康状态的药膳食疗

　　本书第三章对男性14种亚健康症状做了详细介绍，包括推荐食物、民间偏方和推荐中药材，并配以对症食疗的药膳菜谱。

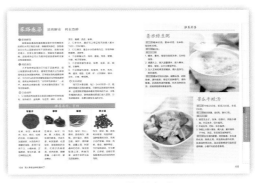

12种男科常见疾病的药膳食疗

　　本书第四章对男性患有的12种常见疾病做了详细介绍，包括饮食调养、生活调理、推荐药材和食材，并配以对症食疗的药膳菜谱。

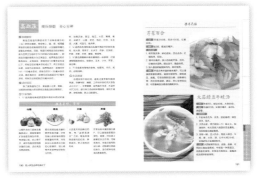

22种中老年男性高发病药膳食疗

　　本书第五章对中老年男性患有的22种高发病症做了详细介绍，包括饮食调养、生活调理、推荐药材和食材，并配以对症食疗的药膳菜谱。

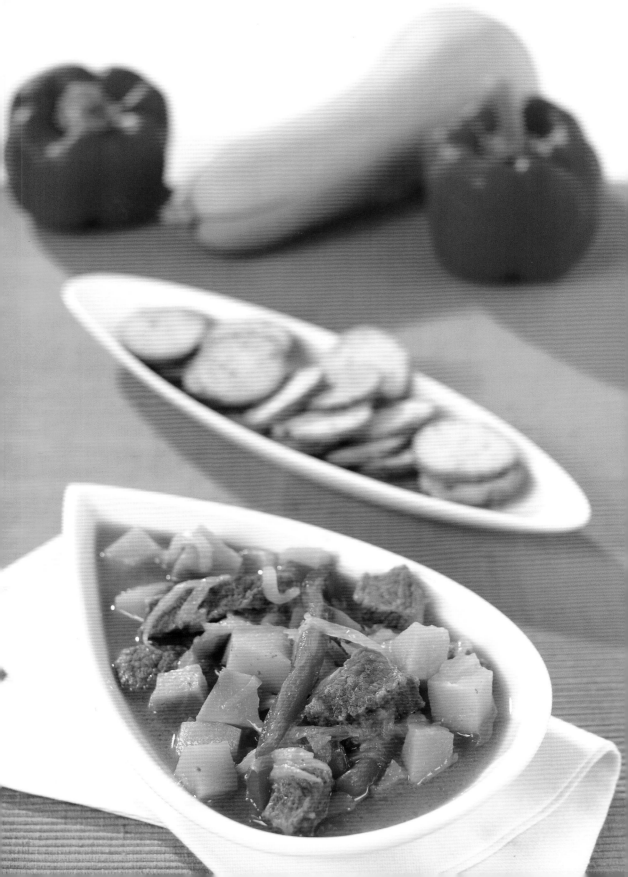

目录 | Contents

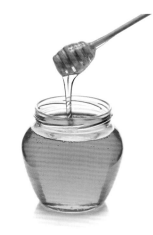

第一章
药膳与男性养生

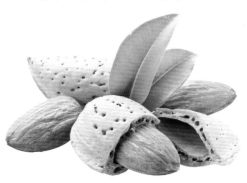

第二章
全方位掌握56种男性养生食材

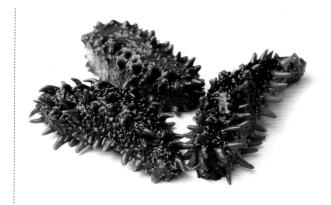
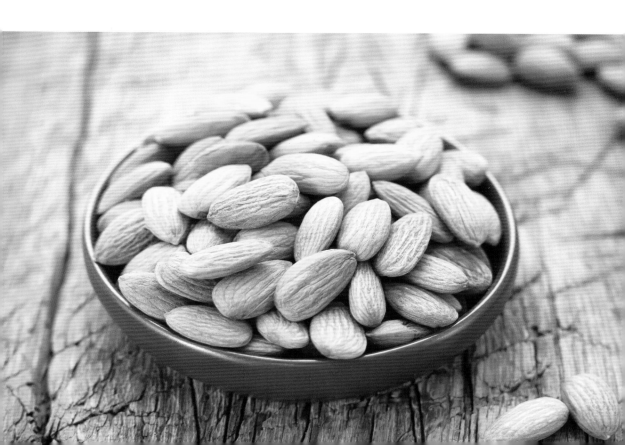

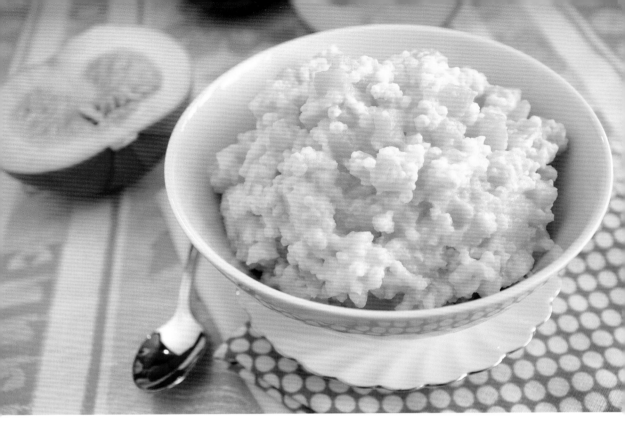

第三章

14种男性亚健康状态的药膳食疗

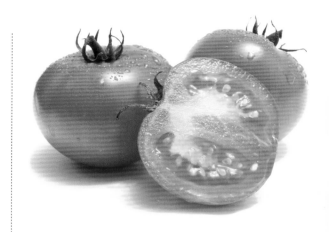

第四章

12种男科常见疾病的药膳食疗

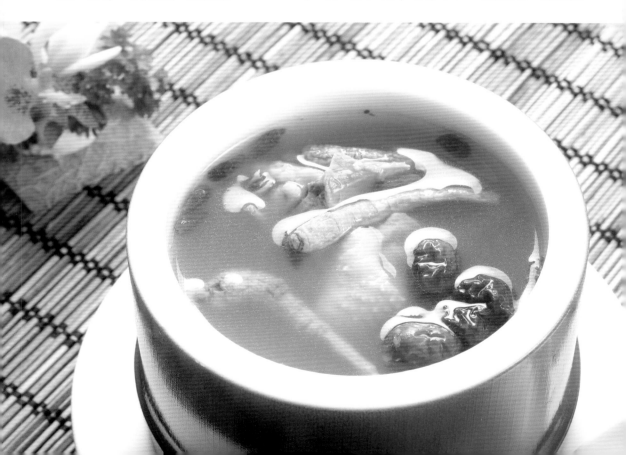

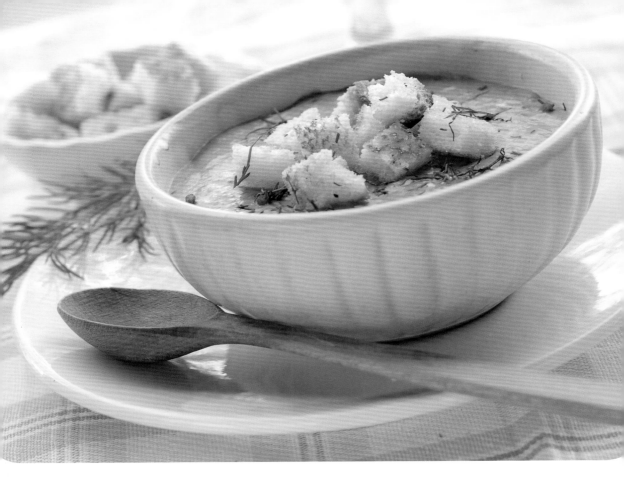

"一八" "二八" ——发育期和青春期男性养生食材图鉴

"一八"，即8岁，此时男性肾气开始充实、精血逐渐充盈，具有头发茂盛，牙齿更换的特点；"二八"，即16岁，此时男性肾气充盛，具有精子成熟，骨骼不断发育，饭量开始增加的特点，是身体生长发育的高峰。

"一八""二八"这两个阶段的男子正值身体发育的时期，在饮食上要求营养均衡，多补充蛋白质、维生素、钙、锌、硒等营养成分。

鲫鱼

性味归经 性平，味甘；归脾、胃、大肠经。

功效 健脾，利水，益气。

主要营养成分 蛋白质、脂肪、钙、磷、铁等。

选购与贮藏 挑选活的鲫鱼要看其鳞片、鳍条是否完整。以体表无创伤、体色青灰、体形健壮的鲫鱼为佳。活鲫鱼可直接放入水盆中，每天换水；或者将鲫鱼处理好，放入冰箱内冷冻。

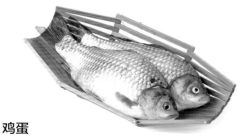

鸡蛋

性味归经 性平，味甘；归脾、胃经。

功效 滋阴润燥，养血，养心安神。

主要营养成分 鸡蛋清含有蛋白质、钙、磷、铁等；鸡蛋黄含有卵磷脂、脂肪酸等。

选购与贮藏 把鸡蛋拿在手里放到耳边摇晃，如果听到里面有像水一样的流动声音，那就说明这个蛋已经不新鲜了。储存时应在冰箱内冷藏。

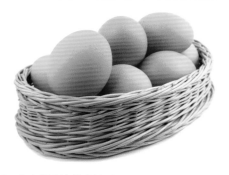

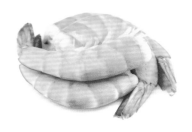

虾

性味归经 性温，味甘、咸；归脾、肾经。

功效 补肾，壮阳。

主要营养成分 蛋白质、脂肪、碳水化合物、钙、磷、铁、维生素A等。

选购与贮藏 新鲜的虾，头尾完整，头尾与身体紧密相连，虾身较挺；不新鲜的虾，头与体、壳与肉相连松懈，头尾易脱落或分离，不能保持其原有的弯曲度。冰箱冷冻存放即可。

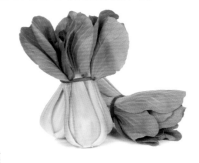

油菜

性味归经 性平，味甘；归肺、胃、大肠经。

功效 通肠胃，除烦躁，解热，消食。

主要营养成分 蛋白质、脂肪、碳水化合物、粗纤维、钙、磷、铁、胡萝卜素等。

选购与贮藏 购买时要挑选新鲜、油亮、无虫、无黄叶的嫩青菜，用两指轻轻一掐即断者。不宜长期保存，放在冰箱中可保存24小时左右。

苹果

性味归经 性凉，味甘、微酸；归脾、肺经。

功效 润肺健胃，生津止渴，止泻，下气消食。

主要营养成分 碳水化合物、糖类、有机酸、果胶、纤维素、维生素A、B族维生素等。

选购与贮藏 选择果柄有同心圆，身上有条纹且比较多，色红艳的。可用家庭中常见的容器储存，纸箱、木箱均可。

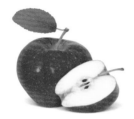

玉米

性味归经 性平，味甘；归胃经，肾经。

功效 益肺，健脾，健脑，开胃，止渴，止泻。

主要营养成分 蛋白质、脂肪、B族维生素、维生素E、胡萝卜素等。

选购与贮藏 甜玉米颗粒整齐，表面光滑、平整、明黄；普通黄色玉米排列不规整，颗粒凹凸不平；黏玉米颗粒整齐，表面光滑、平整、白色；普通白色玉米排列不规整，玉米颗粒凹凸不平。存储的地方要尽量降低温度，并注意防虫。

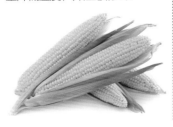

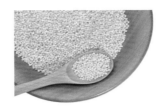

小米

性味归经 性凉，味甘、咸；归脾、肾经。

功效 健脾，和胃，安眠。

主要营养成分 蛋白质、淀粉、钙、铁、维生素A、维生素C、维生素D等。

选购与贮藏 选购时应选择米粒大小、颜色均匀，呈乳白色、黄色或金黄色，有光泽，很少有碎米，无虫，无杂质的产品。通常将小米放在阴凉、干燥、通风较好的地方。

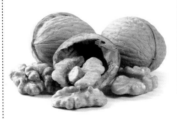

核桃

性味归经 性温，味甘；归肾、肺、大肠经。

功效 益智补脑，养足肾气。

主要营养成分 蛋白质、钙、磷、铁、锌、胡萝卜素、核黄素、维生素A、B族维生素、维生素C、维生素E等。

选购与贮藏 选购时，以个大圆整，壳薄白净，干燥，果仁丰满，仁衣色泽黄白，仁肉白净新鲜者为佳。家庭贮藏应选择干燥的地方，不宜潮湿，否则会变质。

花生

性味归经 性平，味甘；归脾经，肺经。

功效 益智、健脾胃。

主要营养成分 蛋白质、钙、磷、铁、不饱和脂肪酸、卵磷脂、胡萝卜素、多种维生素等。

选购与贮藏 选购花生以果实外壳呈土黄色或白色，果仁部分色泽均匀统一者为佳。贮藏时，新鲜花生最好不要放到冰箱中保存，以免有损花生的口感。将花生尽量晒干，之后装入密闭性良好的容器内，可保存半年左右。

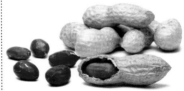

杏仁

性味归经 性温，味甘、酸；归肺、大肠经。

功效 润肺化痰，生津止渴。

主要营养成分 维生素B_{17}、脂肪酸、绿原酸等。

选购与贮藏 选购时，以颗粒均匀、有深棕色脉纹、饱满肥厚、味苦、不发油者为佳。贮藏时应置于通风干燥处，防虫、防霉。

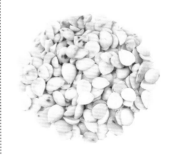

"三八" "四八"——青壮年期男性养生食材图鉴

"三八"，即24岁，此时男性肾气已分布全身，具有成长较快，身体有劲，皮肤、筋和肌腱都很有弹性，智齿开始长出的特点；"四八"，即32岁，此时男性精气已充实全身，具有身高不变，身体变宽、变厚，体重稍微有所增加的特点，生理发育达到另外一个高峰。

"三八""四八"这两个阶段的男子，正值从青年成熟期到青壮期的过渡时期，在饮食上要求营养均衡，坚持补充钙质、蛋白质、维生素A、锌等营养成分，注重科学用餐。

扇贝

性味归经 性平，味甘；归肝、胆、肾经。

功效 滋阴补肾，调中下气，利五脏。

主要营养成分 蛋白质、脂肪、碳水化合物、维生素A、钙、钾、铁、镁、硒等。

选购与贮藏 应选择外壳颜色比较一致且有光泽、大小均匀的扇贝，不能选太小的，否则会因肉少而食用价值不大；然后看其壳是否张开，活扇贝受外力影响会闭合，而张开后不能合上的为死扇贝，不能选用。冰箱冷冻存放即可。

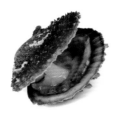

银杏

性味归经 性平，味甘、苦、涩，有小毒；归肺、肾经。

功效 敛肺气，定喘，缩小便。

主要营养成分 蛋白质、脂肪、糖类、淀粉等。

选购与贮藏 选购时，以外壳白色，种仁饱满、色白者为佳。干品置于通风干燥处，鲜果要放在通风阴凉处贮藏，不能暴晒，以防霉变。

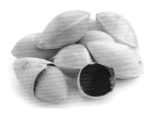

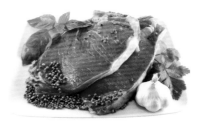

牛肉

性味归经 性平，味甘；归脾经。

功效 补气养血，健脾益肾。

主要营养成分 蛋白质、脂肪、维生素A、B族维生素、维生素D、钙、磷、铁等。

选购与贮藏 选购时，看肉皮有无红点，无红点的是好牛肉，有红点者是坏牛肉；看肌肉，新鲜牛肉的肌肉有光泽，红色均匀；看脂肪，新鲜牛肉的脂肪呈洁白色或淡黄色。应置于冰箱的冷冻室内贮藏。

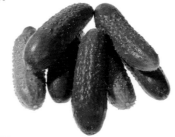

黄瓜

性味归经 性寒，味甘；归肺、脾、胃经。

功效 止渴，解暑，利尿。

主要营养成分 糖类、甙类、咖啡酸、氨基酸、维生素B_2、维生素C、钙、铁、磷等。

选购与贮藏 挑选比较细长均匀的，表面的刺还有一点扎手，颜色看上去很新鲜的。保存时不要清洗，将黄瓜用纸包好，然后在纸外面用保鲜膜或者保鲜袋封严，放进冰箱保存。

胡萝卜

性味归经 性平，味甘。

功效 补血，健脾，有助消化。

主要营养成分 糖类、脂肪、挥发油、胡萝卜素、维生素A、维生素B$_1$、维生素B$_2$、花青素、钙、铁等。

选购与贮藏 选购胡萝卜以个头小，茎较细，皮平滑而无污斑，口感甜脆，色呈橘黄且有光泽者为佳。胡萝卜宜冷藏，以防止营养成分流失。

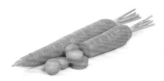

西红柿

性味归经 性微寒，味甘、酸。

功效 健胃消食，生津止渴。

主要营养成分 糖类、脂肪、蛋白质、维生素A、维生素B$_1$、维生素B$_2$、维生素C、维生素P、钙、磷、铁等。

选购与贮藏 挑选西红柿时，要选颜色粉红，果形浑圆，表皮有白色小点点，感觉表面有一层淡淡的粉一样，捏起来很软的。蒂的部位一定要圆润，最好带淡淡的青色。籽粒呈土黄色，肉质红色、沙瓤、多汁。不要买带尖、底很高或有棱角的，也不要挑选拿着感觉分量很轻的。日常可以放在冰箱内保存，但保存时间不宜过长。

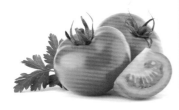

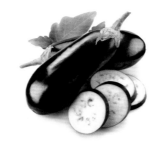

茄子

性味归经 性凉，味甘。

功效 清热凉血，宽肠通便。

主要营养成分 维生素A、B族维生素、维生素C、维生素P、脂肪、蛋白质、糖等。

选购与贮藏 茄子以果形均匀周正，老嫩适度，无裂口、腐烂、锈皮、斑点，皮薄、籽少、肉厚、细嫩的为佳品。储存宜放在通风、干燥的地方，但最好现买现吃。

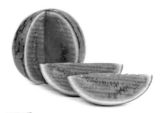

西瓜

性味归经 性寒，味甘淡。

功效 清热解暑，除烦止渴，清肺胃，利便。

主要营养成分 瓜氨酸、丙氨酸、谷氨酸、精氨酸、苹果酸、磷酸、果糖、葡萄糖、盐类、维生素C、钙、铁、磷、粗纤维等。

选购与贮藏 花皮瓜类，要纹路清楚，深淡分明；黑皮瓜类，要皮色乌黑，带有光泽。无论何种西瓜，瓜蒂、瓜脐部位向里凹入，藤柄向下贴近瓜皮，近蒂部颜色青绿，这些都是西瓜成熟的标志。将整个西瓜用保鲜膜包裹好放在冰箱中，可减少水分蒸发和营养流失。

梨

性味归经 性凉，味甘、微酸。

功效 清热生津，止咳化痰。

主要营养成分 蛋白质、脂肪、糖类、粗纤维、钙、磷、铁、胡萝卜素、维生素B$_1$、维生素B$_2$、维生素C等。

选购与贮藏 应挑选大小适中、果皮薄细、光泽鲜艳、果肉脆嫩、无虫眼及损伤者。将鲜梨用2～3层软纸一个一个分别包好，将单个包好的梨装入纸盒，再放进冰箱内的蔬菜箱中。1周后取出来去掉包装纸，装入塑料袋中，不扎口，再放入冰箱0℃保鲜室，一般可存放2个月。

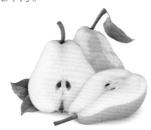

荞麦

性味归经 性平，味苦；归肺、脾、胃经。

功效 降压，降血脂，降血糖，收敛。

主要营养成分 富含蛋白质、多种维生素、纤维素、镁、钾、钙、铁、锌、铜、硒等。

选购与贮藏 选购荞麦果实以长卵形，颜色为黄褐色，外表光滑者为佳。

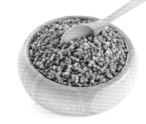

"五八""六八"——中年期男性养生食材、药材图鉴

"五八",即40岁,此时男性肾气逐渐衰退,具有头发开始脱落,牙齿更为枯槁的特点;"六八",即48岁,此时男性阳气衰退,具有面容憔悴,头发及双鬓逐渐斑白的特点。

"五八""六八"这两个阶段,男子的身体状态从旺盛期的高峰开始回落,在饮食上要求重视补益,应及时补肝、补肾、益气,坚持科学用餐,同时辅助药物补益,兼顾预防肥胖。

猪腰

性味归经 性平,味咸;归肝、肾经。

功效 益气补肾,生津止渴。

主要营养成分 蛋白质、脂肪、碳水化合物、钙、磷、铁和维生素等。

选购与贮藏 挑选猪腰首先看表面有无出血点,有则不正常;其次看形体是否比一般猪腰大和厚,如果是又大又厚,可能是有病变。购买猪腰后要趁鲜制作菜肴,短时间内可放冰箱保鲜室内保鲜;如果必须放冰箱内冷冻,解冻后的猪腰不宜制作腰花类菜肴,但可把猪腰切成丝或片,再用来制作菜肴。

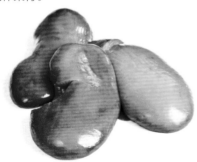

黑米

性味归经 性平,味甘;归脾、胃经。

功效 开胃,活血,健脾,明目。

主要营养成分 蛋白质、脂肪、B族维生素、钙、磷、铁、锌等。

选购与贮藏 以有光泽,米粒大小均匀,无虫,不含杂质,很少有碎米,爆腰(米粒上有裂纹)者为佳。优质黑米有清香味,无其他异味。

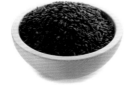

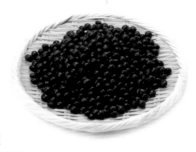

黑豆

性味归经 性平,味甘;归脾、肾经。

功效 健脾利湿,除热解毒。

主要营养成分 蛋白质、脂肪酸、黑豆灰分、维生素E、异黄酮、皂苷等。

选购与贮藏 选购的时候要选择颗粒均匀、饱满、坚硬,且杂质少的。家庭储存应放到密封的罐子里,再放入冰箱里保存。

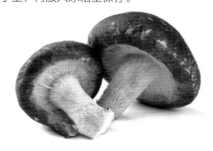

香菇

性味归经 性平,味甘;归胃、肝经。

功效 延缓衰老,降压,降血脂,降胆固醇。

主要营养成分 蛋白质、糖类、香菇酸、食物纤维、维生素D等。

选购与贮藏 选择体圆齐正、菌伞肥厚、盖面平滑、质干不碎、手捏菌柄有坚硬感、放开后菌伞随即膨松如故的产品。鲜香菇可以在2~4℃的低温环境条件下保存1周左右。

西葫芦

性味归经 性凉，味甘；归脾经、胃经。

功效 清热，利尿，止渴，润肺，消肿。

主要营养成分 维生素C、葡萄糖、钙等。

选购与贮藏 选购时，以粗细均匀，颜色翠绿中带白，表面光亮、笔挺坚实、没有伤痕者为佳。西葫芦现买现吃最新鲜，若需贮藏，买回来时不要水洗，用纸巾擦干其表面水分，用保鲜袋装好且排空里面的空气打结，再用报纸包好，最后加塑料袋装好，放进冰箱保鲜室贮藏。

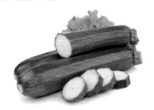

荸荠

性味归经 性寒，味甘；归肺经、胃经。

功效 清热，止渴，化痰。

主要营养成分 蛋白质、脂肪、粗纤维、胡萝卜素、B族维生素、维生素C、铁、钙、磷和碳水化合物等。

选购与贮藏 荸荠的生产季节在冬春两季。选购时，应选择个体大的，外皮呈深紫色而且芽短粗的。贮存时，不宜置于塑料袋内，而置于通风的竹箩筐内最佳。

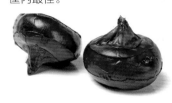

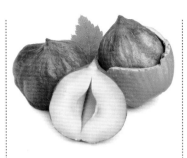

榛子

性味归经 性平，味甘；归脾、胃经。

功效 补脾，补胃，益气。

主要营养成分 蛋白质、脂肪、碳水化合物、灰分等。

选购与贮藏 选购时，以个大圆整，壳薄白净，干燥者为佳。应放在密封、干燥的容器中贮藏，否则容易发霉或者出现异味，且不宜存放较长时间。

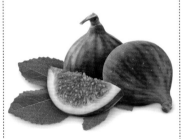

无花果

性味归经 性平，味甘、微辛；归脾经。

功效 滋阴，润肠，健胃，防癌，利咽。

主要营养成分 蛋白质、糖类、脂肪、氨基酸、维生素A、B族维生素、维生素C、维生素D、胡萝卜素、铁、钙、磷等。

选购与贮藏 选购时，以果实呈扁圆形或卵形，顶端开裂，肉质软烂，味甘甜如香蕉者为佳。无花果最好是现买现吃。

熟地黄

性味归经 性微温，味甘；归肝、肾经。

功效 补血滋润，益精填髓。

主要营养成分 糖类、氨基酸、地黄素、甘露醇、维生素A等。

选购与贮藏 选购熟地黄时，以体重肥大、质地柔软、断面乌黑油亮、味甜、黏性大者为佳。应置于通风干燥处密封贮藏，并防霉、防蛀。

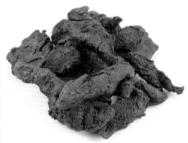

锁阳

性味归经 性温，味甘；归肝、肾、大肠经。

功效 平肝补肾，益精养血，润肠通便。

主要营养成分 花色苷、鞣质、单宁等。

选购与贮藏 锁阳以个大、色红、坚实、断面粉性、不显筋脉者为佳。应置于阴凉干燥处贮藏，并防霉、防虫蛀。

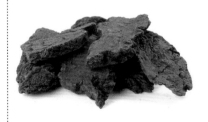

"七八" "八八" ——中老年期男性养生食材、药材图鉴

"七八"，即56岁，此时男性肝气开始衰退，具有身体变得僵硬，不能随意运动，动作不灵活的特点；"八八"，即64岁，此时男性天癸逐渐枯竭，具有精力衰退，肾脏衰弱，身体各部分逐渐老化，牙齿和头发纷纷脱落的特点。

"七八""八八"这两个阶段，男子的身体状态继续呈下降趋势，筋骨僵硬，肌腱失去弹性，精血枯竭，在饮食上要求及时补益肝肾、健脾养胃，同时还需预防各类疾病的侵扰。

猪骨

性味归经 性平，味甘；归脾、胃经。

功效 补虚，润肠胃，养血健骨。

主要营养成分 蛋白质、脂肪、维生素、磷酸钙、骨胶原、骨黏蛋白等。

选购与贮藏 选购猪骨时，如从骨头断口看出骨髓颜色粉红，证明放血干净；如颜色暗红，则证明放血不干净或是病猪。

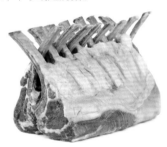

海参

性味归经 性温，味甘、咸；归肺、肾、大肠经。

功效 滋阴补肾，养血益精，抗衰老，抗癌。

主要营养成分 蛋白质、脂肪、维生素、钙、磷等。

选购与贮藏 选购海参时，以野生海参为最佳。野生海参底足长得短而粗壮，沙嘴大而坚硬，肉质厚实有弹性，筋宽厚饱满，外形是两头尖中间粗的纺锤形，看起来很结实。

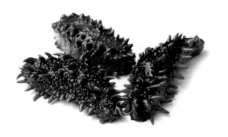

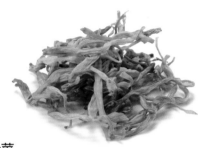

金针菜

性味归经 性平，味甘；归肝、脾、肾经。

功效 养血平肝，强筋骨，宽胸膈。

主要营养成分 蛋白质、脂肪、碳水化合物、钙、磷、铁、胡萝卜素、核黄素、氨基酸等。

选购与贮藏 选购时以洁净、鲜嫩、不蔫、不干、芯尚未开放，无杂物者为佳。另外，新鲜金针菜含有"水仙碱毒素"，食用前需泡2小时，且熟透方可进食；干金针菜大多通过硫黄加工，食用前应用温开水浸泡30分钟，再入沸水烫1分钟。

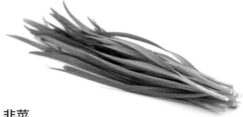

韭菜

性味归经 性温，味甘、辛；归肝、胃、肾经。

功效 温肾助阳，散淤活血，健胃暖中。

主要营养成分 蛋白质、脂肪、碳水化合物、纤维素、胡萝卜素、维生素B_2、烟酸以及钙、磷、铁等微量元素。

选购与贮藏 选购韭菜以叶直、鲜嫩、翠绿为佳，这样的韭菜营养素含量较高。韭菜捆好后用大白菜叶包裹，放阴凉处，可保存1周左右。

红枣

性味归经 性温，味甘；归脾经、胃经。

功效 补脾和胃，益气生津。

主要营养成分 蛋白质、氨基酸、有机酸、环磷酸腺苷、维生素、钙、磷、钾、铁等。

选购与贮藏 选购时，以颗粒饱满；表皮不裂、不烂且皱纹少、痕迹浅；皮色深红且略带光泽；肉质厚细紧实，捏下去滑糯不松泡；核小；松脆香甜者为佳。红枣需放在干燥处贮藏，以防虫蛀，也可放进冰箱冷藏。

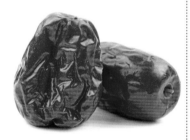

红薯

性味归经 性平，味甘；归脾、胃、大肠经。

功效 止渴，降压，解酒毒。

主要营养成分 蛋白质、淀粉、纤维素、氨基酸及多种矿物质。

选购与贮藏 应挑选长条形的，皮红的。储存前先将红薯放在外面晒一天，然后保存在干燥的环境里，不要沾到水就行了。

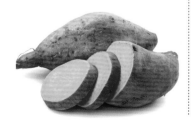

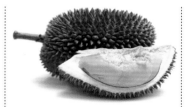

榴莲

性味归经 性热，味辛、甘；归肝、肾、肺经。

功效 健脾补气，补肾壮阳，活血散寒。

主要营养成分 蛋白质、维生素A、B族维生素、维生素C、碳水化合物、膳食纤维、铁、钾、钙等。

选购与贮藏 选购时，以个头大，壳薄，外形扁长、尾部尖，表皮呈丘陵状，金黄色，重量相对较轻，看似快要裂开，味道浓烈，摇晃能听到声音者为最佳。

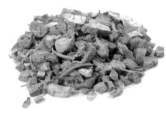

牛膝

性味归经 性平，味苦、甘、酸；归肝、肾经。

功效 补肝肾，强筋骨，活血，利尿。

主要营养成分 糖类、氨基酸、生物碱、三萜皂苷、甾体类等。

选购与贮藏 选购时，以根长、肉肥、皮细、黄白色者为佳。置阴凉干燥处贮藏，防潮。

枸杞

性味归经 性平，味甘；归肝、肾、肺经。

功效 补精气，滋肝肾，坚筋骨，明目。

主要营养成分 甜菜碱、胡萝卜素、烟酸、维生素B$_1$、维生素B$_2$、维生素C、钙、磷、铁、亚油酸、氨基酸等。

选购与贮藏 选购时，不要挑选颜色过于鲜红的枸杞，这种枸杞很有可能是商家为了长期贮存而用硫黄熏过的，误食之后会对健康有危害。挑选枸杞时要以颗粒大、外观饱满、颜色呈红色的为佳。

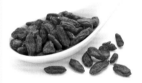

巴戟天

性味归经 性微温，味辛、甘；归肝、肾经。

功效 补肾助阳，祛风除湿，强筋壮骨。

主要营养成分 维生素、苷类、单糖、多糖、氨基酸、钾、钙、镁等。

选购与贮藏 选购时，以条粗壮，连珠状，肉厚，色紫，质软者为佳。贮藏时要避免受潮发霉，如有发霉，不可用水洗，宜放阳光下晒后，用毛刷刷去霉。夏天应经常检查和翻晒。

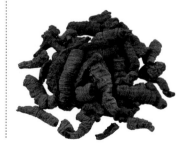

"八八"之后——老年期男性养生食材、药材图鉴

"八八"之后，男性五脏之气衰退、筋骨惰性更盛，具有动作更加迟缓，精气血亏，发鬓斑白，身体负担感很重，走路开始歪斜，听力下降的特点。

"八八"之后阶段，男子吸收营养的能力降低，在饮食上要求营养全面，多样化，并以清淡为主。同时，应针对不同的情况积极防病抗病，补虚强身，这样才能益寿延年。

桂圆

性味归经 性温，味甘；归心、脾经。

功效 补血安神，养心脾，益脑力。

主要营养成分 葡萄糖、蔗糖、酒石酸、维生素A、B族维生素等。

选购与贮藏 选购时，以颗粒较大，外壳颜色为黄褐色，壳薄而脆、较光滑者为佳。若商家允许试吃，则以肉质软糯，味道浓甜者为优质品。

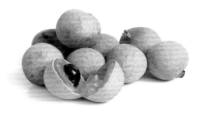

赤小豆

性味归经 性平，味甘、酸；归心、小肠经。

功效 利水消肿，健脾止泻。

主要营养成分 蛋白质、脂肪、维生素A、B族维生素、维生素C、植物皂素、铝、铜等。

选购与贮藏 应选择颗粒饱满，色泽自然红润，颗粒大小分布均匀的产品。家庭储藏时，应将赤小豆装入塑料袋中，再放入一些剪碎的干辣椒，密封起来，并将密封好的塑料袋放在干燥、通风处。

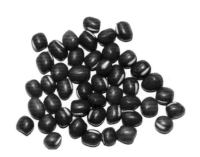

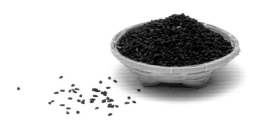

黑芝麻

性味归经 性平，味甘；归肝、肾、大肠经。

功效 强身健体，补肝益肾，润肠道。

主要营养成分 脂肪、蛋白质、糖类、维生素A、维生素E、卵磷脂、钙、铁、铬等。

选购与贮藏 选购时，先看里面是否掺有杂质、砂粒；然后，将一小把黑芝麻放在手心里，搓一下，看是否会掉色，闻闻是否新鲜。家庭贮藏时要密封，并放在干燥、通风处。

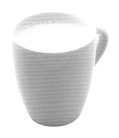

牛奶

性味归经 性平，味甘；归心、肺、胃经。

功效 补虚损，益肺胃，生津润肠。

主要营养成分 水、脂肪、蛋白质、乳糖、无机盐，以及钙、磷、铁、锌等矿物质。

选购与贮藏 选择市售的商品，注意看生产日期即可。鲜牛奶应该立刻放置在阴凉的地方，最好是放在冰箱里。不要让牛奶曝晒或被灯光照射，且不宜冷冻，放入冰箱冷藏即可。

人参

性味归经 性温，味甘、微苦；归脾、肺、心经。

功效 补气生血，补脾益肺。

主要营养成分 人参皂苷、氨基酸、糖类、脂肪酸、维生素、挥发油等。

选购与贮藏 选购人参时，红参类中以体长，色棕红或棕黄，半透明，皮纹细密有光泽，无黄皮，无破疤者为佳；生晒参类以体重、无杂质、无破皮者为佳。对已干透的人参，可用塑料袋密封后，置于阴凉处或冰箱内贮藏。

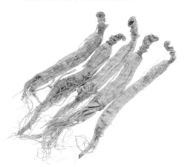

党参

性味归经 性平，味甘；归脾经、肺经。

功效 补中益气，健脾益肺。

主要营养成分 葡萄糖、果糖、菊糖、蔗糖、磷酸盐、17种氨基酸，以及皂苷、生物碱、蛋白质、维生素B$_1$、维生素B$_2$等。

选购与贮藏 选购时，西党以根条肥大、粗实、皮紧、横纹多、味甜者为佳；东党以根条肥大、外皮黄色、皮紧肉实、皱纹多者为佳。贮藏前，应先挑走发霉、虫蛀、带虫卵的劣品，且充分晾晒，然后用纸包好装入干净的密封袋内，存储于通风干燥处或冰箱内。

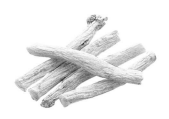

当归

性味归经 性温，味甘、辛；归心、肝、脾经。

功效 补血和血，润燥滑肠。

主要营养成分 挥发油、糖类、维生素A、维生素E、17种氨基酸，以及钠、钾等矿物质。

选购与贮藏 选购时，以主根粗长、皮细、油润，外皮呈棕黄色、断面呈黄白色，质实体

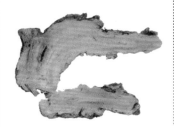

灵芝

性味归经 性平，味甘；归心、肝、脾经。

功效 补肝益气，养肺固肾。

主要营养成分 氨基酸、多肽、蛋白质、真菌溶菌酶，以及糖类、麦角甾醇、三萜类、维生素B$_2$、维生素C等。

选购与贮藏 选购灵芝时，以菌盖半圆形，赤褐如漆，环棱纹，边缘内卷，侧生柄者为佳。灵芝购买回来后，应放在阴凉干燥处贮藏，不得与有毒物品、异味物品同放。

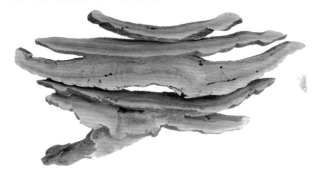

重，粉性足，香气浓郁者为质优。当归需密封后，贮藏在干燥和凉爽的地方。

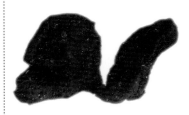

黄精

性味归经 性平，味甘；归脾、肺、肾经。

功效 养阴益气，健脾润肺，益肾养肝。

主要营养成分 黏液质、淀粉、糖分及多种氨基酸等。

选购与贮藏 选购时，以块大、肥润、色黄、断面透明者为佳。另外，味苦的不能药用。置于通风干燥处贮藏，防霉、防蛀。

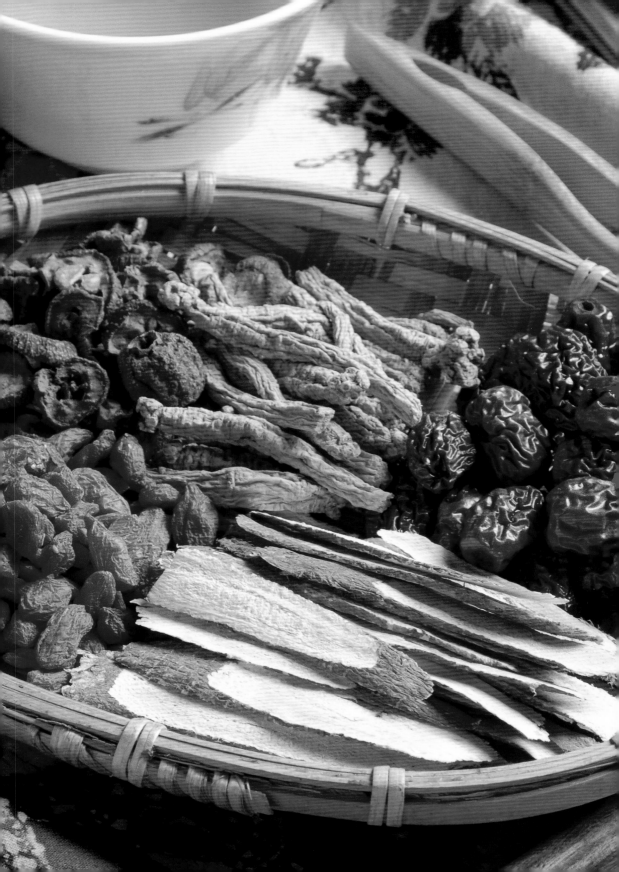

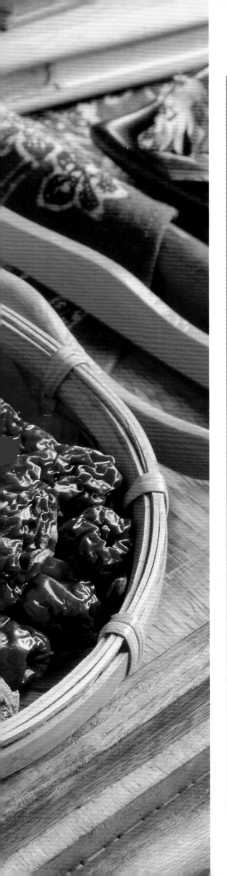

第一章

药膳与男性养生

本章从整体上介绍药膳与男性养生的关系。以《黄帝内经》中所讲的人体养生原则为基础，从四季、房事、男性五种体质、男性五脏等不同角度，全面讲解男性药膳养生。同时立足于现代科学，通过了解药材、食材、药膳的应用常识，熟悉药膳的烹饪工艺、药材的配伍宜忌等，帮助读者掌握男性养生方法。

男性『修身』与药膳养生

《黄帝内经》认为，人的生命是"天地之气生，四时之法成"，具有生、长、壮、老、死的自然规律。所以，古人养生讲究阴阳和合、道法自然。药膳作为中国传统养生方法之一，正是建立在这些养生理论之上的具体操作方法。精通药膳养生的方法，有利于男性"修身"之道。

🔍 "阴阳平衡"是健康的保证

《黄帝内经》认为，阴阳平衡是生命活动的根本。阴阳平衡，人体就健康；阴阳失衡，人体就会患病、早衰，甚至死亡。那么什么是阴阳平衡呢？阴阳平衡是一种动态的平衡，是一种处在阴阳消长转化当中的平衡。这种平衡，表现在大自然就是阴阳气化的平衡；表现在人体，便是阳气和阴气的平衡。因此，如果人体阴阳得到平衡，一定会气血充足、精力充沛、五脏安康。

怎样才能做到阴阳平衡呢？大自然维持阴阳平衡是通过阴阳气化实现的。阴阳气化就是通过宇宙运动，也就是通过太阳和月亮的运动，产生春夏秋冬、寒热温凉和昼夜的变化。人体的阴阳与大自然的阴阳是密不可分的。如果我们能够遵循大自然的阴阳气化来平衡自身的阴阳，就可以做到事半功倍。既然大自然不停地给我们带来阴阳转化，那么阳虚的人和阴虚的人就应该利用阴阳气化规律进行养阳和养阴。所以，《黄帝内经》提出了春夏养阳，秋冬养阴，从而维持人体阴阳平衡的理论。

🔍 补精、养气、守神

《黄帝内经》认为，精、气、神是人体生命活动的根本，把"精、气、神"称为人身的三宝。所以保养精、气、神是养生长寿的另一主要原则。补精、养气、守神，则精充、气足、神全，方能益寿延年；而精亏、气虚、神衰，则体弱多病。故而养生重在精、气、神的保养。

精：精是构成人体、维持人体生命活动的物质基础。从广义上说，精包括精、血、津液，一般所说的精是指人体的真阴（又称元阴），不但具有生殖功能，促进人体的生长发育，且能够抵抗外界各种不良因素影响而免于发生疾病。

气：气是生命活动的原动力。气一般有两个含义，一是运行于人体内的微小难见的物质；二是人体各脏腑器官活动的能力。因此，《黄帝内经》所说的气，既有物质性，也有功能性。人体的呼吸吐纳、水谷代谢、营养输布、血液运行、津流濡润、抵御外邪等一切生命活动，无不依赖于气化功能来完成。所以，古人在长期的生活实践中归纳了许多养气的经验和方法，如少语言，养气血；戒色欲，养精气；薄滋味，养血气；咽津液，养脏气；莫嗔怒，养肝气；美饮食，养胃气；少思虑，养心气等。

神：古人认为，"神"是精神、意志、知觉、运动等一切生命活动的最高统帅。通过这些活动是能够体现人的健康状况的。比如说一个人目光炯炯有神，就是一个人"神"的具体体现。古人很重视人的神，《黄帝内经》就认为"神充则身强，神衰则身弱，神存则能生，神去则会死。"

🔍 药膳养生

药膳是中医学的一个重要组成部分，是中华民族历经数千年不断探索、积累而逐渐形成的独具特色的一门临床实用学科，是宝贵的文化遗产。药膳最早起源于夏禹时期，奠基于战汉时期，形成于晋唐时期，经过宋元两朝的全面发展，最终于明清臻于鼎盛。

中医药膳注重整体，能做到"辩证施食"。其在运用药膳时，首先要全面分析患者的体质、健康状况、患病性质、季节时令、地理环境等多方面情况，判断其基本证型；然后再确定相应的食疗原则，并给予适当的药膳治疗。从作用方面讲，药膳既可治病，又可强身健体，这是其有别于药物治疗的特点之一。除此之外，药膳还具有服食方便、美味可口等优点。总之，中医药膳是传统养生的重要方法之一，也是保持人体健康的重要方法之一。如能掌握实践，肯定会对广大人群的健康产生积极、正面的影响。

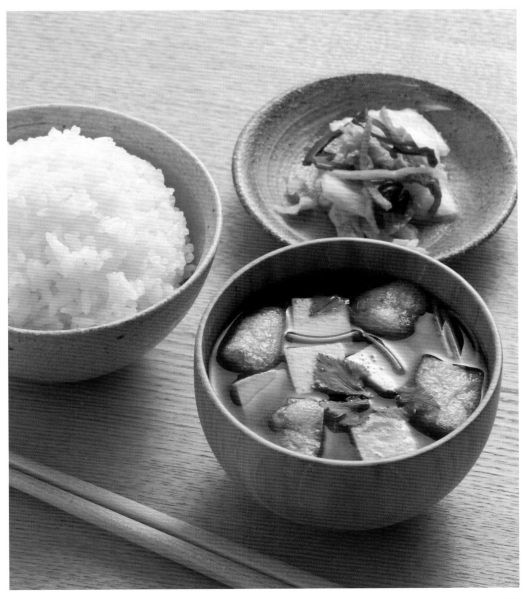

中医讲究辨证施治，无论是养生还是治病，都需要根据每个人不同的体质和症状加以调养。药膳养生也是如此，其本质就是按照药材与食材不同的性、味、功效进行选择、调配、组合，以药物、食物之偏性来矫正人体脏腑机能，使人体恢复正常平和的状态。寒、凉、温、热，即中医对药材和食材所做的四种属性分类，其对应着人体食用后的不同身体反应。如食后能减轻体内热毒的食物属寒凉之性，食后能减轻或消除寒证的食物属温热性。

🔍 寒、凉性药材与食材

寒、凉性质的药材和食物均有清热、泻火、解暑、解毒的功效，能解除或减轻热证，适合体质偏热，如易口渴、喜冷饮、怕热、小便黄、易便秘的人，或一般人在夏季食用。如金银花可治热毒疔疮；夏季食用西瓜可解口渴、利尿等。寒与凉只在程度上有差异，凉次于寒。

☺ 代表药材与食材

金银花	菊花	西瓜	苦瓜
			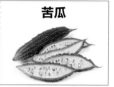

🔍 温热性药材与食材

温热性质的药材和食材均有抵御寒冷、温中补虚、暖胃的功效，可以消除或减轻寒证，适合体质偏寒，如怕冷、手脚冰冷、喜欢热饮的人食用。

☺ 代表药材与食材

黄芪	当归	葱	姜
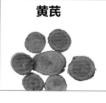	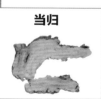		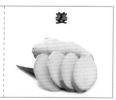

🔍 平性药材与食材

平性的药材、食材介于寒凉和温热性药材、食材之间，具有开胃健脾、强壮补虚的功效，并容易消化，各种体质的人都适合食用。

☺ 代表药材与食材

莲子	茯苓	胡萝卜	土豆
	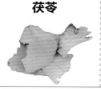		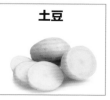

五味，即酸、苦、甘、辛、咸五种味道，是中医对药材、食材的另一种分类。这五种味道分别对应人体的五脏，酸对应肝，苦对应心，甘对应脾，辛对应肺，咸对应肾。

"能收能涩"的酸味药材与食材

酸味药材和食物对应于肝脏，都具有收敛固涩的作用，可以增强肝脏的功能，常用于盗汗自汗、泄泻、遗尿、遗精等虚症。食用酸味还可开胃健脾、增进食欲、消食化积。但过量食用酸味食物会引起消化功能紊乱，易引起胃痛等症状。

"能泻能燥能坚"的苦味药材与食材

苦味药材和食材与心对应，可增强心的功能，具有有清热、泻火、除燥湿和利尿的功效，多用于治疗热证、湿证，但食用过量，易导致消化不良。

"能补能和能缓"的甘味药材与食材

甘味药材和食材对应脾，可以增强脾功能，有补益、和中、缓急的作用，可补充气血、缓解肌肉紧张和疲劳，也能中和毒性，有解毒的作用。多用于滋补强壮，缓和因风寒引起的痉挛、抽搐、疼痛等。

"能散能行"的辛味药材与食材

辛味药材和食材有宣发、发散、行血气、通血脉的作用，可以促进肠胃蠕动，促进血液循环，适用于表证、气血阻滞或风寒湿邪等病症。但过量食用会使人体肺气过盛，有痔疮、便秘病症的老年人要少吃。

"能下能软"的咸味药材与食材

咸味药材和食材有通便补肾、补益阴血、软化体内酸性肿块的作用，常用于治疗热结便秘等症。当发生呕吐、腹泻不止时，适当补充些淡盐水可有效防止发生虚脱。但有心脏病、肾脏病、高血压的老年人不能多吃。

酸味药材与食材	五味子、浮小麦、吴茱萸、山楂、乌梅、荔枝、葡萄、橘子、醋等
苦味药材与食材	绞股蓝、白芍、骨碎补、赤芍、栀子、苦瓜、茶叶、青果等
甘味药材与食材	丹参、锁阳、沙参、黑芝麻、黄精、百合、莲藕、茄子、牛肉、羊肉等
辛味药材与食材	红花、川芎、紫苏、葱、大蒜、香菜、花椒、茴香、韭菜、酒等
咸味药材与食材	蛤蚧、鹿茸、龟甲、海带、海参、蛤蜊、猪肉、盐等

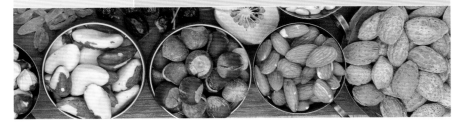

药膳搭配的七种关系与用药禁忌

配伍，是指根据病情需要和药性特点，有选择地将两种或两种以上的药物配合在一起应用。配伍既能应对复杂病情，又可增强疗效，减少毒副作用，因而被广泛采用。历代医家将中药材的配伍关系概括为七种，称为"七情"，即单行、相使、相须、相畏、相反、相恶、相杀。在这七种关系中，既有相宜的，也有相忌的。

🔍 中药材的七种配伍关系

单行： 即指用单味药治病。如清金散，单用黄芩可治轻度肺热咯血；独参汤，单用人参可补气救脱。

相使： 是指一种药物作为主药，而另一种或数种药物作为辅药以提高主药功效的配伍法。如黄芪与茯苓相配，茯苓可以提高黄芪补气利水的功效。

相须： 是指性能功效相类似的两种药物配伍使用，可以增强某种或几种疗效，增强治疗作用。如桑菊饮中的桑叶和菊花，可增强清肝明目的功效。

相畏： 即一种药物的毒性被另一种药物减轻或消除。如附子配伍干姜，附子的毒性能被干姜减轻或消除，所以说附子畏干姜。

相杀： 即一种药物能减轻或消除另一种药物的毒性或副作用。如干姜能减轻或消除附子的毒副作用，因此说干姜杀附子之毒。结合上述可知，相杀、相畏实际上只是同一配伍关系的两种说法而已。

相恶： 即两药物合用，一种药物能降低甚至去除另一种药物的某些功效。如莱菔子能降低人参的补气功效，所以说人参恶莱菔子。

相反： 即两种药物合用，能产生或增加其原有的毒副作用。历代医学家总结出了"十八反"的口诀，详细说明了这种情况。

家庭药膳配伍，可取单行、相须、相使、相畏的关系；而相恶、相反的配伍一般禁用于家庭药膳的制作中。

🔍 中药材用药之忌

妊娠用药禁忌： 是指妇女在妊娠期，除了要中断妊娠或引产外，禁用或须慎用的药物。根据临床实践，将妊娠禁忌药物分为"禁用药"和"慎用药"两大类。禁用的药物多属剧毒药或药性峻猛的药，以及堕胎作用较强的药。如水银、砒霜、雄黄、轻粉、甘遂、大戟、芫花、牵牛子、商陆、马钱子、蟾蜍、川乌、草乌、藜芦、胆矾、瓜蒂、巴豆、麝香、干漆、水蛭、三棱、莪术、斑蝥，等等；慎用药主要是指大辛大热药、破血活血药、破气行气药、攻下滑利药以及温里药中的部分药。如桃仁、红花、牛膝、川芎、姜黄、大黄、番泻叶、牡丹皮、枳实、芦荟、附子、肉桂、芒硝等。

服药食忌： 是指服药期间对某些食物的禁忌，即通常所说的忌口。忌口的目的是避免降低疗效或发生不良反应，影响身体健康及病情的恢复。一般而言，服用中药时应忌食生冷、辛辣、油腻、有刺激性的食物。具体来说，不同病情亦有不同的禁忌，如热性病应忌食辛辣、油腻、煎炸及热性食物；寒性病忌食生冷；肝阳上亢、头晕目眩、烦躁易怒者应忌食辣椒、胡椒、酒、大蒜、羊肉、狗肉等大热助阳之品；脾胃虚弱、易腹胀、易泄泻者应忌食黏腻、坚硬、不易消化之品；疮疡、皮肤病患者应忌食鱼、虾、蟹等易发易过敏及辛辣刺激性食物。

◯ 中药禁忌"十八反"

　　某些中药配伍使用就会产生强烈的毒副作用，这被称为"相反"，应极力避免。中医传统中有"十八反"的概念，并编成歌诀，以利牢记。

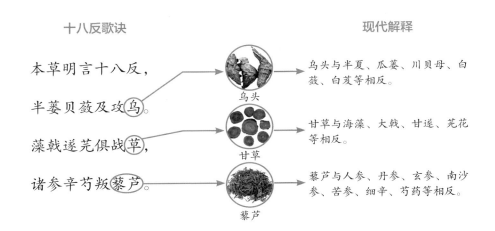

十八反歌诀		现代解释
本草明言十八反，	乌头	乌头与半夏、瓜蒌、川贝母、白蔹、白芨等相反。
半蒌贝蔹及攻乌。		
藻戟遂芫俱战草，	甘草	甘草与海藻、大戟、甘遂、芫花等相反。
诸参辛芍叛藜芦。	藜芦	藜芦与人参、丹参、玄参、南沙参、苦参、细辛、芍药等相反。

◯ 服用中药期间的饮食禁忌

药材	禁忌食物
甘草　黄连　桔梗　乌梅	忌食猪肉
薄荷	忌食鳖肉
鳖	忌食苋菜
蜂蜜	忌食生葱
天门冬	忌食鲤鱼
荆芥	忌食鱼、蟹、河豚、驴肉
白术	忌食大蒜、桃、李
茯苓	忌食醋

　　如前所述，不论食物还是药物，都有其"四性五味"，食物虽然对疾病有一定的食疗功效，但若运用不当，也会引发疾病或加重病情。在使用药膳食疗的过程中，一定要掌握一些食材的使用禁忌知识，如不适合一些特定人群食用的食物，不宜搭配在一起食用的食物，不宜多吃的一些食物等。只有了解了这些知识，才能让我们避免走进误区，从而吃对食物，科学养生。

☹不适合某些人吃的食物

食材	不适宜人群
白萝卜	身体虚弱的人不宜吃
茶	空腹时不要喝，失眠、身体偏瘦的人尽量少喝
姜	孕妇不可多吃
胡椒	有咳嗽、吐血、喉干、口臭、齿浮、流鼻血、痔漏病症的人不适合吃
麦芽	孕妇不适合吃
薏米	孕妇不适合吃
杏仁	小孩吃得太多会产生疮痈膈热，孕妇也不可多吃
西瓜	胃功能虚弱的人不适合吃
桃子	产后腹痛、经闭、便秘的人忌食
绿豆	脾胃虚寒的人不宜食
枇杷	脾胃虚寒的人不宜食
香蕉	有胃溃疡的人不能吃

☹ 不宜搭配在一起食用的食物

不宜搭配的食材		搭配结果
洋葱 + 蜂蜜		一起吃会伤害眼睛
牛奶 + 菠菜		一起吃会导致中毒
柿子 + 螃蟹		一起吃会导致腹泻
羊肉 + 奶酪		一起吃会导致五脏受伤
葱 + 鲤鱼		一起吃容易引发旧病

☹ 不宜多吃的食物

不宜多吃的食物	多吃的结果	不宜多吃的食物	多吃的结果
醋	多吃会伤筋骨、损牙齿	姜	阴虚，内有实热，或患痔疮者忌用。久服积热，损阴伤目。高血压病人更不宜多食
乌梅	多吃会损牙齿、伤筋骨	菱角	生吃过多易损伤脾胃
红枣	多食令人热渴气胀	肉类	吃得太多会让血管硬化，导致心脏病等
芋头	生食有小毒；热食不宜过多，易引起闷气或胃肠积滞	盐	吃得太多，伤肺喜咳，令人皮肤变黑、损筋力
李子	过量多食，易引起虚热脑胀、损伤脾胃	糖	吃得太多，会生蛀牙，使人情绪不稳定、脾气暴躁
石榴	多吃易损人肺部	酒	喝得太多，会伤肠胃、损筋骨、麻醉神经、影响神智和寿命

药膳烹调知识和烹调工艺

制作药膳时，在考虑其功效的前提下，也要兼顾味道的可口。所以，烹饪药膳有一定的要求，需要一定的专业知识，如怎么处理人参、西洋参、虫草、燕窝、雪蛤等名贵药物；怎么处理一些坚硬的药物，等等。除此之外，药膳的烹饪手法分为炖、焖、煨、蒸、煮、熬、炒七种，也是需要针对不同的原料、药膳的功效来进行选择的。

烹饪药膳的要求

药膳制作人员除了要精于烹调技术外，还必须懂得中医、中药的知识。只有这样，才能制作出美味可口、功效显著的药膳。

药膳的烹调制作必须建立在药膳调药师和药膳炮制师配制合格的药食基础上，按照既定的制作工艺进行烹调制作，保证药膳制成之后，质量达到要求，色香味俱全。

药膳烹调过程中的清洁卫生很重要，因为药膳是为民众的健康服务的，清洁卫生工作的好坏直接关系到药膳的质量和功效。

药膳的烹调制作要遵循节约的原则。在药膳的烹调制作中，取材用料十分严格。动物的头、爪、蹄和内脏，植物的根、茎、叶、花和果实，在药膳中的运用中都是泾渭分明的。在取用了主要部分后，通常会剩余较多的材料，如鸡内金、鳖甲、龟板、蛇鞭等，这些都不要随意扔掉，可清理干净后留待下次使用，这样可以相应地降低药膳的成本。

药膳的烹调制作，应时刻牢记"辨证施膳"的原则。每个人的身体状况、所在地区各不相同，药膳烹调师应严格按照医生的处方抓药，然后让药物炮制师对药物进行炮制，最后才能进行药膳烹调。

对于名贵药物，如人参、西洋参、虫草、燕窝、雪蛤等可与食物共烹，最好可以让食用者见到药膳中的药物；而对一些坚硬、价廉的药物可单独烹调后滤渣提取药液再与食物共烹。

药膳烹调师在制作药膳前，要对药膳的制作有完整的设想，计划周密。是让全鸡、全鸭入膳，还是将食材切成块、丁入膳；是炒还是炖，都要事先考虑好，然后再按计划制作。

药膳装盘上桌时要讲究造型美观，盛装药膳的餐具要适当。一般来说，条、丝用条盘，丁、块用圆盘，再配以适当的雕刻花朵。这样，一款精美的药膳就可以上桌了。

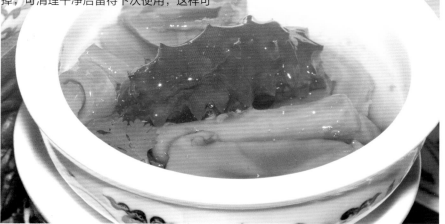

🔍 药膳七大烹饪法

炖 炖的特点是以喝汤为主，原料烂熟易入味，质地软烂，滋味鲜浓。其做法是先将食材放入沸水锅里，汆去血污和腥膻味，然后放入炖锅内；药物用纱布包好，用清水浸泡几分钟后放入锅内，再加入适量清水；大火烧沸后撇去浮沫，再改小火炖至熟烂。炖的时间一般在2~3小时。

焖 焖的特点是食材酥烂、汁浓、味厚，口感柔软酥嫩。其做法是将食材冲洗干净，切成小块，锅内放油烧至六七成热；加入食材炒至变色，再加入药物和适量清水，盖紧锅盖，用小火焖熟即成。

煨 煨的特点是加热时间长，食材酥软，口味肥厚，无需勾芡。在做法上，煨分两种，第一种是将炮制后的药物和食物置于容器中，加入适量清水慢慢地将其煨至软烂；第二种是将所要烹制的药物和食材经过一定的方法处理后，再用阔菜叶或湿草纸包裹好，埋入刚烧完的草木灰中，用余热将其煨熟。

煮 煮的特点是适于体小、质软一类的食材，属于半汤菜，其口味鲜香，滋味浓厚。做法是将药物与食物洗净后放入锅内，加入适量清水或汤汁，先用大火烧沸，再用小火煮至熟。

蒸 蒸的特点是营养成分不受损失，菜肴形状完整，质地细嫩，口感软滑。做法是，将原料和调料拌好，装入容器，置于蒸笼内；然后再用蒸气蒸熟。"蒸"又可细分为五种：❶粉蒸，药食拌好调料后，包上米粉再上蒸笼，如粉蒸丁香牛肉；❷包蒸，药食拌好调料后，用菜叶或荷叶包好再上笼蒸制的方法，如荷叶凤脯；❸封蒸，药食拌好调料后，装在容器中，用湿棉纸封闭好，然后再上笼蒸制的方法；❹扣蒸，把药食整齐不乱地排放在合适的特制容器内，上笼蒸制的方法；❺清蒸，把药食放在特制的容器中，加入调料和少许白汤，然后上笼蒸制的方法。

熬 熬的特点是汤汁浓稠、食材质软。其做法是将药物与食物用水泡发后，去其杂质，冲洗干净，切碎或撕成小块，放入已注入清水的锅内，用大火烧沸，撇去浮沫，再用小火烧至汁稠、味浓即可。

炒 炒的特点是加热时间短，味道、口感均较好。其做法是先用大火将炒锅烧热，再下油，然后下原料炒熟。炒又可细分为以下四种：❶生炒，原料不上浆，先将食物和药物放入热油锅中炒至五六成熟，再加入辅料一起炒至八成熟，加入调味品，迅速颠翻，断生即成；❷熟炒，将加工成半生不熟或全熟后的食物切成片，放入热油煸炒，依次加入药物、辅料、调味品和汤汁，翻炒均匀即成；❸滑炒，将原料加工成丝、丁、片、条，用盐、淀粉、鸡蛋清上浆后，放入热油锅里迅速滑散翻炒，加入辅料，用大火炒熟；❹干炒，将原料洗净切好之后，先用调味料腌渍（不用上浆），再放入八成热的油锅中翻炒，待水气炒干，原料微变黄时，加入调料同炒，汁干即成。

第一章　药膳与男性养生

33

中医养生的最高境界，就是顺应天时、地利，最后达到人和。《黄帝内经》认为天人合一，人的生命与天地自然相同，人的活动也应该顺应天时之变，按照四季的不同来养生健体，此乃"寿命之本"。万物春生、夏长、秋收、冬藏，人的饮食也应顺时而变，采用春养生、夏养长、秋养收、冬养藏的方法，以自然之道，养自然之生，从而达到天人合一。

春季养"生"

🔍 定义及特征

春三月是指立春、雨水、惊蛰、春分、清明、谷雨六个节气。春天从冬天过来，冬天属阴，春天属阳，也可以说春天是从阴到阳的过渡阶段，是阳气开始发动的时候。到了春天，万物复苏，百花齐放，这就是"发陈"。"天地俱生"，天地之气都一起发生了，因此春天最大的一个特征就是"生"。

❤ 时令饮食

按照五行学说，春属木，其气温，通于肝，风邪当令，为四季之首。春天万物生发，这个时期由于风邪当令，人体易受风邪所伤，导致人体的抵抗力降低。如果维生素、膳食纤维等摄入不足，就易导致口舌生疮、牙龈肿痛、大便秘结等内热上火症状。因此，男性春季养生应从护肝、疏肝、调补气血、清热泻火四个方面着手，逐步调整饮食结构，减少高脂肪膳食，增加水果和蔬菜的摄入量。从而增强人体抗拒风寒及风湿的能力。

健康药膳

党参枸杞猪肝汤

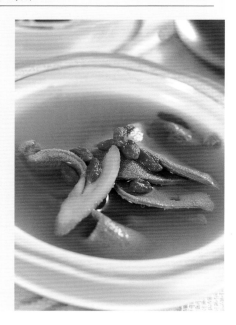

配方 党参、枸杞各15克，猪肝200克，盐适量。

制作 ❶将猪肝洗净切片，汆水后备用；❷将党参、枸杞用温水洗净后备用；❸净锅上火倒入水，将猪肝、党参、枸杞一同放进锅里煲至熟，用盐调味即可。

功效 本汤具有滋补肝肾、补中益气、明目养血等功效，适合春季食用，可改善头晕耳鸣、两目干涩、视物昏花等症状。体虚者常食，可调治肤色萎黄、贫血、神疲乏力等症状。

夏季养 "长"

🔍 定义及特征

夏天三个月为"蕃秀"。"蕃秀"是指万物繁荣秀丽，也就是说阳气更加旺盛了。此时，天地之气上下交合，树木万物开花结果。夏天是炎热的，正所谓"赤日炎炎似火烧"。这个季节里，人较为浮躁，容易发生肠胃疾病，需要做好防治工作。

❤ 时令饮食

按照五行学说，夏属火，其气热，通于心，暑邪当令。这一时期，天气炎热，耗气伤津。夏季男性养生应从敛汗固表、防暑避邪、发汗泻火、运脾化湿四个方面着手，逐步调整饮食结构，减少高脂肪、高热量膳食，增加饮水量，多摄入水果和蔬菜，且以寒凉、清淡、甘润为主。勿过饱过饥，避免食用难以消化的食物。不宜食用太过生冷及冰镇的饮料和食物，以免损伤脾阳；当然，也不宜食用太过热性的食物，以免助热生火。

😊 推荐食物

男性在夏季宜食用具有益气生津、清热解暑、利尿除湿等功效的食材，如：

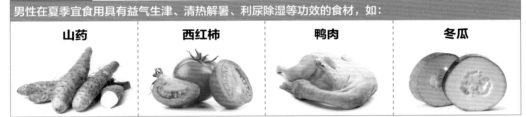

| 山药 | 西红柿 | 鸭肉 | 冬瓜 |

健康药膳

绿豆炖鲫鱼

配方 绿豆50克，鲫鱼1条，西洋菜150克，姜10克，胡萝卜100克，高汤、盐、鸡精、胡椒粉、香油各适量。

制作 ❶胡萝卜去皮、洗净、切片。鲫鱼刮去磷，去内脏、去鳃，洗净备用。西洋菜择洗干净，姜去皮切片；❷净锅上火，油烧热，放入鲫鱼煎炸，煎至两面呈金黄色时捞出；❸砂煲上旺火，将绿豆、鲫鱼、姜片、胡萝卜全放入煲内，倒入高汤，大火炖约40分钟，放入西洋菜稍煮，最后调入盐、鸡精、胡椒粉，淋上香油即可。

功效 本品具有清热利水、除湿通淋的功效，对尿频、尿急、尿痛、小便淋涩不出等尿路感染症状有食疗作用，非常适合夏季食用。

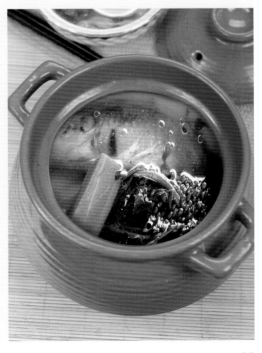

秋季养"收"

🔍 定义及特征

秋是肃杀的季节，气候处于"阳消阴长"的过渡阶段，所以阳气渐收，而阴气逐渐生长起来。万物成熟，到了收获之时。从秋季的气候特点来看，由热转寒，人体的生理活动随"夏长"到"秋收"，也相应改变。因此，秋季养生不能离开"收养"这一原则，也就是说，秋天养生一定要把保养体内的阴气作为首要任务。

💗 时令饮食

按照五行学说，秋属金，其气燥，通于肺，燥邪当令。秋季的主气是"燥"，燥易伤肺，燥胜则干。五脏归肺，则男性养生应从滋阴润燥、养肺固表、益肾敛精、疏肝和胃四个方面着手，逐步调整饮食结构，优先调理脾胃，适当进补滋阴润燥的食物。且饮食以滋阴润燥、补肝清肺为主。这样既可顾护脾胃，还可蓄积阳气。男性在秋季的饮食进补，还要遵循一定的原则，即不能"滥补"。

☺ 推荐食物

男性在秋季宜食用具有补脾益气、醒脾开胃、滋阴润燥功效的食材，如：

葡萄	红枣	银耳	甲鱼
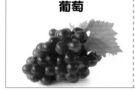	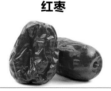	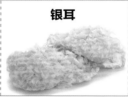	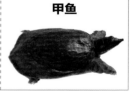

健康药膳

雪梨银耳瘦肉汤

配方 雪梨、猪瘦肉各500克，银耳20克，红枣11颗，盐5克。

制作 ❶雪梨去皮洗净，切成块状。猪瘦肉洗净，入开水中氽烫后捞出；❷银耳浸泡，去除根蒂硬部，撕成小朵，洗净。红枣洗净；❸将1600毫升清水放入瓦煲内，煮沸后加入全部原料，武火煲开后，改用文火煲2小时，最后加盐调味即可。

功效 此汤具有养阴润肺、生津润肠、降火清心的功效，适合秋季有肺燥咳嗽、心烦等症的人食用。

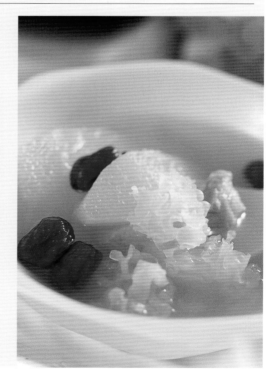

冬季养"藏"

定义及特征

冬天的三个月，是生机潜伏，万物蛰藏的季节。这段时间，水寒成冰，大地龟裂，人应该早睡晚起，待到日光照耀时起床才好。不要轻易地扰动阳气，要使神志深藏于内，安静自若。要躲避寒冷，求取温暖，不要使皮肤开泄而令阳气不断地损失，这是适应冬季气候而保养人体闭藏功能的方法。

时令饮食

按照五行学说，冬属水，其气寒，通于肾，寒邪当令，易伤阳气。中医认为，"肾元蛰藏"，即肾为封藏之本。冬季饮食调养要遵循"秋冬养阴""不扰阳气""虚者补之，寒者温之"的古训。冬季天气寒冷，易受寒邪，而寒邪伤肾阳，所以应少食生冷食物，以免损伤脾胃的阳气；应多食能滋阴潜阳的食物，宜温补；应摄入一些热能高的食物，提高耐寒性。同时，还需注意维生素的补充，因为冬季新鲜水果、蔬菜较少。总之，冬季饮食养生需要体现"高蛋白、高脂肪、高热能、高维生素"的特点，且膳食应多热性食物，从而能够保护人体的阳气。

☺ 推荐食物

男性在冬季宜食用具有养肾藏精、补虚壮阳、宣肺散寒、濡养脾胃功效的食材，如：

羊肉	鸡蛋	白萝卜	苹果
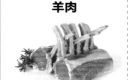	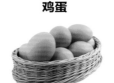	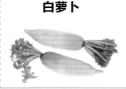	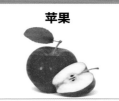

健康药膳

肾气乌鸡汤

配方 熟地黄、山药各15克，山茱萸、丹皮、茯苓、泽泻各10克，牛膝8克，乌鸡腿1只，盐1小匙。

制作 ❶将乌鸡腿洗净，剁块，放入沸水中汆烫，去掉血水。❷将乌鸡腿及所有的药材盛入煮锅中，加适量水至盖过所有的材料。❸以武火煮沸，然后转文火续煮40分钟左右，放入盐调味即可，吃肉喝汤。

功效 此汤具有滋阴补肾、温中健脾的功效，对因肾阴亏虚导致的性欲减退、阳痿不举、遗精早泄等症状均有很好的疗效。

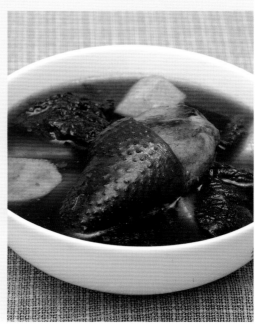

男性房事养生饮食禁忌及调养药膳

中医养生学认为，饮食不当会对人体的性功能产生负面影响。所以，为了保持性功能正常，治疗房事后四肢发冷、心慌气短、咽喉干燥、关节酸疼、周身乏力等症，男性在日常生活中一定要注意饮食禁忌及房事后的药膳食疗。

日常生活中为了保持性功能正常，饮食上应规避下面几类食物：

肥甘厚味类食物

因为肥腻之物易伤脾胃，若脾胃运化失常，可导致精气不足，精亏血少，体虚气弱，从而性欲减退。此外，过食油腻食物，脾胃运化艰难，酿生湿热，导致流注下焦，扰动精室，可引起遗精、早泄、阳痿。

寒凉类食物

食寒凉类食物，会导致肾阳不足。而肾阳虚衰，命门火衰，可致精少阴冷，性功能衰退。中医学认为："性凉，多食损元阳、损房事"，现在已发现菱角、茭白、兔肉、猪脑、羊脑、水獭肉、粗棉籽油等，对性功能不利，常吃会导致性功能减退或精子减少、阳痿等症。

过咸类食物

因为咸味先入肾，适度的咸味可以养肾，但食咸太多则伤肾，不利助阳。因此饮食上宜清淡，不宜食过咸食物。

偏食

偏食可导致某些营养物质的缺乏。现代研究发现，精子的含锌量高，若平时不喜欢吃含锌丰富的食物，机体含锌量不足，就会导致性功能下降，甚至不育。

禁忌食物

菱角	茭白	兔肉	猪肥肉
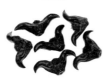	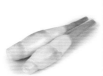	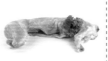	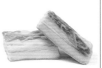
菱角性凉，味甘、涩。如果食用过多，可以减弱人体的性功能	茭白虽然营养丰富，但因其性寒，故平时脾胃虚寒、腹泻便溏之人应忌食	兔肉性寒，味甘。食用兔肉过多，会对人体的性功能产生不利影响	猪肥肉中含有较多的饱和脂肪酸和胆固醇，食用过多容易导致人体脾胃运化的负担过重，最终会对人体的性能力产生负面影响

房事后药膳推荐

房事中大汗淋漓，中医称之为"泄"，通常表现为在性生活中汗多，房事后四肢发冷、心慌气短，并伴有咽喉干燥、关节疼痛、周身乏力等症状，这是因为阳气外泄所致。在此情况下，应选择一些具有补气补血作用的食物。下面就推荐几种药膳。

健康药膳

山药枸杞莲子汤

配方 鲜山药200克，莲子20粒，枸杞20克，银耳6朵，冰糖少量。

制作 ❶鲜山药去皮，切段。莲子、枸杞洗净。银耳洗净、泡发；❷将山药、枸杞、莲子、银耳共同放入无油的瓦罐中，加入清水适量；❸以大火煮开，转小火慢炖2小时，如入冰糖，待汤液黏稠，即可起锅食用。

功效 此汤可补脾止泻、益气滋阴、涩汗固精，对阳气外泄、汗多滑精者有食疗作用。

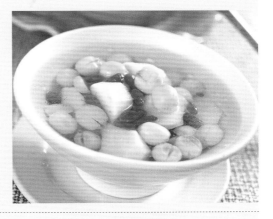

补骨脂虫草羊肉汤

配方 补骨脂、冬虫夏草各2克，熟地黄10克，山药30克，枸杞15克，羊肉750克，生姜4片，蜜枣4颗。

制作 ❶羊肉洗净，切块，用开水氽烫，去除膻味；❷冬虫夏草、山药、熟地黄、枸杞洗净；❸所有材料放入锅内，加适量清水，武火煮沸后，文火煲3小时，调味食用即可。

功效 此汤可温补肝肾、益精填髓、养血滋阴，对肝肾虚弱、腰膝酸软、阳痿、早泄、身体倦怠等症有食疗作用。

党参乌鸡海带汤

配方 木瓜半个，海带50克，乌鸡半只，党参2根，盐4克。

制作 ❶木瓜除子、去皮，海带洗净、切块；乌鸡剁小块，党参洗净备用；❷将所有材料一同放入锅中，加水适量，以大火烧开；❸转小火慢炖2小时，加入盐调味，即可起锅食用。

功效 此汤可滋阴补肾、补中益气、养血添精，对肾虚体弱、内热消渴等症均有食疗作用。

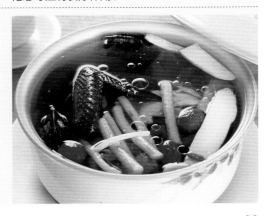

中医体质理论源于《黄帝内经》，其运用阴阳五行学说，结合人体肤色、形体、禀性、态度以及对自然界变化的适应能力等方面的特征，将男性体质分为木型、火型、土型、金型、水型五种。不同的体质应采用相应的食疗方法，通过饮食调养纠正其体质之偏，从而强化机体免疫力，达到延年益寿的目的。

男性木型体质饮食调养

🔍 体质鉴别

木型体质人五行属木，木性条达曲直，其性开泄。从形体看，木型体质人的皮肤气色一般较为苍白，头形较小，脸形较长，肩膀宽阔广大，背部挺直，身材小，手足四肢较为灵活；从个人能力看，木型体质人有才干，办事利索，心智能力强，喜思考；从性格上看，木型体质人较为外向，善外交，但情绪易过敏、猜忌、波动，比较容易忧虑伤神；对于季节的适应性而言，木型体质人比较安于春、夏两季，很难适应秋、冬两季，甚至如果感受到秋、冬寒凉的气候，就比较容易生病。

☺ 推荐食物及药材

男性木型体质人应选择具有清泻肝火、疏肝解郁、活血化淤功效的食物及药材，如：

绿豆	苦瓜	陈皮	丹参
		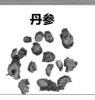	

⊕ 易生病症

木型人肝气较旺，易出现肝火旺盛、烦躁易怒、精神抑郁、多愁善感等病症；还易出现肝风内动，如眩晕、头痛、高血压、中风等病症。

♡ 生活调理

生活中宜早睡早起，忌动心火，要保持乐观的情绪。

健康药膳

柴胡绿茶

配方 柴胡5克，绿茶3克。

制作 将柴胡和绿茶洗净，放入杯中，冲入沸水后加盖泡10分钟，等茶水稍温后即可饮用。可反复冲泡至茶味渐淡。

适宜人群 适合肝火旺盛、烦躁易怒、心情郁闷以及易患高血压、高脂血症、肝病的木型体质者常饮。

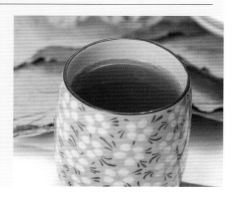

男性火型体质饮食调养

体质鉴别

火型体质人五行属火，火性炎上，其性燥热，易伤阴液。从形体上看，火型体质人一般皮肤的气色较为红赤，头形较小，脸形较瘦，肩膀及背脊的肌肉比较丰隆而且宽广，肩背胸腹等各个部位都很匀称，手足四肢相对比较小；从性格上看，火型体质人性格比较急躁。

推荐食物及药材

男性火型体质人的饮食调养宜以清淡阴柔为主，应选择具有滋阴抑阳，调养心肾功效的食物及药材，如：

鱼	葡萄	黑米	海带
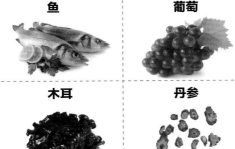 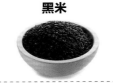 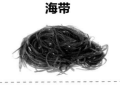

木耳	丹参	桃仁	当归
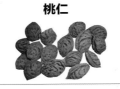 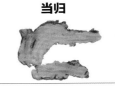

易生病症

由于火型人易耗伤阴液，因此会出现血液黏稠运行不畅的症状，易患高血压、冠心病、心肌梗死等病症。

生活调理

生活中应注意平心静气、清新宁神，养成遇事冷静、沉着、心平气和的习惯，避免与人产生争执，还可养花鸟以悦心，钓鱼作画以静神。

健康药膳

何首炒猪肝

配方 何首乌15克，当归10克，猪肝300克，韭菜花250克，豆瓣酱8克，盐3克，淀粉5克。

制作 ❶首先将猪肝洗净，氽烫，捞出切成薄片备用；❷韭菜花洗净，切小段；❸将何首乌、当归洗净，加水煮10分钟后离火，去渣取汁，再将药汁与淀粉混合均匀；❹起油锅至热，下豆瓣酱，与猪肝、韭菜花同炒，放入与药汁混合后的水淀粉至熟，加盐即可食用。

适宜人群 火型体质的男性可经常食用本品，另外心血不足导致的心律失常患者也可长期食用。

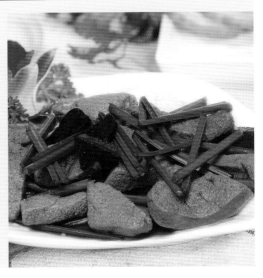

男性土型体质饮食调养

🔍 体质鉴别

土型体质人五行属土，土性具有生化、承载、受纳的特性。土型体质人从形体上看，皮肤较黄，头形较大，脸呈圆形，肩膀及背部很健壮，腹部大，下肢由大腿到足踵，肌肉都十分结实，手足较为粗短而厚实，身体的上下部比例颇为均匀，走路时脚离地面不高，步伐稳重轻快；从性格上看，此型人性格开朗，时常能够保持心情安定的状态，喜欢帮助别人，善于与人结交。

☺ 推荐食物及药材

土型体质男性饮食调养宜以清淡、辛甘之品为主，选择具有清热、祛暑、敛汗、补液功效的食物，如：

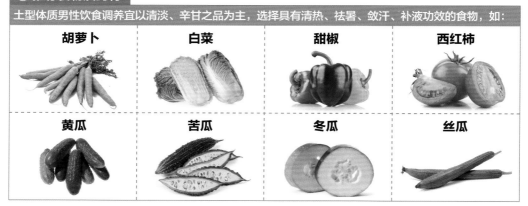

| 胡萝卜 | 白菜 | 甜椒 | 西红柿 |
| 黄瓜 | 苦瓜 | 冬瓜 | 丝瓜 |

⊕ 易生病症

由于土气通于脾，因此土型人易患胃肠疾病，容易出现腹泻、食欲不振、胃脘不适等症状，这多因脾气虚、脾阳虚所致。

♥ 生活调理

秋天要少吃辛辣之品，火锅之类的食物要远离，且要多吃酸的食物；冬天可适当增加能温肾壮阳、滋补肾阴的食物。

健康药膳

茯苓芝麻瘦肉汤

配方 猪瘦肉400克，茯苓20克，菊花、白芝麻少许，盐5克，鸡精2克。

制作 ❶将猪瘦肉洗净、切块、汆去血水；❷茯苓洗净、切片，菊花、白芝麻洗净；❸将猪瘦肉、茯苓、菊花放入炖锅中，加入适量清水，炖2小时，调入盐和鸡精，撒上白芝麻关火即可。

适宜人群 土型体质人可长期食用本品，中老年人抗衰防老也可食用。

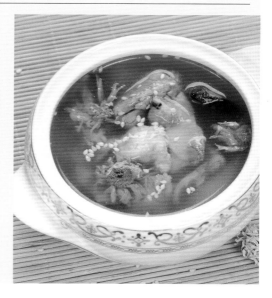

男性金型体质饮食调养

体质鉴别

金型体质人五行属金，金有沉降、肃杀、收敛的作用。金型体质人从形体上看，一般皮肤的气色较白，头形较小，脸呈方形，肩膀、背部及腹部都比较小，手足四肢也都较小，足跟的部分却非常坚韧厚实，整个人的骨架很坚固，行动也很轻快。此型人性格沉着而坚毅，擅长应付必须果决处断的公务。

推荐食物及药材

金型体质男性饮食宜以阴柔淡养之品为主，应选择具有滋阴润燥、宁心安神功效的食物及药材，如：

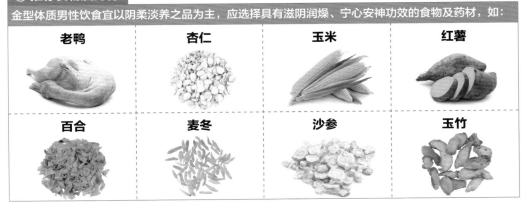

老鸭	杏仁	玉米	红薯
百合	麦冬	沙参	玉竹

易生病症

金属肺，通于秋气。金型人大多在秋天出生，身体内阳气多而阴气少，容易出现肺燥咳嗽，皮肤干燥，大便干结等症。所以，金型体质人需要坚持调理肺肾等脏器。

生活调理

生活中要注意养肺，少抽烟，作息要规律；每天应坚持跑步、散步、打太极拳、做健身操等运动，以增强体质，提高肺脏的抗病能力。

健康药膳

玉竹沙参焖老鸭

配方 老鸭1只，玉竹、北沙参各15克，生姜、盐、葱花各适量。

制作 ❶将老鸭洗净，氽去血水，斩件备用；❷北沙参、玉竹、生姜洗净，北沙参切块，玉竹切片，生姜去皮切片，备用；❸净锅上火，加入老鸭、玉竹、北沙参、生姜，用大火煮沸，转小火煨煮1小时，加盐、葱花调味即可。

适宜人群 本品除了适合金型体质的男性食用外，对患有气阴两虚导致的肺部疾病患者也有一定的食疗作用。

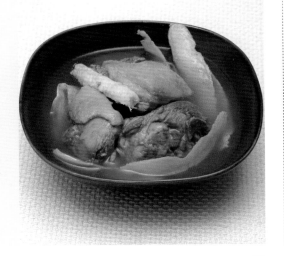

男性水型体质饮食调养

🔍 体质鉴别

水型体质人五行属水，水性润下，具有滋润、下行、寒凉之意，易袭阴位，易伤阳气。水型人从形体上看，一般皮肤气色较黑，头形较大，后腮部位呈现方棱形，面部有凹陷，脸部的肌肉不平满，肩膀较为窄小而腹部比较大，全身比例自腰以下到臀部显得较长，背部看起来也较一般人长。从性格上看，水型人个性内向，喜独处，易患抑郁症。

😊 推荐食物及药材

水型体质男性饮食宜以温、热性食物为主，应选择具有温阳益气功效的食物及药材，如：

鳝鱼	羊肉	荔枝	榴莲
肉桂	川芎	花椒	生姜

➕ 易生病症

水性寒，寒气通于肾，肾与泌尿生殖系统的关系较为密切，故水型体质人肾气、肾阳较虚弱，易出现畏寒肢冷、腰膝酸软、水肿腰痛等症；水多阴寒，寒性凝滞，寒性收引，故水型体质人易气血不足，易患经络痹阻的关节骨痛等症。

❍ 生活调理

水型人在生活中应多与人交谈，多参加社会活动。

健康药膳

当归羊肉汤

配方 当归25克，羊肉500克，盐2小匙，姜适量。

制作 ❶首先将羊肉氽烫，捞起冲洗干净；❷当归洗净，姜洗净、切段、微拍裂；❸将羊肉、姜放入炖锅中，加6碗水，以大火煮开，转小火慢炖2小时；❹加入当归，续煮15分钟，最后加盐调味即可。

适宜人群 水型体质人可长期食用本品。此外，本品对患有肾气虚弱、精气不足、体虚胃寒患者也有一定食疗的作用。

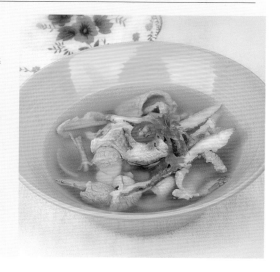

《黄帝内经》中将五脏称为"官"，认为人体五脏各有职能，并根据不同的生理功能特点，各封以"官"位。五脏具有制造并储存气、血、津液的功能，可以说是人体生命活动得以延续的基础。不同的脏腑应采用相应的饮食养生方法，以矫正脏腑机能之偏，从而强化机体免疫力，养足精气。

男性心脏饮食调养

🔍 总体概述

《黄帝内经·素问》曰："心者，君主之官也，神明出焉。"是把心看作人体的精神、意识、思维活动，乃至生命的主宰。由此可见，心在五脏六腑中的主导地位何等重要。只有心脏强大身体才旺，所以我们一定要保养好心脏。

☺ 代表药材与食材

选择对心脏有益的食物及药材，如：

猪心	桂圆	当归	五味子

❤ 爱心提示

养护心脏，日常饮食在于"两多三少"，即多吃杂粮、粗粮，多食新鲜蔬菜及大豆制品；少吃高脂肪、高胆固醇食品，少饮酒，少吃盐。

健康药膳

猪肠莲子枸杞汤

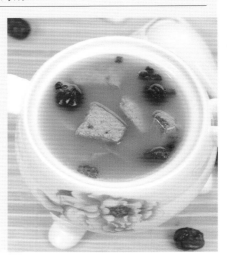

配方 猪肠150克，红枣、枸杞、党参、莲子、盐各适量，葱段5克。

制作 ❶猪肠切段，洗净，余水。红枣、枸杞、党参、莲子均洗净；❷瓦煲注水烧开，下猪肠、红枣、枸杞、党参、莲子，炖煮2小时，加盐调味，撒上葱段即可。

适宜人群 除了适合金型体质的男性外，对患有气阴两虚型肺补疾病患者也有一定的食疗作用。

男性肝脏饮食调养

总体概述

《黄帝内经·素问》曰："肝者，将军之官，谋虑出焉。"肝是人体内最大的解毒器官，肝脏能将有毒物质变为无毒的或消融度大的物质，随胆汁或尿液排出体外。只有肝胆相互协作，将人体内的毒素分解、排出，人们的身体才会健康。

推荐食物

选择具有护肝养血、排毒功效的食物及药材，如：

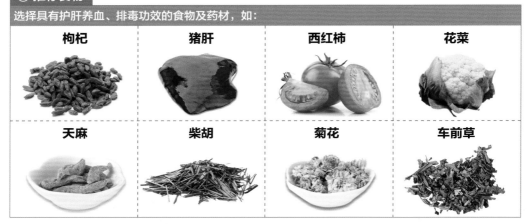

枸杞	猪肝	西红柿	花菜
天麻	柴胡	菊花	车前草

爱心贴士

养肝护胆应先从调节情绪开始。养肝最忌发怒，因此，平时应尽量保持稳定的情绪。

健康药膳

枸杞炖甲鱼

配方 枸杞30克，桂枝20克，莪术10克，红枣8颗，盐、味精各适量，甲鱼250克。

制作 ❶甲鱼宰杀后洗净；❷枸杞、桂枝、莪术、红枣洗净；❸将除盐、味精外的材料共入煲内，加开水适量，文火炖2小时，再加盐、味精调味即可。

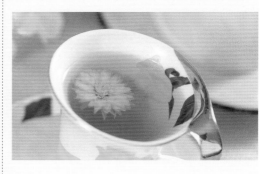

菊花决明饮

配方 菊花10克，决明子15克，白糖适量。

制作 ❶将决明子洗净打碎；❷将菊花和决明子一同放入锅中，加水600毫升，煎煮成400毫升即可；❸过滤并取汁，最后加入适量白糖即可饮用。

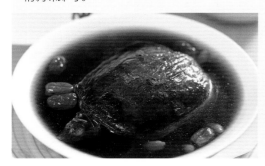

男性脾脏饮食调养

总体概述

《黄帝内经·素问》中有记载："脾胃者，仓廪之官，五味出焉。"是指将脾胃的受纳运化功能比做仓廪，可摄入食物，并输出精微营养物质以供全身之用。胃与脾相表里。脾主运化，胃主受纳；脾气主升，胃气主降。因此，调理脾胃，滋养后天，是身体健康的根本。

☺ 推荐食物

选择具有健脾益胃功效的食物及药材，如：

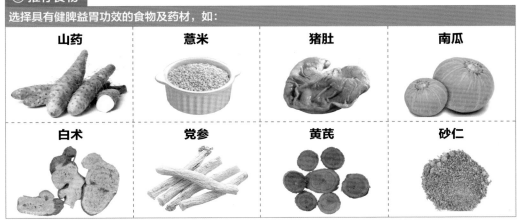

山药	薏米	猪肚	南瓜
白术	党参	黄芪	砂仁

♡ 爱心提示

养护脾胃需要保持良好的生活规律，保持心情愉悦；忌过饥或过饱，应多吃甘味和黄色的食物。

健康药膳

山药白术羊肚汤

配方　羊肚250克，红枣、枸杞各15克，山药、白术各10克，盐、鸡精各适量。

制作　❶羊肚洗净，切块，余水。山药洗净，去皮，切块。白术洗净，切段。红枣、枸杞洗净，浸泡；❷锅中烧水，放入所有的食材和药材，加盖炖2小时，调入盐和鸡精即可。

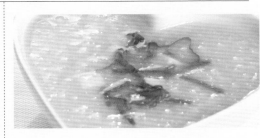

山药鹿茸山楂粥

配方　山药30克，鹿茸适量，山楂片少许，粳米100克，盐2克。

制作　❶山药去皮洗净，切块。粳米洗净。山楂片洗净，切丝；❷鹿茸入锅，倒入一碗水熬至半碗，去渣，装碗待用。原锅注水，加粳米煮至米粒绽开，入山药、山楂同煮；❸倒入鹿茸汁，以小火煮熟，放盐调味即成。

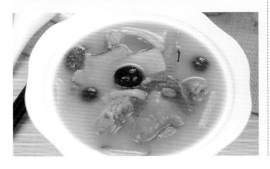

男性肺脏饮食调养

总体概述

《黄帝内经》中说肺是"相傅之官",相当于一个王朝的宰相。肺与心同居膈上,上连气管,通窍于鼻,与自然界之大气直接相通。肺主气、司呼吸;主宣发、肃降。

推荐食物及药材

选择具有养肺气、补虚损功效的食物及药材,如:

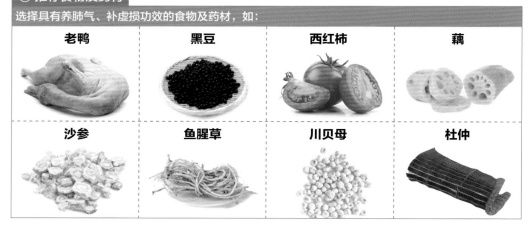

老鸭	黑豆	西红柿	藕
沙参	鱼腥草	川贝母	杜仲

爱心提示

养护肺脏需要保持室内空气流通,警惕厨房油烟;多吃辛味和白色食物;日常生活中应多做运动以提高肺功能。

健康药膳

虫草炖乳鸽

配方 乳鸽1只,冬虫夏草2克,五花肉、生姜各20克,蜜枣、红枣各10克,盐5克,味精3克,鸡精2克。

制作 ❶五花肉洗净、切条,乳鸽洗净,蜜枣、红枣泡发,生姜去皮、切片;❷将所有原材料装入炖盅内;❸加水以中火炖1小时,最后调入盐、味精、鸡精调味即可。

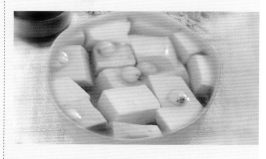

川贝母炖豆腐

配方 豆腐300克,川贝母25克,蒲公英20克,冰糖适量。

制作 ❶川贝母打碎或研成粗米状。冰糖亦打成粉碎。蒲公英洗净,煎取药汁备用;❷豆腐放炖盅内,上放川贝母、冰糖,加药汁,盖好,隔滚水文火炖约1小时,吃豆腐及川贝母。

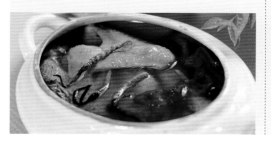

男性肾脏饮食调养

总体概述

《黄帝内经》说："肾者，作强之官，技巧出焉。"这就肯定了肾的创造力。肾位于人体腰部，左右各一，与膀胱相表里。肾主藏精，精气盛衰关系到生殖和生长发育的能力。肾脏所藏之精来源于先天，充实于后天。所以说，在整个生命过程中，正是由于肾中精气的盛衰变化，而呈现出生、长、壮、老、死等不同的生理状态。

推荐食物及药材

选择具有补肝肾、强筋骨功效的食物及药材，如：

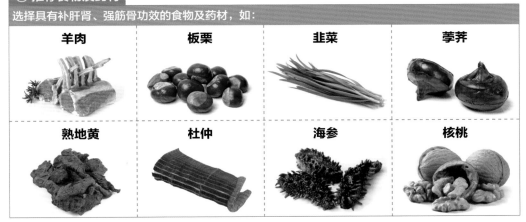

羊肉	板栗	韭菜	荸荠
熟地黄	杜仲	海参	核桃

爱心提示

根据中医里"五色归五脏"的说法，黑色食物对肾脏具有滋补作用，如黑芝麻、黑豆、黑米、乌鸡、海参等。

健康药膳

熟地当归鸡

配方 熟地黄25克，当归20克，白芍10克，鸡腿1只，盐适量。

制作 ❶鸡腿洗净剁块，放入沸水中氽烫，捞起冲净。所有药材用清水快速冲净；❷将鸡腿和所有药材放入炖锅中，加水以大火煮开，转小火续炖30分钟；❸起锅后，加盐调味即成。

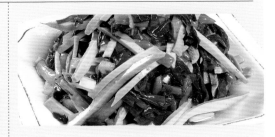

葱油韭菜豆腐干

配方 韭菜400克，豆腐干200克，葱花10克，盐4克，鸡精2克，老抽、香油各少许。

制作 ❶将韭菜洗净，切段。豆腐干洗净，切成细条；❷炒锅加油烧至七成热，放入豆腐干翻炒，再倒入韭菜同炒至微软；❸加葱花、盐、鸡精、老抽和香油一起炒匀。

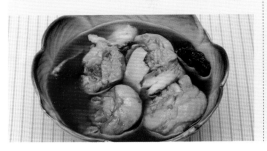

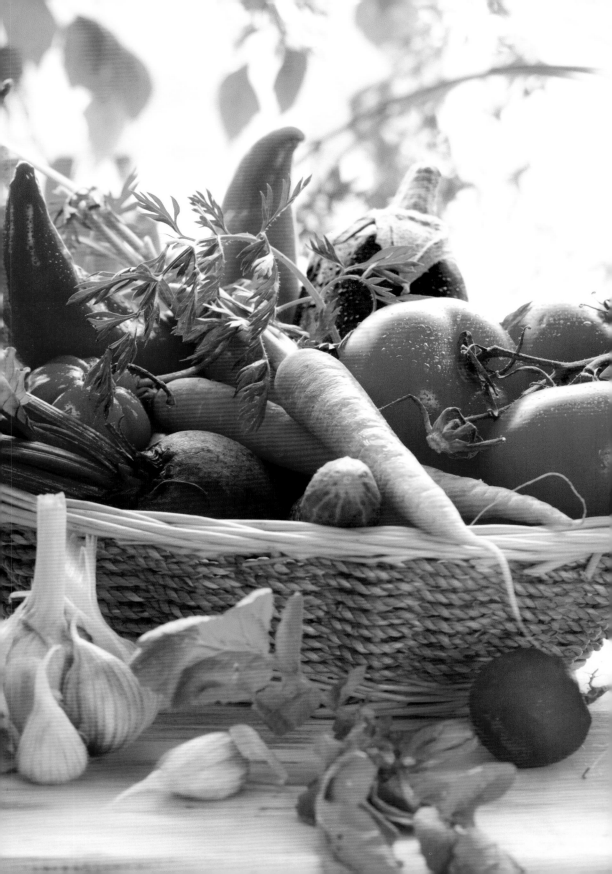

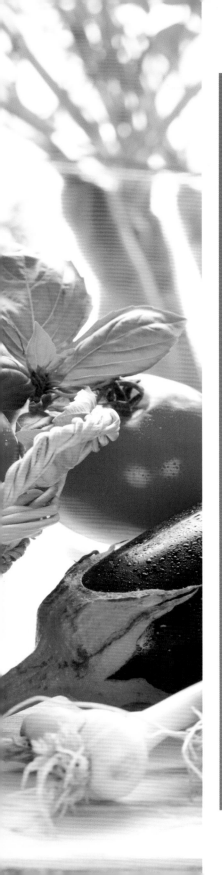

第二章

全方位掌握56种男性养生食材

　　本章从《本草纲目》等中医古籍中，选取了56种对男性有益的食材，这些食材在日常生活中都是较为常见、容易获得的，期望读者在最寻常的食材中吃出健康，吃出美好长寿人生。每种食材分别从性味、归经、主要成分、功能主治、适宜人群、实际应用小偏方等方面给予介绍。最后再推荐两道以此食材为主要原料的健康药膳，以增强其操作性和实践性，力争做到色、香、味俱全，全方位的给读者以健康呵护。

五谷杂粮

黑米

益气强身 养精固肾

● 性味
性平，味甘

● 归经
归脾、胃经

🔍 主要成分

富含蛋白质、碳水化合物、B族维生素、维生素E、钙、磷、钾、镁、铁、锌等营养成分。

🔍 功能主治

具有养精固肾、健脾开胃、补肝明目的功能；主治肾阴亏虚、血虚引发的头昏、须发早白、眼疾和咳嗽等症。

❤ 适宜人群

一般人皆可食用，尤其适合肾阴亏虚的男性人群食用。

⊕ 实际应用小偏方

❶肾阴亏虚引起的潮热盗汗、失眠、早泄和遗精等症：黑米60克，小米40克，核桃、莲子各30克。将上述四种食材分别洗净，一同放入锅中煮粥，即可食用。

❷肾虚引起的须发早白、脱发等症：黑米60克、首乌10克、黑芝麻40克；将上述三种原料分别洗净，首乌切成小片，一同放入锅中煮粥，即可食用。

健康药膳

黑米赤小豆椰汁粥

配方 黑米60克，赤小豆30克，椰汁、陈皮、糖各适量。

制作 ❶将黑米、赤小豆均泡发洗净，陈皮洗净、切丝；❷锅置于火上，倒入清水，一同放入黑米、赤小豆煮至开花；❸倒入椰汁，加入陈皮及糖，同煮至浓稠状，即可食用。

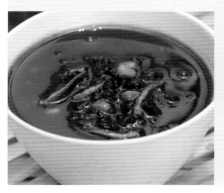

党参红枣黑米粥

配方 黑米80克，党参、红枣各适量，白糖4克。

制作 ❶将黑米泡发洗净，红枣洗净、切片，党参洗净、切片；❷将锅置于火上，倒入清水，放入黑米煮至开花；❸加入红枣、党参同煮至浓稠状，再加入白糖拌匀，即可食用。

粳米

养阴生津
健脾补气

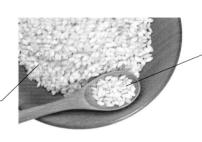

● **性味**
性平，味甘

● **归经**
归脾、胃经

🔍 主要成分

富含人体必需氨基酸、脂肪、钙、磷、铁及B族维生素等多种营养成分。

🔍 功能主治

具有养阴生津、除烦止渴、健脾胃、补中气、固肠止泻的功能。用粳米煮米粥时，浮在锅面上的浓稠液体俗称米汤、粥油，具有补虚的功效。

♡ 适宜人群

适宜体虚、高热、久病初愈、脾胃虚弱、烦渴、营养不良、病后体弱等患者食用。糖尿病患者不宜多食。

⊕ 实际应用小偏方

❶中老年体质虚弱：黑芝麻25克，粳米50克。黑芝麻炒熟研末备用，粳米洗净与黑芝麻入锅同煮，旺火煮沸后，改用文火煮至成粥，即可食用。

❷脾弱、食欲不振：香菇20克，粳米50克。将香菇洗净、去蒂、切碎和粳米一起放入砂锅中，加水适量，文火煎成粥，即可食用。温服，每日1~2次。

健康药膳

百合粳米粥

配方 百合、粳米各50克，冰糖适量。

制作 ❶将粳米洗净、泡发，备用；❷泡发好的粳米倒入砂锅内，加适量水，用大火烧沸后，改小火煮40分钟；❸放入百合，稍煮片刻，在起锅前加入冰糖调味，即可食用。

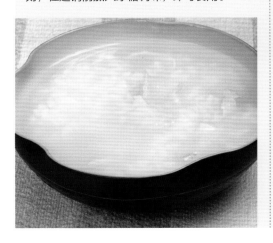

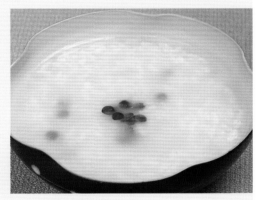

酸枣仁粳米粥

配方 酸枣仁15克，粳米100克，白糖适量。

制作 ❶将酸枣仁、粳米分别洗净，备用。酸枣仁用刀切成碎末；❷砂锅洗净，置于火上，倒入粳米，加水煮至粥将熟，加入酸枣仁末，搅拌均匀，再煮片刻；❸起锅前加入白糖拌匀，即可食用。

小米

**健脾和胃
补益虚损**

● **归经**
性凉，味甘、咸；
陈者性寒，味苦

● **性味**
归脾、肾经

主要成分

富含铁、蛋白质、钙质，钾、淀粉、钙，维生素A、维生素C、维生素D、维生素B$_{12}$等营养成分。

功能主治

具有健脾、和胃、安眠等功能；主治体虚、乏力、食欲不振等症，并有缓解精神压力、紧张情绪等作用。

适宜人群

适合阴虚体质者食用，尤其适合体虚乏力、食欲不振、失眠、精神紧张的男性食用。

实际应用小偏方

❶男性更年期综合征：小米50克，莲子、芡实各30克。以上三味分别洗净，放入锅中，加水煮成稠粥，即可食用。

❷男子潮热盗汗、失眠多梦、遗精：小米80克，覆盆子、银杏各20克，五味子10克。将以上材料分别洗净，放入锅中煮粥，即可食用。

健康药膳

小米樱桃粥

配方 豌豆30克，樱桃、山药各20克，小米70克，白糖5克，蜂蜜6克。

制作 ❶小米洗净。豌豆洗净，泡发半小时后捞起沥干。樱桃、山药均洗净，切丁；❷锅置火上，倒入清水，放入小米、豌豆、山药煮至米粒开花；❸加入樱桃同煮至浓稠状，调入白糖、蜂蜜拌匀，即可食用。

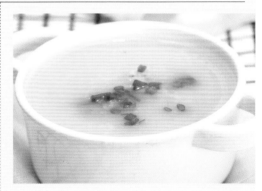

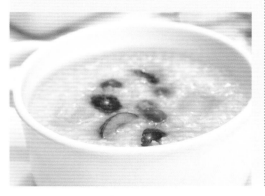

火龙果西红柿小米粥

配方 火龙果、西红柿各适量，小米90克，冰糖10克，葱少许。

制作 ❶小米洗净，火龙果去皮洗净、切小块，西红柿洗净、切块，葱洗净、切花；❷锅置火上，注入清水，放入小米用大火煮至米粒绽开后，再放入冰糖煮至融化，粥浓稠；❸待粥凉后，撒上火龙果、西红柿丁及葱花即可。

薏米

利水消肿
健脾补肺

● **归经**
性凉，味甘、淡

● **性味**
归脾、胃、肺经

🔍 主要成分
富含淀粉、蛋白质、多种维生素及人体所需的多种氨基酸等营养成分。

🔍 功能主治
具有利水渗湿、抗癌、解热、镇静、镇痛、抑制骨骼肌收缩、健脾止泻、除痹、排脓等功能；主治扁平疣等病症。

♥ 适宜人群
适宜肺痿、肺痈、肠痈、肾虚、慢性肠炎、风湿性关节炎、癌症患者食用。

⊕ 实际应用小偏方
❶清热利尿、健脾利湿，辅助治疗尿路感染、前列腺炎：大米、绿豆、薏米各15克。三味均洗净，加水熬粥；或将薏米粉加上绿豆粉一起做成豆沙，煮成绿豆薏米粥，即可食用。

❷利尿排石，辅助治疗肾结石、尿路结石：将金钱草30克放入砂锅，加水煎煮半小时滤渣留汁，再放入薏米100克煮成粥，最后加适量糖，即可食用。

健康药膳

薏米板栗瘦肉汤

配方 瘦肉200克，板栗100克，薏米60克，高汤、盐各适量，味精3克。

制作 ❶瘦肉洗净、切丁、氽水，板栗、薏米均洗净备用；❷净锅上火倒入高汤，加入瘦肉、板栗、薏米，再调入盐、味精煲熟，即可食用。

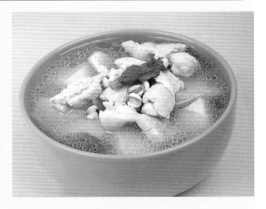

薏米鸡块汤

配方 鸡肉200克，山药50克，薏米20克，盐5克。

制作 ❶将鸡肉洗净，切块，氽水。山药去皮，洗净，切成块。薏米淘洗净，泡至软备用；❷汤锅上火倒入水，放入鸡块、山药、薏米，调入盐煲至熟，即可食用。

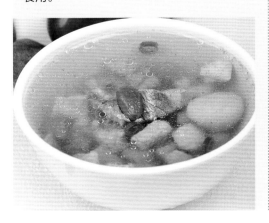

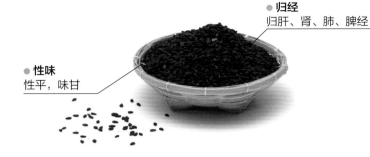

黑芝麻

补益肝肾
滋养五脏

● 归经
归肝、肾、肺、脾经

● 性味
性平，味甘

🔍 主要成分

富含脂肪、蛋白质、膳食纤维、维生素B$_1$、维生素B$_2$、维生素E、卵磷脂、钙、铁、镁等。

🔍 功能主治

具有益肾、养发、润肠、通乳、补肝、强身体、抗衰老等功能。

♡ 适宜人群

适宜肝肾不足所致的视物不清、腰酸腿软、耳鸣耳聋、发枯发落、眩晕、眼花、头发早白等中老年男性患者食用。

⊙ 实际应用小偏方

❶滋阴补肝肾，治疗肾虚须发早白、视物不清：黑芝麻50克，核桃、黑豆各30克。将三者洗净，放入豆浆机中，加入适量沸水，打成糊，加入适量白糖，即可食用。

❷润肠通便，治疗中老年男性肠燥便秘症：黑芝麻50克，香蕉1个，蜂蜜适量。将黑芝麻磨成粉。香蕉捣碎，加入适量温开水，和黑芝麻粉搅拌成糊状，再加入少量蜂蜜，即可食用。

健康药膳

黑芝麻乌鸡红枣汤

配方 乌骨鸡300克，红枣4颗，黑芝麻50克，盐适量，水1500毫升。

制作 ❶乌骨鸡洗净、切块，氽烫后捞起备用。红枣洗净；❷将乌骨鸡、红枣、黑芝麻和水一同放入锅内，以小火煲约2小时，再加盐调味，即可食用。

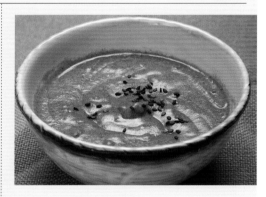

黑芝麻山药糊

配方 山药、何首乌、黑芝麻各250克，白糖适量。

制作 ❶黑芝麻、山药、何首乌均洗净，沥干，炒熟，再研成细粉，分别装瓶备用；❷将三种粉末一同盛入碗内，加入开水和匀。可根据个人口味，调成稠状或是稍微稀点的糊糊；❸最后调入白糖和匀，即可食用。

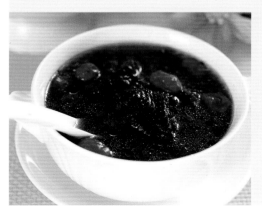

莲子

养心益肾
固精止遗

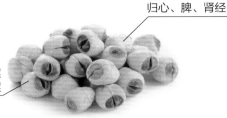

● 性味
鲜者性平，味甘、涩
干者性温，味甘、涩

● 归经
归心、脾、肾经

🔍 **主要成分**

富含淀粉、棉子糖、蛋白质、脂肪、钙、磷、铁、维生素C、葡萄糖、叶绿素、棕榈酸及谷胱甘肽等营养成分。

🔍 **功能主治**

具有益心肾、固精气、强筋骨、补虚损、利耳目的功能；主治男子遗精、心烦失眠、脾虚久泻、大便溏泄、久痢、腰疼、记忆衰退等症。

❤ **适宜人群**

一般人群皆可食用，尤其适合脾虚腹泻者、失眠者、记忆力衰退者及有遗精早泄症状的男性患者食用。

➕ **实际应用小偏方**

❶治疗由肾阳亏损、肝肾精力不足所致的遗精：选用上好的莲子50克，放入锅内，加水适量煮熟，加入10枚炒熟的银杏熬煮成汤，加白糖调味，即可食用。

❷治疗阳痿不举、遗精、早泄和脾虚所致的泄泻：粳米500克，莲子、芡实各50克，均洗净同入铝锅内，加适量水，如焖米饭样焖熟，即可食用。

健康药膳

银杏莲子乌鸡

配方 银杏30克，莲子50克，乌鸡腿1个，盐5克。

制作 ❶乌鸡腿洗净、剁块，汆烫后捞出冲净。莲子洗净；❷将乌鸡腿放入锅中，加水至盖过材料，以大火煮开，转小火煮20分钟；❸加入莲子，续煮15分钟，再加入银杏煮开，最后加盐调味，即可食用。

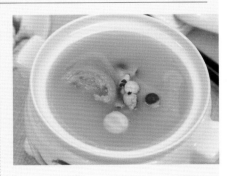

莲子芡实猪尾汤

配方 猪尾100克，芡实、莲子各适量，盐3克。

制作 ❶猪尾洗净、剁成段，芡实洗净，莲子去皮、去莲心、洗净；❷热锅注水烧开，将猪尾的血水滚尽，捞起洗净；❸把猪尾、芡实、莲子放入炖盅，注入清水，大火烧开，改小火煲煮2小时，加盐调味，即可食用。

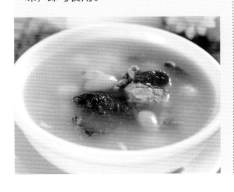

板栗

**补脾健胃
补肾强筋**

● **性味**
性温，味甘、平

● **归经**
归脾、胃、肾经

🔍 主要成分

富含蛋白质、氨基酸、钙、磷、铁、钾等无机盐及胡萝卜素、B族维生素等营养成分。

🔍 功能主治

具有健脾和胃、补肾强筋、活血止血功能；主治肾气虚亏、腰脚无力等症。常吃还可防治高血压、冠心病、动脉硬化、骨质疏松等疾病。

♡ 适宜人群

适宜肾气虚亏、腰脚无力、小便频多、咳喘、泄泻患者食用。糖尿病人忌食。

⊕ 实际应用小偏方

❶补肾强腰，治疗腰膝酸软、骨质疏松：板栗100克，排骨350克，杜仲15克。将排骨洗净，氽水；板栗去壳。将以上所有材料放入锅中一起炖汤，即可食用。

❷养肝补肾、强筋壮骨，治疗肝肾亏虚、腰痛无力：板栗300克，白糖、生粉各50克，桂花少许。将板栗去壳去皮，栗肉上笼蒸熟，做成泥状，锅内加清水、栗肉泥、桂花、白糖，略焖，再用生粉勾薄芡，即可食用。

健康药膳

板栗排骨汤

配方 鲜板栗250克，排骨500克，胡萝卜1根，盐3克。

制作 ❶板栗入沸水中用小火煮约5分钟，捞起剥膜；❷排骨放入沸水中氽烫、捞起、洗净，胡萝卜削皮、洗净、切块；❸将以上材料放入锅中，加水盖过材料，以大火煮开，转小火续煮30分钟，加盐调味，即可食用。

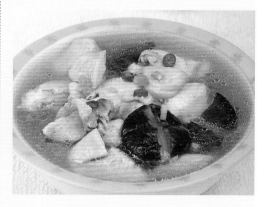

板栗冬菇老鸡汤

配方 老鸡200克，板栗肉30克，冬菇20克，盐5克。

制作 ❶将老鸡洗净、切块、氽水，板栗肉洗净，冬菇浸泡洗净、切片备用；❷净锅上火倒入水，调入盐，放入鸡肉、板栗肉、冬菇煲至熟，即可食用。

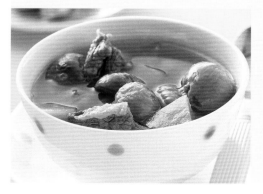

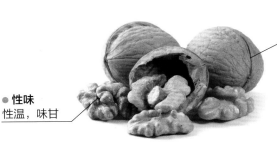

核桃

益智补脑
养足肾气

● 归经
归肾、肺、大肠经

● 性味
性温，味甘

🔍 主要成分

蛋白质、钙、磷、铁、锌、胡萝卜素、核黄素及维生素A、B族维生素、维生素C等。

🔍 功能主治

具有温补肺肾、定喘润肠的功能，是"滋补肝肾、强健筋骨之要药"；主治由于肝肾亏虚引起的腰腿酸软、筋骨疼痛、牙齿松动、须发早白、虚劳咳嗽、小便频数等症。

♥ 适宜人群

适宜高血压、冠心病、血管硬化、体虚血亏、肺肾两虚、肝肾不足、癌症患者食用。阴虚火旺、腹泻、咯血者忌食。

⊕ 实际应用小偏方

❶养肾补脑、安神助眠，治疗肾虚引起的失眠症：核桃仁6个，白糖30克，捣烂如泥，放入锅里加黄酒50毫升，小火煎30分钟。每日1剂，分2次服。

❷治疗神经衰弱、健忘、失眠多梦、遗精等症：核桃仁、黑芝麻、桑叶各30克，捣成泥状，作丸。每服10克，每日2次。

健康药膳

核桃牛肉汤

配方 核桃100克，牛肉210克，腰果50克，盐6克，鸡精2克，香葱8克。

制作 ❶将牛肉洗净，切块，汆水；❷核桃、腰果洗净备用；❸汤锅上火倒入水，放入牛肉、核桃、腰果，调入盐、鸡精，煲至熟，撒入香葱，即可食用。

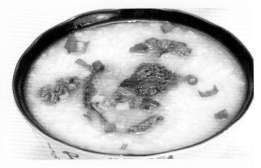

核桃乌鸡粥

配方 乌鸡肉200克，核桃100克，粳米80克，枸杞30克，姜末5克，鲜汤150克，盐3克，葱花4克。

制作 ❶核桃去壳、取仁，粳米淘净，枸杞洗净，乌鸡肉洗净、切块；❷油锅烧热，爆香姜末，放入乌鸡肉过油，倒入鲜汤，放入粳米烧沸，下核桃仁和枸杞熬煮；❸文火将粥焖煮好，调入盐调味，撒上葱花，即可食用。

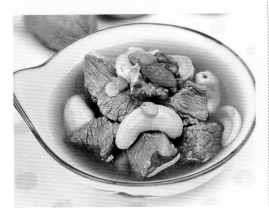

花生

补气润肺
健脾开胃

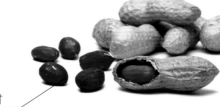

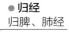
● **归经**
归脾、肺经

● **性味**
性平，味甘

🔍 主要成分

含有蛋白质、多种维生素、钙、磷、铁、不饱和脂肪酸、卵磷脂、胡萝卜素等营养成分。

🔍 功能主治

具有益智、抗衰老的功能；花生可以促进人体的新陈代谢、增强记忆力，对心脏病、高血压和脑出血有食疗作用。花生富含锌，对男性前列腺大有益处；还富含钙，常食对骨质疏松有食疗作用。

♥ 适宜人群

适宜冠心病、高血压、脾胃失调、气虚、贫血、营养不良者食用。

⊕ 实际应用小偏方

❶治疗水肿、头发早白：花生100克，黑豆200克，盐、花椒各适量。先将黑豆以慢火煲1小时，加入花生再煲半小时，最后加盐、花椒猛火一滚，即可食用。

❷润肺止咳、润肠通便，治疗久咳气短、肠燥便秘：花生、甜杏仁各30克，蜂蜜适量。将花生、甜杏仁捣烂成泥状，每次取10克，加蜂蜜，开水冲服，早、晚饭后食用。

健康药膳

牛奶炖花生

配方 花生米100克，枸杞20克，银耳30克，牛奶1500毫升，冰糖适量。

制作 ❶将银耳、枸杞、花生米洗净；❷锅上火，放入牛奶，加入银耳、枸杞、花生米，煮至花生米烂熟；❸调入冰糖，即可食用。

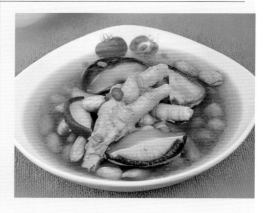

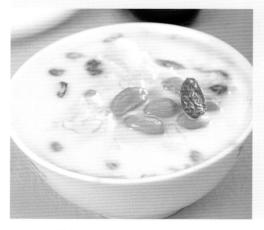

花生香菇鸡爪汤

配方 鸡爪250克，花生米45克，香菇4朵，高汤适量，盐4克。

制作 ❶将鸡爪洗净，花生米洗净浸泡，香菇洗净切片备用；❷净锅上火倒入高汤，放入鸡爪、花生米、香菇煲至熟，调入盐，即可食用。

南瓜子

杀菌灭虫
消除肿胀

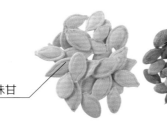

● **归经**
归大肠经

● **性味**
性平，味甘

🔍 主要成分

富含氨基酸、不饱和脂肪酸、维生素及胡萝卜素等营养成分。

🔍 功能主治

南瓜子能预防肾结石，促进结石的排出；南瓜子中的活性成分和丰富的锌元素，能提高男性精子质量，对前列腺也有保健作用。

❤ 适宜人群

适宜有糖尿病、蛔虫病、肾结石、前列腺疾病的患者食用。

⊕ 实际应用小偏方

❶健脾利水，治疗脾虚水肿、小便短少：南瓜子20克，薏米30克。先将南瓜子去壳留仁，薏米洗净备用，将南瓜子与薏米一起放入锅中，加水煮汤，即可食用。

❷治疗前列腺增生，提高精子质量：南瓜子仁40克，核桃仁、芝麻各30克，花生40克。将以上材料均洗净，放入豆浆机中，加入开水适量，搅打成糊状，即可食用。

健康药膳

南瓜子小米粥

配方 南瓜子适量，枸杞10克，小米100克，盐2克。

制作 ❶小米泡发洗净，南瓜子洗净，枸杞洗净；❷锅置火上，加入适量清水，放入小米，以大火煮开，再倒入南瓜子、枸杞；❸不停地搅动，以小火煮至粥呈浓稠状，调入盐拌匀，即可食用。

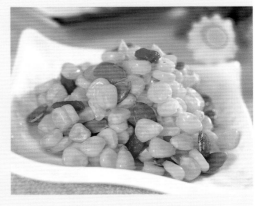

凉拌玉米瓜仁

配方 玉米粒100克，南瓜子仁30克，枸杞10克，香油4毫升，盐适量。

制作 ❶将玉米粒洗干净，沥干水；❷再将南瓜子仁、枸杞与玉米粒一起入沸水中焯熟，捞出沥干水后，加入香油、盐，拌均匀即可。分2次服用。

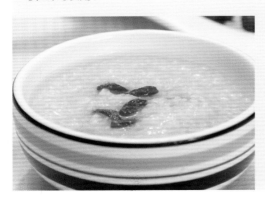

松子

**强身补骨
润燥滑肠**

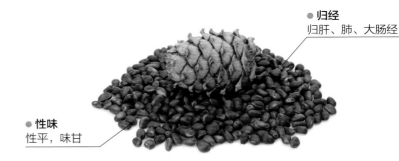

● **归经**
归肝、肺、大肠经

● **性味**
性平，味甘

主要成分

含有油酸酯、亚油酸酯、蛋白质、挥发油、磷、铁、钙等营养成分。

功能主治

具有强肾补骨、滋阴养液、补益气血、润燥滑肠之功能；可用于肝肾阴虚所致的头晕眼花、须发早白、耳鸣咽干、腰膝酸软，以及病后体虚、肌肤失润、肺燥咳嗽、口渴便秘等病症。

适宜人群

适宜小便不利、大便干结、慢性支气管炎、心脑血管疾病患者食用。

实际应用小偏方

❶治疗虚羸少气、五脏劳伤、骨蒸盗汗、心神恍惚、遗精滑泄：松子仁、麦门冬（不去芯）各30克，金樱子、枸杞各20克。一起煎汤食用，每日早晚各1次。

❷治疗肝肾阴虚、头晕眼花、急躁易怒、耳鸣咽干、腰膝酸软：松子仁40克，黑芝麻30克，枸杞10克，菊花5克。将以上4味材料洗净后，煎汁饮用，分2次温服。

健康药膳

松仁玉米

配方 松子仁、青豆各50克，玉米粒150克，盐、味精、鸡精各适量。

制作 ❶将油锅烧热，放入松子仁，炸至香酥后，捞出沥油备用；❷在锅中加入清水烧沸后，放入玉米粒和青豆汆烫至熟，捞出沥干水分备用；❸将锅中油烧热后，放入青豆和玉米粒，加入盐、味精、鸡精炒熟入味，装入盘中再撒上松子仁，即可食用。

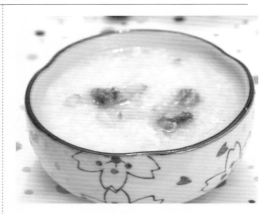

松仁核桃粥

配方 松子仁20克，核桃仁30克，粳米80克，盐2克。

制作 ❶粳米泡发洗净，松子仁、核桃仁均洗净；❷锅置火上，倒入清水，放入粳米煮至米粒开花；❸加入松子仁、核桃仁同煮至浓稠状，调入盐拌匀，即可食用。

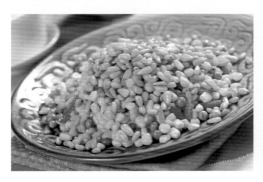

榛子

**健脾益胃
益气明目**

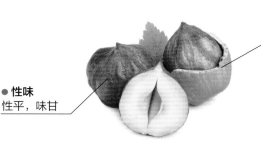

- **归经**
  归脾、胃、肾经

- **性味**
  性平，味甘

🔍 主要成分

含有蛋白质、胡萝卜素、维生素、人体必需的8种氨基酸及钙、磷、铁等微量元素。

🔍 功能主治

具有补脾胃、益气、明目的功能；能有效地延缓衰老，防治冠心病、血管硬化，还能润泽肌肤。

♡ 适宜人群

适宜饮食减少、体倦乏力、眼花、肌体消瘦、癌症、糖尿病患者食用。但榛子性滑，泄泻便溏者应少食。

⊕ 实际应用小偏方

❶ 养肝益肾、明目健脑、抗衰老：榛子仁30克，枸杞15克，粳米50克。先将榛子仁捣碎，然后与枸杞一同加水煎汁，去渣后与粳米一同用文火熬成粥即可。每日1剂，早晚空腹服食。

❷ 治疗糖尿病、高血压、体虚食少等症：榛子仁15克，藕粉30~50克，白糖适量。先将榛子仁炒黄，不可炒焦，研成细末，掺入藕粉内，用滚开水冲后加糖调匀，即可食用。

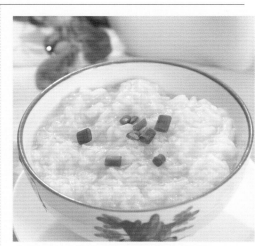

健康药膳

桂圆榛子粥

配方 榛子30克，桂圆肉、玉竹各20克，粳米90克。

制作 ❶将榛子去壳、去皮、洗净、切碎，桂圆肉、玉竹洗净，粳米泡发洗净；❷锅置火上，注入清水，放入粳米，用旺火煮制米粒开花。放入榛子、桂圆肉、玉竹，用中火煮至熟，即可食用。

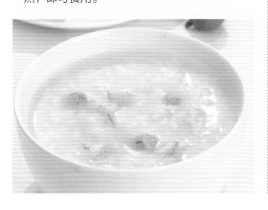

榛子枸杞粥

配方 榛子仁30克，枸杞15克，粳米50克。

制作 ❶将榛子仁捣碎，然后与枸杞一同加水煎汁；❷去渣取汁与粳米一同用文火熬成粥，即可食用。

银杏

敛肺止咳
止带止遗

● **性味**
性平，味甘、苦、涩

● **归经**
归肺、肾经

🔍 **主要成分**

含有蛋白质、脂肪、粗纤维、蔗糖、钙、磷、铁、胡萝卜素、核黄素，以及白果醇、白果酚、白果酸等多种营养成分。

🔍 **功能主治**

具有敛肺气、定喘咳、止带浊、缩小便的功能；主要用于治疗哮喘、遗精、淋病、小便频数等病症。

💙 **适宜人群**

适宜支气管哮喘、慢性气管炎、肺结核、肺虚干咳、肺痨、遗精患者食用。

➕ **实际应用小偏方**

❶治喘咳痰稀：银杏30克，冰糖15克。水煎至种仁熟透，连渣服，每天1~2次。

❷治疗粉刺：先用温水洗脸，后将银杏去外壳，用刀片切出平面，频搓患部。

❸治梦遗：银杏3粒，酒煮食，连服4~5日。

健康药膳

银杏小排汤

配方 小排骨500克，银杏30克，黄酒、葱、姜、盐、味精各适量。

制作 ❶小排骨洗净、斩段，姜切片，葱切成葱花；❷银杏剥去壳，脱去红衣后加水煮15分钟；❸排骨加黄酒、姜片和适量水，用文火焖煮1小时后，再加入银杏，煮熟，调入盐、味精，撒上葱花，即可食用。

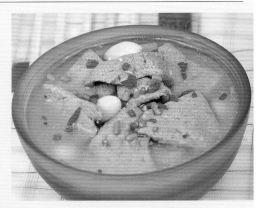

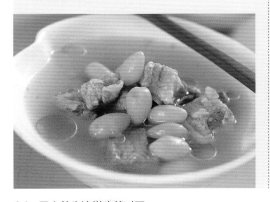

银杏玉竹猪肝汤

配方 银杏100克，玉竹10克，猪肝200克，味精、盐、香油、高汤各适量。

制作 ❶将猪肝洗净切片，银杏、玉竹分别洗净备用；❷净锅上火倒入高汤，放入猪肝、银杏、玉竹，调入盐、味精烧沸；❸淋入香油，即可食用。

黑豆

**滋阴补肾
健脾利水**

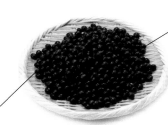

● **性味**
性平，味甘

● **归经**
归心、肝、肾经

🔎 **主要成分**

富含蛋白质、18种氨基酸、19种油酸、植物固醇等营养成分。

🔎 **功能主治**

具有滋肾阴、润肺燥、止盗汗、健脾利水、消肿下气、活血解毒、乌发黑发以及延年益寿的功能。可有效地缓解男性尿频、腰酸、下腹部阴冷等症状。

♥ **适宜人群**

一般人群皆可食用，尤其适合高血压、心脏病、脾虚水肿、阴虚盗汗等男性患者食用。

⊕ **实际应用小偏方**

❶补肾壮腰，治疗肾虚腰痛：黑豆100克，杜仲10克。加水适量煮至黑豆熟透，放入杜仲，加油、盐调味，一天分2次服。

❷补肾乌发，防治须发早白：黑豆80克，黑芝麻30克，首乌20克。将以上3味分别洗净，入锅加水煮至黑豆熟透，加盐调味，即可食用。

健康药膳

黑豆莲枣猪蹄汤

配方 莲藕200克，猪蹄150克，黑豆25克，红枣8颗，清汤适量，盐6克，当归、姜片各3克。

制作 ❶将莲藕洗净、切成块，猪蹄洗净、斩块，黑豆、红枣洗净浸泡20分钟备用；❷净锅上火倒入清汤，放入姜片、当归，调入盐烧开，放入猪蹄、莲藕、黑豆、红枣煲至熟，即可食用。

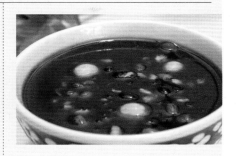

黑米黑豆莲子粥

配方 糙米40克，燕麦30克，黑米、黑豆、赤小豆、莲子各20克，白糖5克。

制作 ❶糙米、黑米、黑豆、赤小豆、燕麦均洗净，泡发；莲子洗净，泡发后挑去莲心；❷锅置火上，加入适量清水，放入糙米、黑豆、黑米、赤小豆、莲子、燕麦，开大火煮沸；❸最后转小火煮至各材料均熟，粥呈浓稠状时，调入白糖拌匀，即可食用。

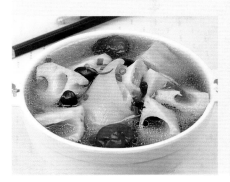

黄豆

健脾益气
宽中润燥

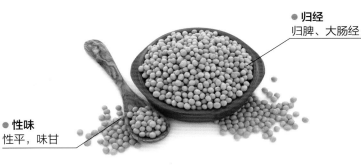

● **归经**
归脾、大肠经

● **性味**
性平，味甘

🔍 主要成分

含蛋白质及铁、镁、钼、锰、铜、锌、硒等矿物元素，以及人体必需8种氨基酸等营养成分。

🔍 功能主治

改善肝脏的代谢，帮助吸收钙质，还能促进人体造血、营养神经，既可减慢老化、增强脑力、提高肝脏的解毒功能，又能降低血脂、解除疲劳、预防癌症。

♡ 适宜人群

适宜高血压、高脂血症、冠心病、脾胃虚弱、气血不足、营养不良、糖尿病患者食用。

⊕ 实际应用小偏方

补肾抗衰老，治疗肾虚早衰：黄豆80克，乳鸽1只，冬虫夏草5颗，枸杞10克。将以上材料分别洗净，放入锅中，加水适量，煮至乳鸽熟烂，加盐调味，即可食用。

健康药膳

小米黄豆粥

配方 小米80克，黄豆40克，白糖3克，葱5克。

制作 ❶小米淘洗干净。黄豆洗净，浸泡至外皮发皱后，再捞起沥干。葱洗净，切成花；❷锅置火上，倒入清水，放入小米与黄豆，以大火煮开；❸待煮至浓稠状，撒上葱花，调入白糖拌匀，即可食用。

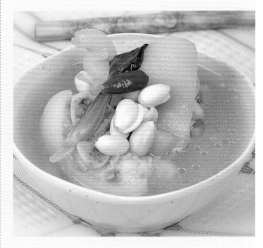

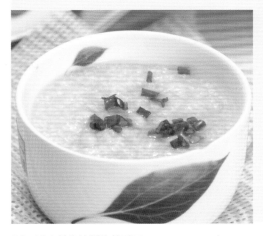

黄豆猪蹄汤

配方 猪蹄半只，黄豆45克，枸杞、盐各适量。

制作 ❶将猪蹄洗净、切块、余水，黄豆用温水浸泡40分钟备用；❷净锅上火倒入水，调入盐，放入猪蹄、黄豆、枸杞煲60分钟，即可食用。

绿豆

清热解毒
利尿通淋

● **性味**
性凉，味甘

● **归经**
归心、胃经

🔍 **主要成分**

富含蛋白质、维生素、钙、磷、铁等营养成分。

🔍 **功能主治**

具有降压降脂、清热解毒、利尿通淋的作用，对高血压、动脉硬化、糖尿病、暑热烦渴、湿热泄泻、肾炎、尿路感染、前列腺炎等均有较好的辅助治疗作用。

❤ **适宜人群**

适宜上火、体质偏热、高血压、水肿、红眼病等患者食用。脾胃虚寒者忌食绿豆。

➕ **实际应用小偏方**

❶利尿止渴，治疗消渴、小便频数：绿豆300克，淘净，用水2500毫升，煮烂细研，过滤取汁。早晚饭前各服100毫升。

❷利尿、降压、降脂，治疗尿路感染、高血压、高脂血症：绿豆100克，海带200克均洗净。先将绿豆放入锅中，加水适量，煮至5成熟，再放入海带，直至熟烂，加盐调味，即可食用。

健康药膳

百合绿豆凉薯汤

配方 百合150克，绿豆300克，凉薯1个，瘦肉1块，盐5克，味精3克，鸡精2克。

制作 ❶百合泡发，瘦肉洗净、切块；❷凉薯洗净，去皮，切成大块；❸将所有备好的材料放入煲中，以大火煲开，转用小火煲15分钟，加入盐、味精、鸡精调味，即可食用。

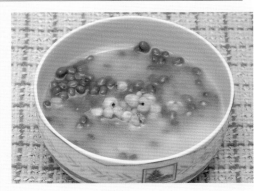

绿豆薏米汤

配方 薏米、绿豆各10克，低脂奶粉25克。

制作 ❶先将绿豆与薏米洗净，浸泡大约2小时；❷砂锅洗净，将绿豆与薏米加入水中煮滚，待水煮开后转小火，将绿豆煮至熟透，汤汁呈黏稠状；❸滤出绿豆、薏米中的水，加入低脂奶粉搅拌均匀后，再倒入绿豆、薏米中，即可食用。

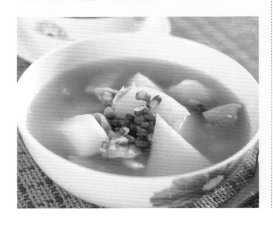

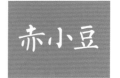

赤小豆

**利水消肿
解毒排脓**

● **归经**
归心、小肠经

● **性味**
性平，味甘、酸

🔍 主要成分

含有蛋白质、粗纤维、维生素A、B族维生素、维生素C，以及钙、磷、铁、铝、铜等营养成分。

🔍 功能主治

有利尿、消肿、滋补强壮、健脾养胃、抗菌消炎等食疗作用，还能增进食欲，促进胃肠的消化吸收。

◐ 适宜人群

适宜湿热腹泻、肾炎水肿等患者食用。

⊕ 实际应用小偏方

❶利尿消肿、消炎排毒，治疗急、慢性肾炎：赤小豆80克，荸荠200克，白茅根10克。将以上三味分别洗净，荸荠去皮，一起放入锅中，煮成汤，即可食用。

❷解毒排脓、利尿止血，治疗前列腺炎、尿血、尿痛：赤小豆60克，鱼腥草20克，槐米10克。将以上三味原料分别洗净，放入锅中煮成汤，即可食用。

健康药膳

赤小豆核桃粥

配方 赤小豆30克，核桃仁20克，粳米70克，白糖3克。

制作 ❶大米、赤小豆均泡发洗净，核桃仁洗净；❷锅置火上，倒入清水，放入粳米、赤小豆同煮至开花；❸加入核桃仁煮至浓稠状，调入白糖拌匀，即可食用。

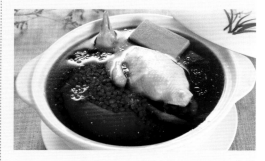

赤小豆煲乳鸽

配方 乳鸽1只，赤小豆100克，胡萝卜50克，盐3克，胡椒粉2克，姜10克。

制作 ❶胡萝卜去皮、洗净、切片，乳鸽去内脏洗净、焯烫，赤小豆洗净、泡发，姜去皮、洗净、切片；❷锅上火，加适量清水，放入姜片、赤小豆、乳鸽、胡萝卜片，大火烧开后转小火煲约2小时；❸起锅前调入盐、胡椒粉，即可食用。

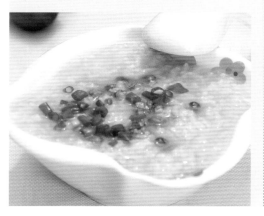

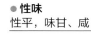

猪腰

补肾强腰
补中益气

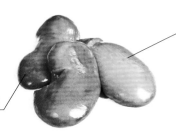

● **归经**
归肾经

● **性味**
性平，味甘、咸

🔍 主要成分

　　富含蛋白质、脂肪、碳水化合物、各种维生素、钙、磷、铁等营养成分。

🔍 功能主治

　　具有补肾壮阳、通膀胱、消积滞、固精益气功效。对肾虚腰痛、遗精盗汗、产后虚羸、身面浮肿等症有食疗作用。

❤ 适宜人群

　　适宜肾虚腰酸腰痛、遗精、盗汗者以及肾虚耳聋、耳鸣的中老年男性食用。但血脂偏高者、高胆固醇者忌食。

➕ 实际应用小偏方

❶补肾固精，治疗肾虚腰酸腰痛、遗精盗汗：猪腰3只，去皮核桃仁30克，枸杞20克。三者分别洗净，一起放入锅中，炖煮2小时，加盐调味，即可食用。

❷利水消肿，治疗急、慢性肾炎：猪腰一对，茯苓、车前子各20克，黄芪10克。将以上材料分别洗净，放入锅中炖煮1小时，加盐调味，即可食用。

健康药膳

参归山药猪腰汤

配方 猪腰1个，人参、当归各10克，山药30克，香油、葱、姜各适量。

制作 ❶猪腰剖开，去除筋膜，冲洗干净，在背面用刀划斜纹，切片备用；❷人参、当归放入砂锅中，加清水煮沸10分钟；❸再加入猪腰片、山药，略煮至熟后加香油、葱、姜即可。佐餐食用，每日1次，连服7天。

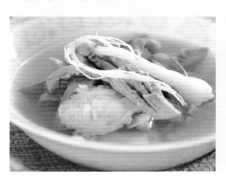

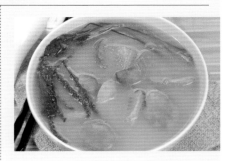

木瓜车前草猪腰汤

配方 猪腰300克，木瓜200克，车前草、茯苓各10克，味精、盐、米醋、花生油各适量。

制作 ❶将猪腰洗净、切片、焯水，车前草、茯苓洗净备用，木瓜洗净、去皮切块；❷净锅上火倒入花生油，加入适量水，调入盐、味精、米醋，放入猪腰、木瓜、车前草、茯苓，小火煲至熟即可。

猪肚

补益虚损
滋养脾胃

● **归经**
归脾、胃经

● **性味**
性微温，味甘

🔍 主要成分

富含蛋白质、脂肪、维生素A、维生素E以及钙、钾、镁、铁等营养成分。

🔍 功能主治

具有补虚损、健脾胃的功效，对中气不足、气虚下陷所致的男子遗精、女子带下、小便颇多症状以及脾胃虚弱引起的食欲不振、泄泻下痢均有食疗效果。

♡ 适宜人群

适宜气血虚损、身体瘦弱、脾胃虚弱、食欲不振、遗精患者食用。感冒、腹胀者忌食。

⊕ 实际应用小偏方

治疗胃寒，心腹冷痛：猪肚1只，白胡椒15克。把白胡椒打碎，放入猪肚内，并留少许水分；然后把猪肚头尾用线扎紧，慢火煲1个小时以上（至猪肚酥软），加盐调味，即可食用。

健康药膳

竹香猪肚汤

配方 熟猪肚100克，水发腐竹50克，色拉油25克，味精3克，香油4毫升，姜末5克，盐6克。

制作 ❶将熟猪肚切成丝，水发腐竹洗净、切成丝备用；❷净锅上火倒入色拉油，将姜末炝香，放入猪肚、水发腐竹煸炒，倒入水，调入盐、味精烧沸，淋入香油，即可食用。

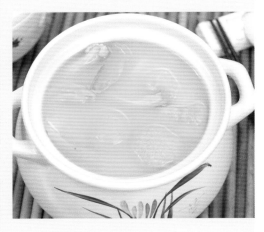

莲子猪肚汤

配方 猪肚1个，莲子100克，料酒15毫升，盐、鸡精、姜片、葱末各适量。

制作 ❶猪肚洗净，开水氽熟，切成两指宽的小段；❷将猪肚、莲子、姜片入锅，加入清水炖煮。汤沸后，加入料酒，大火改小火继续焖煮；❸焖煮1个小时左右，至猪肚熟烂，再加入盐、鸡精，撒上葱末即可。

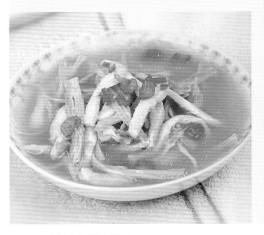

牛肉

补中益气
滋养脾胃

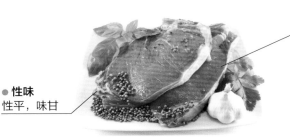

● **归经**
归脾、胃经

● **性味**
性平，味甘

🔍 主要成分

富含蛋白质、维生素B$_1$、维生素B$_2$、钙、磷、铁、牛磺酸、氨基酸等营养成分。

🔍 功能主治

具有补脾胃、益气血、强筋骨的功效，对虚损瘦弱、脾弱不运、水肿、腰膝酸软等病症有一定的食疗作用。

♡ 适宜人群

凡体弱乏力、中气下陷、面色萎黄、筋骨酸软、气虚自汗者均可食用。

⊕ 实际应用小偏方

❶治脾胃久冷，不思饮食：牛肉500克，胡椒、砂仁各3克，荜茇、橘皮、草果、高良姜、生姜各6克（共研成细末），姜汁、葱汁、盐和水各适量。将上述材料一同与肉拌匀，腌2日，煮熟收汁，即可食用。

❷治脾胃虚弱，气血不足，虚损羸瘦，体倦乏力：牛肉250克（切块），山药、莲子、茯苓、小茴香（布包）、红枣各30克。加水适量，小火炖至烂熟，酌加盐调味，饮汤吃肉。

健康药膳

胡萝卜炖牛肉

配方 酱牛肉250克，胡萝卜100克，高汤适量。

制作 ❶将酱牛肉洗净、切块，胡萝卜去皮、洗净、切块备用；❷净锅上火倒入高汤，放入酱牛肉、胡萝卜煲至熟，即可食用。

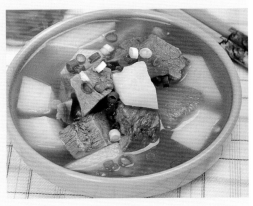

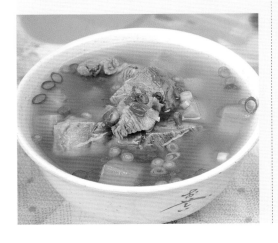

家常牛肉煲

配方 酱牛肉200克，西红柿150克，土豆100克，高汤适量，盐少许，香葱5克。

制作 ❶将酱牛肉、西红柿、土豆洗净，均切块备用；❷净锅上火倒入高汤，放入酱牛肉、西红柿、土豆，调入盐煲至熟，撒入香葱即可食用。

羊肉

温补气血
补益肾气

● **归经**
归脾、胃、肾、心经

● **性味**
性热，味甘

🔍 主要成分

含有膳食纤维、维生素A、维生素C、维生素E、锌等营养成分。

🔍 功能主治

具有补虚劳、益肾气、助元阳、益精血、祛寒湿、养气血的功效；主治肾虚腰疼，阳痿精衰，形瘦怕冷，腰膝酸软，腹中冷痛，病后虚寒。

♥ 适宜人群

适合阳虚体质者食用。但感冒发热、高血压、肝病、急性肠炎和其他传染病患者忌食。

⊕ 实际应用小偏方

❶治病后体虚、腰疼怕冷、食欲不振：羊肉500克（切块），萝卜500克（切块），草果2个（去皮），甘草3克，生姜5片。同放锅内煮汤，加少量盐调味，即可食用。

❷治病后气血虚弱、营养不良、贫血、手足冰冷：羊肉500克（切小块），生姜片25克，黄芪、党参各30克，当归20克。一同装入纱布内包好，放锅内加水煮至熟烂，随量经常食用。

健康药膳

白萝卜煲羊肉

配方 羊肉350克，白萝卜100克，生姜、枸杞各10克，盐、鸡精各5克。

制作 ❶羊肉洗净、切块、余水，白萝卜洗净、去皮、切块，生姜洗净、切片，枸杞洗净、浸泡；❷炖锅中注水，烧沸后放入羊肉、白萝卜、生姜、枸杞以小火炖；❸2小时后加盐、鸡精调味，即可食用。

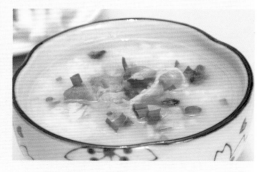

羊肉锁阳粥

配方 锁阳15克，精羊肉100克，粳米80克，料酒8克，生抽6克，姜末10克，盐3克，味精1克，葱花少许。

制作 ❶精羊肉洗净切片，用料酒、生抽腌渍。粳米淘洗好。锁阳洗净；❷锅入水和米大火煮开，下羊肉、锁阳、姜末，转中火熬至米粒软散；❸转小火熬成粥，加盐、味精调味，撒入葱花，即可食用。

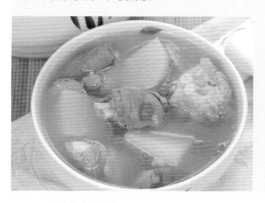

狗肉

补肾益精 温补壮阳

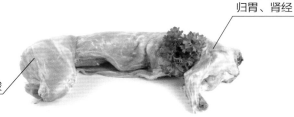

● **性味**
性温，味咸、酸

● **归经**
归胃、肾经

主要成分
富含蛋白质、维生素A、维生素B$_2$、维生素E、氨基酸和铁、锌、钙等营养成分。

功能主治
具有补肾益精，温补壮阳等食疗作用。

适宜人群
适宜肾阳亏虚、腰膝冷痛、四肢冰冷、小便清长频数、水肿、阳痿、精神不振等男性患者食用。但咳嗽、感冒、发热、腹泻和阴虚火旺者应忌食狗肉。

实际应用小偏方
❶治脾胃冷弱、肠中积冷、胀满刺痛：肥狗肉250克，与米、盐、豉等煮粥，连吃一二顿。
❷治浮肿：狗肉500克，细切，和米煮粥，空腹吃，做羹吃亦佳。狗肉与粳米一同煮粥还能补肾壮阳，是肾虚男性患者的良方。

健康药膳

杜仲狗肉煲

配方 狗肉500克，杜仲10克，盐、黄酒各适量，姜片、香菜段各5克。

制作 ❶狗肉洗净、切块、汆熟，杜仲洗净浸透；❷将狗肉、杜仲、姜片放入煲中，加入清水、黄酒煲2小时；❸调入盐，撒上香菜段，即可食用。

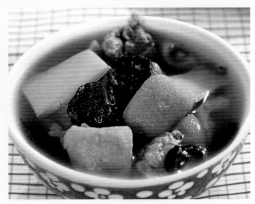

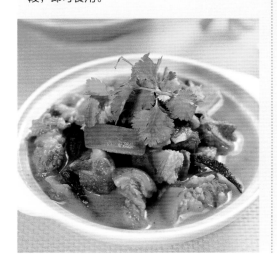

附子生姜炖狗肉

配方 熟附子、胡椒各10克，生姜100克，狗肉500克，盐、料酒各5克，八角、葱段、生油各适量。

制作 ❶将狗肉洗净、切块，生姜切片、备用；❷锅中加水煨炖狗肉，煮沸后加入生姜片、熟附子，再加生油、料酒、八角、胡椒、葱段等；❸共炖2小时左右，至狗肉熟烂后加入盐调味，即可食用。

鸭肉

**补养肺气
补益虚损**

● 归经
归脾、胃、肺、肾经

● 性味
性寒，味甘、咸

主要成分

含有脂肪酸、维生素A、B族维生素、维生素E、胆固醇、烟酸等营养成分。且所含脂肪主要是不饱和脂肪酸，能起到保护心脏的作用。

功能主治

具有大补虚劳、利水消肿、养胃滋阴、清肺解热的食疗作用；用于治疗咳嗽痰少、咽喉干燥、阴虚阳亢之头晕头痛、水肿、小便不利。

适宜人群

适宜外感风热、头痛目赤、咽喉肿痛、肾炎水肿、小便不利、体虚、心烦气躁、口干烦渴患者食用。但脾胃虚寒、感冒未愈、便泻肠风者忌食。

实际应用小偏方

❶治产后失血过多、眩晕心悸或血虚所致的头昏头痛：老鸭、母鸡各1只（或各半），取肉切块，加水适量，以小火炖至烂熟，加盐少许调味，即可食用。

❷防治高血压、血管硬化：鸭1只，去肠杂等后切块；海带60克，泡软洗净。加水一同炖熟，略加盐调味，即可食用。

健康药膳

薄荷水鸭汤

配方 水鸭400克，薄荷100克，生姜10克，盐7克，味精、鸡精各3克，胡椒粉2克。

制作 ❶水鸭洗净、切成小块，薄荷洗净、摘取嫩叶，生姜切片；❷锅中加水烧沸，下鸭块焯去血水，捞出；❸净锅加油烧热，放入生姜、鸭块炒干水分，加入适量清水，倒入煲中煲30分钟，再放入薄荷及其他调味料调匀，即可食用。

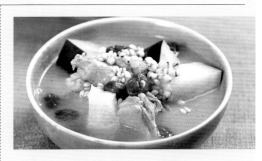

冬瓜薏米煲老鸭

配方 红枣、薏米、姜各10克，冬瓜200克，鸭1只，盐3克，鸡精、胡椒粉各2克，香油5克。

制作 ❶冬瓜洗净、切块，鸭洗净、剁件，姜洗净、去皮、切片，红枣、薏米洗净；❷锅上火，油烧热，爆香姜片，加入清水烧沸，下鸭余烫后捞起；❸将鸭转入砂钵内，放入红枣、薏米烧开后，放入冬瓜煲至熟，调入调味料，即可食用。

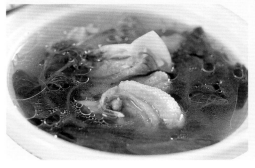

鸽肉

补肾壮阳
健脑补神

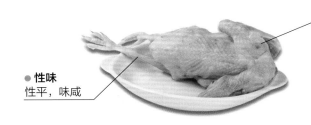

- **归经**
归肝、肾经

- **性味**
性平，味咸

🔍 主要成分

含蛋白质、维生素A、维生素B$_1$、维生素B$_2$、维生素E及造血用的微量元素等营养成分。

🔍 功能主治

具有补益肾气、强壮性功能的作用，对男子性欲减退、阳痿、早泄、腰膝酸软等症均有食疗作用；此外，对贫血、体虚、心脑血管疾病患者也有一定的辅助疗效。经常食用鸽肉，可使皮肤变得白嫩、细腻。

❤ 适宜人群

适宜肝脾不和、气血不足、脾胃虚弱、消化不良、体虚头晕、结石等患者食用。

⊕ 实际应用小偏方

❶治肾虚所致的性欲减退、阳痿、早泄等症：鸽肉半只，巴戟天、山药、枸杞各10克。一起炖服，喝汤食肉。

❷抗炎、解热、增强免疫：鸽子1只，金银花、猪肉、香菇、笋干适量，枸杞少许。炖汤食用。

健康药膳

菟丝当归鸽

配方 酒炒当归、制香附、狗脊、炒川断、菟丝子、炒赤芍各9克，焦白术6克，炙桂枝、炒延胡索各2克，炮姜炭、茴香、煨木香各3克，鸽1只，葱、姜、料酒、盐各适量。

制作 ❶鸽子洗净备用，姜拍松，葱切段；❷将所有药材洗净装入布袋；❸锅上火加水，入鸽子、药包及调味料于武火上烧沸，再转文火炖50分钟，即可食用。

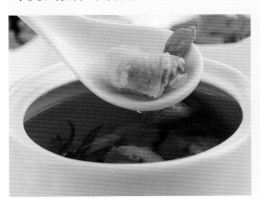

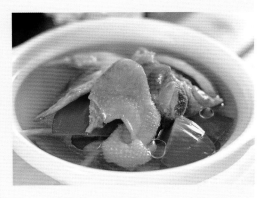

洋葱炖乳鸽

配方 海金沙、鸡内金各10克，鸽肉500克，洋葱250克，姜5克，高汤、胡椒粉、味精、盐各适量。

制作 ❶将乳鸽洗净切块，洋葱洗净切成角状，海金沙、鸡内金洗净，姜切片；❷锅加油下洋葱、乳鸽、海金沙、鸡内金、姜爆炒，加高汤炖20分钟，放盐、胡椒粉、味精至入味后出锅，即可食用。

乌鸡

滋阴补肾
退热补虚

● **归经**
归肝、肾经

● **性味**
性平，味甘

🔍 主要成分

含有18种氨基酸及铁、磷、钙、锌、镁、维生素B$_1$、烟酸、维生素E等营养成分。

🔍 功能主治

具有滋阴补肾、养血添精、退热、补虚的食疗作用。可治疗肝肾阴虚引起的失眠多梦、五心烦热、潮热盗汗、男子遗精早泄、须发早白等症，提高生理功能、延缓衰老、强筋健骨。

♡ 适宜人群

适宜气血不足、体虚、惊悸、健忘、头昏、贫血、神经虚弱、脾胃弱等患者食用。但高血压、高脂血症患者忌食。

⊕ 实际应用小偏方

❶治气虚乏力、食少便溏、中气下陷：乌鸡1只，黄芪、枸杞若干，冬瓜1块。煮汤食用。

❷治脸色萎黄、体弱：赤小豆200克，黄精50克，陈皮1角，乌鸡1只。将所有材料洗净，一起放入已经煲滚了的水中，继续用中火煲3小时左右，加盐调味，即可食用。

健康药膳

参麦五味乌鸡汤

配方 人参片15克，麦冬25克，五味子10克，乌鸡腿1只，盐适量。

制作 ❶将鸡腿洗净剁块，入沸水汆去血水，备用。药材洗净；❷将乌鸡腿及所有药材放入煮锅中，加适量水直至盖过所有的材料；❸以大火煮沸，然后转小火续煮30分钟左右，快熟前加盐调味，即可食用。

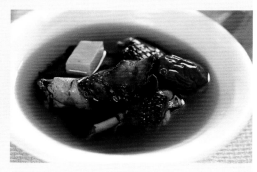

地黄乌鸡汤

配方 生地黄、丹皮各15克，红枣8颗，午餐肉100克，乌鸡1只，姜、葱、盐、味精、料酒、骨头汤各适量。

制作 ❶将药材洗净沥水，午餐肉切片，姜切片，葱切段；❷乌鸡去内脏及爪尖，切块，入开水中汆去血水；❸将骨头汤倒入净锅中，放入乌鸡块、肉片、生地黄、丹皮、红枣、姜，烧开后加入盐、料酒、味精、葱调味即可。

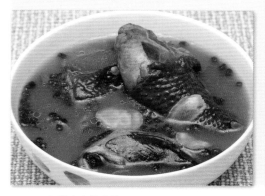

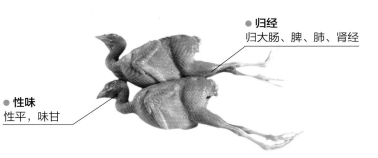

鹌鹑

温肾助阳
补虚益气

● 性味
性平，味甘

● 归经
归大肠、脾、肺、肾经

🔍 主要成分

　　属于高蛋白、低脂肪、低胆固醇食物，含有多种无机盐、卵磷脂、维生素P和多种人体必需的氨基酸。

🔍 功能主治

　　具有补五脏、益精血、温肾助阳的食疗作用；男子经常食用鹌鹑，可增强性功能，并增气力，壮筋骨；鹌鹑肉中含有维生素P等成分，常食有防治高血压及动脉硬化之功效。

♡ 适宜人群

　　适宜血虚引起的面色微黄或苍白、精神萎靡、血管硬化、神经衰弱等患者食用。

⊕ 实际应用小偏方

①治脾虚不运、少食乏力、便溏腹泻、脾虚水肿：鹌鹑2只，赤小豆30克，生姜3克。一同加水煮熟，即可食用。

②治肝肾虚弱、腰膝酸软或疼痛：鹌鹑1只，枸杞30克，杜仲15克。三者一同用水煎，饮汤食用。

健康药膳

赤小豆薏芡炖鹌鹑

配方 鹌鹑2只，赤小豆25克，薏米、芡实各12克，生姜3片，盐、味精各适量。

制作 ①鹌鹑洗净，去其头、爪和内脏，斩成大块；②赤小豆、薏米、芡实用热水浸透并淘洗干净；③将所有用料放进炖盅，加沸水1碗半，把炖盅盖上，隔水炖至熟烂，加入适量盐、味精调味，即可食用。

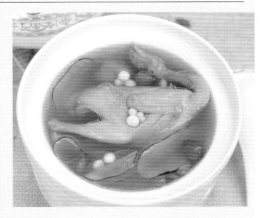

海底椰贝杏鹌鹑汤

配方 鹌鹑1只，川贝、杏仁、蜜枣、枸杞、海底椰、盐各适量。

制作 ①鹌鹑洗净，川贝、杏仁均洗净，蜜枣、枸杞均洗净泡发，海底椰洗净、切薄片；②锅上水烧开，放入鹌鹑，煮尽血水，捞起洗净；③瓦煲注适量水，放入全部材料，大火烧开，改小火煲3小时，加盐调味，即可食用。

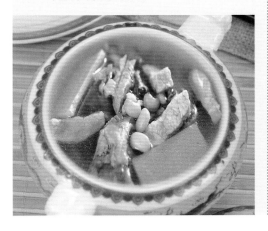

甲鱼

益气补虚
滋阴壮阳

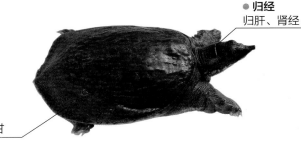

● 归经
归肝、肾经

● 性味
性平，味甘

🔍 主要成分

富含蛋白质、无机盐、维生素A、维生素B$_1$、维生素B$_2$、烟酸、碳水化合物、钙、磷、铁等营养成分。

🔍 功能主治

具有益气补虚、滋阴壮阳、益肾健体、净血散结等食疗作用；主治体质衰弱、肝肾阴虚、骨蒸劳热、营养不良、心脑血管疾病及癌症等。

♡ 适宜人群

适宜肝硬化、肝脏肿瘤、体虚、高血压、糖尿病、癌症、肾炎、气虚、贫血等患者食用。但肠胃炎、胃溃疡、胆囊炎等消化系统疾病患者忌食。

⊕ 实际应用小偏方

❶ 治肝肾虚损、腰脚酸软、头晕眼花、遗精：鳖1只，枸杞、山药各30克，女贞子、熟地黄各15克。加水适量，以小火炖至鳖熟透为止，去药或仅去女贞子，饮汤食肉。

❷ 治久疟不愈：鳖1只，猪油60克。加水适量，小火炖至烂熟，调入盐少许，即可食用。

健康药膳

枸杞炖甲鱼

配方 枸杞30克，桂枝20克，莪术10克，红枣8颗，盐、味精各适量，甲鱼250克。

制作 ❶甲鱼宰杀后洗净；❷枸杞、桂枝、莪术、红枣洗净；❸将除盐、味精以外的材料一同放入煲内，加开水适量，文火炖2小时，再加盐、味精调味，即可食用。

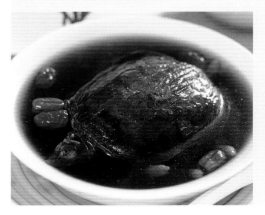

香菇甲鱼汤

配方 麦冬10克，甲鱼500克，香菇、腊肉、豆腐皮、盐、鸡精、姜各适量。

制作 ❶甲鱼洗净，姜切片，香菇洗净对半切，腊肉切片，豆腐皮、麦冬洗净；❷甲鱼入沸水焯去血水，放入瓦煲中，加姜片、麦冬，加水煲至甲鱼熟烂，加盐、鸡精调味，放入香菇、腊肉、豆腐皮摆盘。

鳝鱼

补气养血
温阳健脾

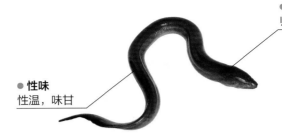

● **归经**
归肝、脾、肾经

● **性味**
性温，味甘

🔎 主要成分

富含蛋白质、钙、磷、铁、烟酸、维生素B₁、维生素B₂等营养成分。

🔎 功能主治

具有补气养血、祛风湿、强筋骨等作用，可治疗肾虚阳痿、风湿骨痛、血虚、痔疮、便血等症。常食鳝鱼可降低血液中胆固醇含量，预防因动脉硬化而引起的心血管疾病。

♥ 适宜人群

适宜身体虚弱、气血不足、风湿痹痛、糖尿病、癌症等患者食用。瘙痒性皮肤病患者忌食。

⊕ 实际应用小偏方

❶治疗气血不足而致的面色苍白、神疲乏力、少气懒言、久病体虚：鳝鱼500克，当归、党参各15克，黄酒、葱、姜、蒜、食盐各适量。一同煮汤食用。每周2次，食鳝鱼喝汤。

❷治面瘫、口眼歪斜：将鳝鱼宰杀后去头、剖开，将鳝鱼血涂于患处，待4～5小时后再洗去，每日1次或两日1次，10次为1个疗程。鳝鱼血有毒，操作时需谨慎，勿入口鼻。

健康药膳

鳝鱼土茯苓汤

配方 鳝鱼、蘑菇各100克，当归8克，土茯苓、赤芍各10克，盐、米酒各适量。

制作 ❶鳝鱼洗净、切小段，蘑菇洗净；❷将全部材料与适量清水置于锅中，以大火煮沸，再转小火续煮20分钟；❸加入调味料拌匀，即可食用。

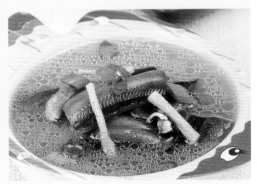

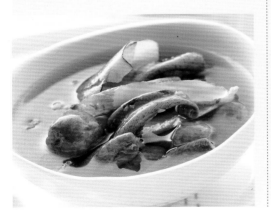

党参鳝鱼汤

配方 鳝鱼175克，党参3克，色拉油20毫升，盐5克，味精2克，葱段、姜末各3克。

制作 ❶将鳝鱼洗净切段，党参洗净备用；❷锅上火倒入水烧沸，放入鳝段余水，至没有血色时捞起备用；❸净锅上火倒入色拉油，将葱、姜、党参炒香，再下鳝段煸炒，倒入水，煲至熟，加盐、味精调味，即可食用。

鳗鱼

补虚壮阳
强健筋骨

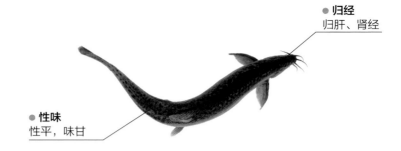

● 归经
归肝、肾经

● 性味
性平,味甘

主要成分

富含蛋白质、脂肪、钙、磷、维生素、肌肽、多糖等营养成分。

功能主治

具有补虚壮阳、祛风湿、强筋骨、调节血糖等功效;对结核发热、赤白带下、性功能减退、糖尿病、虚劳阳痿、风湿痹痛、筋骨软弱等病症有一定的食疗作用。

适宜人群

适宜夜盲症、糖尿病、高脂血症、高血压等患者食用。但慢性病、水产过敏、风寒感冒发热、支气管哮喘等患者及孕妇忌食。

实际应用小偏方

❶治夜盲症:鳗鱼250克,荸荠5颗,盐少许。一同煮汤,随餐食用。

❷治虚劳体虚:鳗鱼300克,山药20克,盐适量。一同煮汤食用。

❸治气血不足:鳗鱼250克,黑木耳30克,盐适量。煮汤或炒食。

健康药膳

鳗鱼枸杞汤

配方 鳗鱼500克,枸杞15克,米酒15毫升,盐5克。

制作 ❶将河鳗处理干净,切段,放入沸水中汆烫,捞出洗净,盛入炖盅,加水至漫过材料,撒进枸杞,加盖;❷移入锅中,隔水炖40分钟;❸加盐、米酒调味,即可食用。

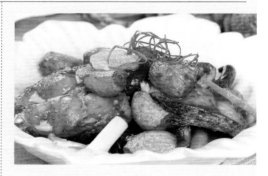

大蒜烧鳗鱼

配方 鳗鱼300克,大蒜50克,姜片10克,葱段20克,香菇100克,植物油6毫升,鸡精、酱油、料酒、盐、白糖各适量,淀粉少许。

制作 ❶将鳗鱼洗净、切段,加盐和料酒腌渍入味,大蒜去皮洗净,香菇泡发洗净、撕开;❷将鳗鱼段稍炸,捞出控油;❸起油锅,爆香葱姜,入香菇、蒜瓣与鳗鱼炒匀,加调味料,再倒入砂锅中,用慢火烧熟,即可食用。

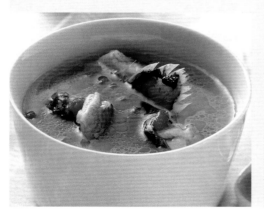

银鱼

益脾润肺
补肾壮阳

● **归经**
归脾、胃经

● **性味**
性平，味甘

🔍 主要成分

富含蛋白质、钙、磷、铁、碳水化合物、多种维生素及多种氨基酸等营养成分。

🔍 功能主治

具有益脾润肺、补肾壮阳的功效；对脾胃虚弱、肺虚咳嗽、虚劳诸疾、营养不足、消化不良患者有食疗作用。银鱼还是结肠癌患者的首选辅助治疗食品。且对高脂血症患者亦有疗效。

♡ 适宜人群

适宜高脂血症、高血压、动脉硬化、冠心病、便秘、痔疮、结肠癌等患者食用。尤其适合肝火旺盛型高血压患者食用。

⊕ 实际应用小偏方

❶ 治脾胃虚弱、饮食减少或呕逆：银鱼150克，生姜10克。一同煮熟，可加盐少许调味服食。

❷ 治营养不良、脾胃虚弱：**银鱼200克、鸡蛋300克、姜、小葱各2克、盐5克、黄酒15毫升、猪油（炼制）30克。将银鱼和鸡蛋打汤，加入以上调味料，即可食用。**

健康药膳

花生炒银鱼

配方 银鱼、花生米各100克，青、红椒各适量，盐、味精各3克，料酒10毫升，水淀粉、熟芝麻各10克。

制作 ❶银鱼洗净，加盐、料酒浸渍，再以水淀粉上浆；❷油锅烧热，下银鱼炸至金黄色，再入花生、青椒、红椒同炒片刻；❸调入味精炒匀，淋入香油，撒上熟芝麻，即可食用。

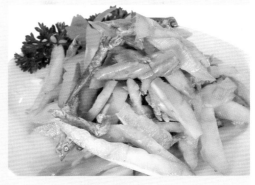

银鱼苦瓜

配方 银鱼干200克，苦瓜300克，盐、鸡精、白糖、料酒各适量。

制作 ❶银鱼干洗净沥水。苦瓜洗净切片抹盐，去苦味；❷起油锅，入银鱼干炸香捞出；❸锅内留油，入苦瓜片炒熟，放盐、鸡精、白糖、料酒调味，再加入银鱼干，翻炒均匀，即可食用。

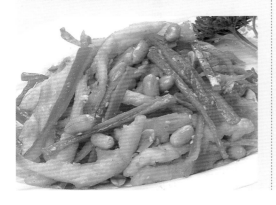

鲫鱼

益气健脾
利水消肿

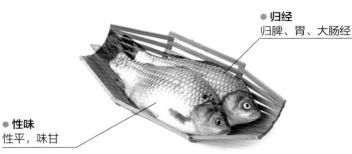

● 归经
归脾、胃、大肠经

● 性味
性平，味甘

🔍 主要成分

富含蛋白质、脂肪、钙、磷、铁、硫胺素、烟酸、维生素A、维生素B$_1$、维生素B$_2$等。

🔍 功能主治

具有补血、通血脉、补体虚的作用，还有益气健脾、利水消肿、清热解毒、祛除风湿病痛的功效；对降低胆固醇和血液黏稠度、预防心脑血管疾病有显著食疗作用。

♥ 适宜人群

适宜肾炎水肿、营养不良、浮肿、脾胃虚弱、饮食不香之人食用。

⊕ 实际应用小偏方

❶ 补虚和胃、补血健脾：粳米100克，红枣10颗，鲫鱼50克。粳米洗净泡发，鲫鱼用料酒腌渍；粳米入锅用清水煮至五成熟，入鱼肉、红枣煮至粥成。

❷ 养心润肺：鲫鱼1条，章鱼干、无花果、山药各适量。鲫鱼洗净用热油略煎，章鱼干泡发；鲫鱼用清水大火烧沸，入章鱼干、无花果、山药，小火慢炖至熟即可。

健康药膳

沙滩鲫鱼

配方 鲫鱼1条，鸡蛋3个，盐5克，酱油15毫升。

制作 ❶宰杀鲫鱼，去鳞，再用盐腌3分钟；❷鸡蛋去壳，放入盐，搅拌均匀；❸将鲫鱼放在鸡蛋上蒸10分钟后取出，淋上酱油，即可食用。

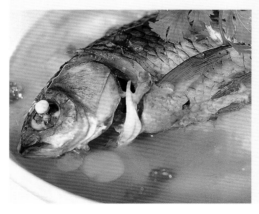

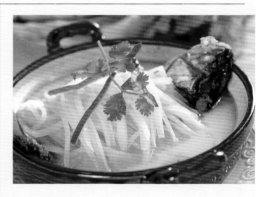

银丝煮鲫鱼

配方 活鲫鱼1条，萝卜300克，生姜、香葱各10克，花生油、盐、味精各适量。

制作 ❶将鲫鱼宰杀洗干净，萝卜切丝，生姜切丝，香葱切段；❷烧锅下油，待油热时放入鲫鱼，将两面稍微煎黄煎香，放入高汤、萝卜，调入盐、味精煮熟出锅，撒上葱段，即可食用。

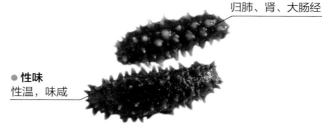

海参

滋阴补肾
养血益精

● 性味
性温，味咸

● 归经
归肺、肾、大肠经

🔍 主要成分

高蛋白、低脂肪、低胆固醇食物，且富含铁、碘、钒等微量元素。

🔍 功能主治

具有滋阴补肾、养血益精、抗衰老、抗癌等作用；对虚劳羸弱、气血不足、营养不良、阳痿遗精、小便频数、癌症等均有疗效。

♡ 适宜人群

适宜肾气亏虚、性欲低下、心烦易怒、失眠健忘、高血压、冠心病、高脂血症、动脉硬化、癌症等患者食用。急性肠炎、感冒、气喘患者忌食。

⊕ 实际应用小偏方

治面色苍白、畏寒喜暖、气短懒言、倦怠乏力、手足不温、食欲不振、脘腹冷痛、小便清长：海参1~2条、羊肉100克、生姜3片、粳米50~100克，煮粥食用。海参补肾气，羊肉温中暖肾，这两种食材与健脾、益气的粳米同熬成热粥，是冬季的温补食疗方。

健康药膳

鲜竹焖海参

配方 鲜腐竹、水发海参各200克，西兰花100克，冬菇50克，炸蒜子6只，姜、葱、盐、味精、糖、鸡精、蚝油、老抽各适量。

制作 ❶锅加水，姜片、葱、海参煨入味待用；❷将鲜腐竹煎至两面金黄色，西兰花汆熟；❸起锅爆香姜葱，下腐竹、海参、冬菇同焖，再下所有调料焖至入味后装盘，西兰花围边，即可食用。

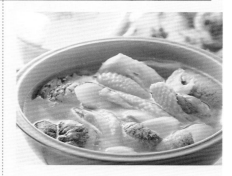

姜片海参炖鸡汤

配方 海参3只，鸡腿1只，姜1段，盐适量。

制作 ❶鸡肉汆烫，捞起备用。姜切片；❷海参自腹部切开，洗净腔肠，切大块，汆烫，捞起；❸煮锅加适量的水煮开，加入鸡肉和姜煮沸，转小火炖约20分钟，加入海参续炖5分钟，加盐调味，即可食用。

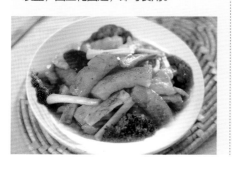

干贝

滋阴补肾
和胃调中

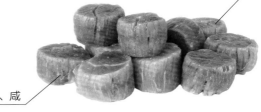

● **归经**
归脾经

● **性味**
性平，味甘、咸

🔍 主要成分

富含蛋白质、脂肪、多种维生素、谷氨酸钠及钙、磷、锌等营养成分。

🔍 功能主治

具有滋阴补肾、和胃调中的功能；能治疗头晕目眩、咽干口渴、虚痨咯血、脾胃虚弱等症。常食干贝还有助于降血压、降低胆固醇。

♥ 适宜人群

适宜失眠、多梦、夜尿多、消化不良或久病体虚、脾胃虚弱、气血不足等患者食用。

⊕ 实际应用小偏方

❶治高血压及缓解头眩头痛：海参2条，干贝2个，海带、夏枯草各20克。一同炖汤食用。

❷治身体虚弱、虚不受补、津液不足、皮肤干燥：小冬瓜500克，干贝20个，老鸭半只，猪里脊150克，陈皮、盐各5克，清水2000毫升。一同煮汤食用。

健康药膳

干贝瘦肉汤

配方 瘦肉500克，干贝15克，山药、生姜各适量，盐4克。

制作 ❶瘦肉洗净、切块、氽水，干贝洗净、切丁，山药和生姜分别洗净、去皮、切片；❷将瘦肉放入沸水中氽去血水；❸锅中注水，放入瘦肉、干贝、山药、生姜慢炖2小时，加入盐调味，即可食用。

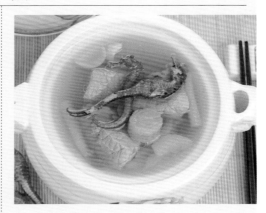

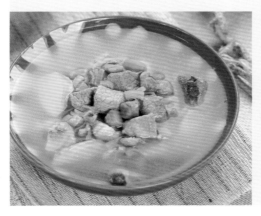

海马干贝肉汤

配方 瘦肉300克，海马、干贝、百合、枸杞、盐各适量。

制作 ❶瘦肉洗净、切块、氽水，海马洗净、浸泡，干贝洗净、切段，百合洗净，枸杞洗净、浸泡；❷将瘦肉、海马、干贝、百合、枸杞一同放入沸水锅中慢炖2小时；❸加入盐调味，出锅即可食用。

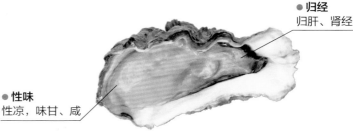

牡蛎

潜阳敛阴
软坚散结

● **性味**
性凉，味甘、咸

● **归经**
归肝、肾经

第二章　全方位掌握56种男性养生食材

🔍 主要成分

其所含丰富的牛磺酸有保肝利胆作用；所含蛋白质中有多种优良的氨基酸，具有解毒作用，可清除体内毒素。

🔍 功能主治

具有敛阴潜阳、止汗固精、化痰软坚的功效；主治惊痫、眩晕、自汗、盗汗、遗精、淋浊、崩漏、带下等症。

❤ 适宜人群

适宜怔忡健忘、失眠多梦、自汗盗汗、遗精、体虚多热、糖尿病、癌症等患者食用。脾胃虚弱、急慢性皮肤病、腹泻患者忌食。

⊕ 实际应用小偏方

❶治眩晕：牡蛎、猪骨肉各18克，菊花9克，枸杞、何首乌各12克。一同用水煎服。

❷治胃酸过多：牡蛎、海螵蛸各15克，浙贝母12克。共研细粉，每服9克，每日3次。

健康药膳

猪骨肉牡蛎炖鱼汤

配方 鲭鱼1条，猪骨肉、牡蛎各50克，盐2克，葱段适量。

制作 ❶猪骨肉、牡蛎冲洗干净，入锅加1500毫升水熬成高汤，捞弃药渣；❷鱼去腮、肚后洗净，切段，拭干，入油锅炸至酥黄，捞起；❸将炸好的鱼放入高汤中，熬至汤汁呈乳黄色时，加葱段、盐调味，即可食用。

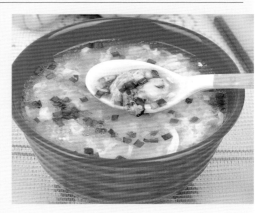

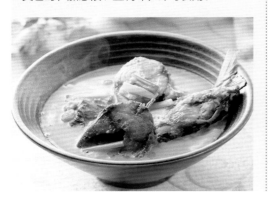

牡蛎豆腐汤

配方 牡蛎、豆腐各100克，鸡蛋1个，韭菜50克，盐、味精、葱段、香油、高汤各适量。

制作 ❶牡蛎洗净，豆腐洗净切成丝，韭菜洗净切末；❷起油锅，将葱炝香，倒入高汤，下牡蛎、豆腐丝，调入盐、味精煲至入味；❸再下韭菜、打散的鸡蛋，淋香油，即可食用。

蛤蜊

化痰软坚
滋阴利水

● **归经**
归胃经

● **性味**
性寒，味咸

🔍 主要成分

含有蛋白质、脂肪、碳水化合物、铁、钙、磷、维生素、氨基酸和牛磺酸等营养成分。

🔍 功能主治

具有滋阴利水、化痰软坚的功效。主治肝肾阴虚、烦热盗汗、消渴、瘰疬、水肿、小便不利等症。

♥ 适宜人群

适宜阴虚盗汗、体质虚弱、营养不良、甲状腺肿大、癌症、糖尿病、红斑狼疮、干燥综合征、尿路感染等患者食用。

⊕ 实际应用小偏方

①清热解毒、滋阴补肾：蛤蜊、黑豆各100克。黑豆洗净泡发，蛤蜊用料酒去腥；清水入锅，放入蛤蜊、黑豆大火烧沸，转小火稍煮即可。

②治疗身体虚弱、畏寒怕冷：蛤蜊200克，川芎10克，红萝卜、土豆各适量。川芎水煎去渣，下红萝卜、土豆、蛤蜊肉煮汤即可。

健康药膳

莴笋蛤蜊煲

配方 莴笋175克，豆腐100克，蛤蜊75克，盐少许，葱、姜末各2克。

制作 ①莴笋去皮洗净切片，豆腐洗净切片，蛤蜊洗净；②净锅上火倒入油，将葱、姜爆香，下莴笋煸炒，倒入水烧开，下豆腐煲10分钟，最后下蛤蜊续煲至开口后加盐调味，即可食用。

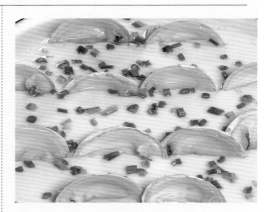

文蛤蒸鸡蛋

配方 文蛤、鸡蛋各200克，红椒粒少许，葱花适量，盐3克，香油15毫升。

制作 ①用刀把文蛤口分开，洗净，鸡蛋磕入碗中，搅打成蛋液；②文蛤盛入碗中，鸡蛋加水、盐拌匀，倒入装有文蛤的碗中，再滴少许香油，撒上葱花、红椒粒，放入锅中蒸15分钟，即可食用。

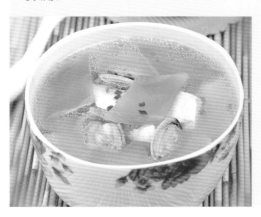

虾

补肾壮阳
预防早衰

● **性味**
性温，味甘、咸

● **归经**
归脾、肾经

主要成分

富含蛋白质、脂肪、碳水化合物、谷氨酸、糖类、维生素B$_1$、维生素B$_2$、烟酸，以及钙、磷、铁、硒等营养成分。

功能主治

具有补肾壮阳、抗早衰之功效；对阳痿体倦、腰痛、腿软、筋骨疼痛、失眠不寐、产后乳少、丹毒、痈疽等症有一定的食疗作用。虾所含有的微量元素硒能有效预防癌症。

适宜人群

适宜阳痿、精冷、滑精、早泄、男性不育症等患者食用。

实际应用小偏方

❶治阳痿早泄：虾仁15克，海马10克，小公鸡1只，调味品、清汤各适量。将小公鸡宰杀后，去毛及内脏，洗净，装入盆内；将海马、虾仁用温水洗净，放在鸡肉上，加调味品、清汤，蒸至烂熟，即可食用。

❷治肾气不足、阳痿：对虾300克，米酒适量，生姜3克。将对虾去肠洗净，放入米酒中浸泡15分钟后取出，加油、生姜猛火炒熟，调味上碟，即可食用。

健康药膳

苦瓜虾仁

配方 苦瓜200克，虾仁150克，油、盐、淀粉、香油各适量。

制作 ❶将苦瓜洗净，剖开，去瓤，切成薄片，放在盐水中汆一下，装入盘中；❷虾仁洗净，用盐和淀粉腌5分钟，下油锅滑炒至玉白色；❸将虾仁捞出，盛放在苦瓜上，再淋上香油，即可食用。

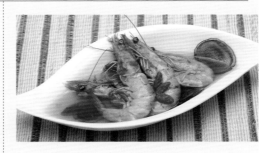

鹿茸枸杞蒸虾

配方 鹿茸、枸杞各10克，虾500克，米酒50毫升。

制作 ❶大虾剪去须脚，在虾背上划开，挑去肠泥洗净备用。枸杞洗净泡发；❷鹿茸去除绒毛（也可用鹿茸切片代替），与枸杞一起用米酒泡20分钟左右；❸将备好的大虾放入盘中，浇入鹿茸、枸杞和米酒，再将盘子放在沸水锅中，隔水蒸8分钟，即可食用。

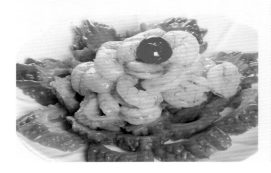

龟

滋阴补血
益肾健骨

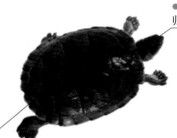

● **归经**
归心、肝、脾、肾经

● **性味**
性温，味甘、咸

🔍 主要成分

富含蛋白质、骨胶原、脂肪酸、维生素A、维生素B$_1$、维生素B$_2$、钙、磷、钾等营养成分。

🔍 功能主治

具有滋阴补血、益肾健骨、强肾补心、壮阳、益寿之功；对于肾虚早泄阳痿、尿频、阴虚盗汗有食疗效果。

♥ 适宜人群

适宜遗精早泄、尿频或遗尿、面色苍白、听力减退、腰膝酸软、神经衰弱、气血不足、体虚、糖尿病等患者食用。

⊕ 实际应用小偏方

❶治阴虚失眠、心烦、心悸等症：龟肉250克，百合50克，红枣10颗。共煮汤调味食用。

❷治肾虚尿频或遗尿：龟肉150克，鸡肉250克。同炖，喝汤食肉。

❸治免疫力低下：龟肉200克，牛肉250克。同炖，喝汤食肉。

健康药膳

龟肉鱼鳔汤

配方 肉桂15克，龟肉150克，鱼鳔30克，盐、味精各适量。

制作 ❶先将龟肉洗干净，切成小块。鱼鳔洗去腥味，切碎。肉桂洗净，备用；❷将龟肉、鱼鳔、肉桂同入砂锅，加适量水，武火烧沸后，用文火慢炖；❸待肉熟后，加入盐、味精调味，即可食用。

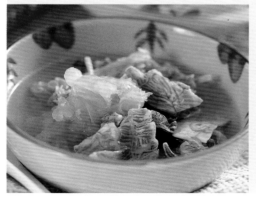

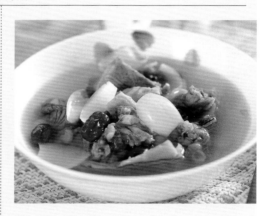

乌龟百合红枣汤

配方 百合30克，红枣10颗，酸枣仁10克，龟肉250克，冰糖适量。

制作 ❶龟肉洗净切成块，百合、红枣、酸枣仁洗净；❷先将龟肉用清水煮沸，再加入百合、红枣、酸枣仁；❸直至龟肉熟烂，酸枣仁、红枣煮透，最后添加少量冰糖炖化，即可食用。

韭菜

**补肾助阳
止汗固涩**

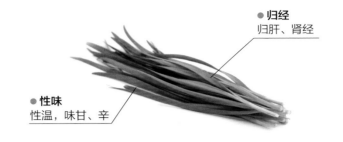

● **归经**
归肝、肾经

● **性味**
性温，味甘、辛

🔍 主要成分

含有蛋白质、脂肪、糖类、B族维生素、维生素C等营养成分。

🔍 功能主治

具有温肾助阳、益脾健胃、行气理血的功效，适用于肝肾阴虚盗汗、遗尿、尿频、阳痿、阳强（男子阴茎异常勃起不倒数小时）、遗精等症。常食韭菜还有降血脂及扩张血管的作用，能消除皮肤白斑，使头发乌黑发亮。

♡ 适宜人群

适宜肾虚阳痿、男性不育症、体寒、便秘、痔疮、癌症等患者食用。

⊕ 实际应用小偏方

❶治鼻出血：韭菜捣汁1杯，夏日冷服，冬天温服；阴虚血热引起鼻出血，用鲜韭菜根洗净后捣烂堵鼻孔内。

❷治反胃：韭菜汁100毫升，牛奶1小杯，生姜汁25克。和匀，温服。

❸治孕吐：韭菜汁50毫升，生姜汁10毫升，加糖适量，调服。

健康药膳

枸杞韭菜炒虾仁

配方 枸杞10克，虾200克，韭菜250克，盐5克，味精3克，料酒、淀粉各适量。

制作 ❶将虾去壳洗净，韭菜洗净切成段，枸杞洗净泡发；❷将虾抽去泥肠，放入淀粉、盐、料酒，腌渍5分钟；❸锅置火上放油烧热，下虾仁、韭菜、枸杞炒至熟，加盐和味精调味即可。

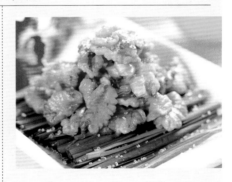

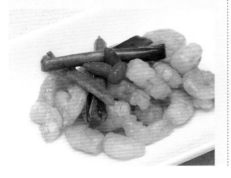

核桃仁拌韭菜

配方 核桃仁300克，韭菜150克，白糖10克，白醋3毫升，盐5克，香油8毫升。

制作 ❶将韭菜洗净，焯熟，切段；❷锅内放入油，待油烧至五成热时下核桃仁炸成浅黄色捞出；❸在另一只碗中放入韭菜、白糖、白醋、盐、香油拌匀，和核桃仁一起装盘，即可食用。

山药

补益脾胃
补肾涩精

● 归经
归肺、脾、肾经

● 性味
性平，味甘

🔍 主要成分

含胆碱、黏液质、尿囊素、淀粉、氨基酸等。

🔍 功能主治

具有健脾补肺、固肾益精、聪耳明目、助五脏、强筋骨、长志安神、延年益寿的功效；可用于脾虚食少、久泻不止、肺虚喘咳、肾虚遗精、带下、尿频、虚热消渴等病症的治疗。

❤ 适宜人群

适宜肾亏遗精、小便频数、肺肾不足、体虚、糖尿病患者食用。

➕ 实际应用小偏方

❶补益虚损、补下焦虚冷，治小便频数、瘦损无力：把山药置砂盆中研细，放进药煲中，加酒一大匙熬出香气，随即添酒200毫升，煎搅使之均匀，空腹饮之，每日一服。

❷治脾胃虚弱、不思饮食：山药、白术各50克，人参20克。共研为末，水糊成丸如小豆大，每次吃下四五十丸。

健康药膳

山药猪胰汤

配方 猪胰200克，山药100克，红枣10颗，生姜10克，葱15克，盐6克，味精3克。

制作 ❶猪胰洗净切块，山药洗净去皮切块，红枣洗净去核，姜切片，葱切段；❷锅上火，注适量水烧开，放入猪胰稍煮，捞起沥水；❸将猪胰、山药、红枣、姜片、葱段放入瓦煲内，加水煲2小时，调入盐、味精拌匀，即可食用。

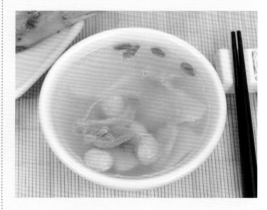

山药枸杞老鸭汤

配方 老鸭300克，山药20克，枸杞15克，盐4克，鸡精3克。

制作 ❶老鸭洗净、切块、汆水，山药洗净、去皮、切片，枸杞洗净、浸泡；❷锅中注水，烧沸后放入老鸭肉、山药、枸杞，慢火炖2小时；❸调入盐、鸡精，待汤色变浓后起锅，即可食用。

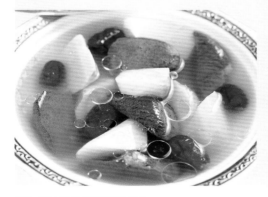

芹菜

清热平肝
凉血降压

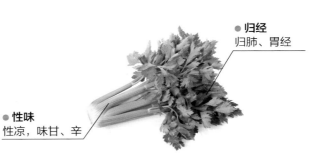

● **归经**
归肺、胃经

● **性味**
性凉，味甘、辛

🔍 主要成分

含有蛋白质、纤维素、B族维生素、维生素P、钙、磷、铁等营养成分。

🔍 功能主治

具有清热除烦、平肝、利水消肿、凉血止血的功能；主治肝经有热、肝阳上亢、热淋、尿浊、小便不利或尿血，以及烦热不安、眩晕、胃热呕逆、饮食减少等症。

♥ 适宜人群

适宜高血压、高脂血症、糖尿病、癌症、神经衰弱、动脉硬化、缺铁性贫血等患者食用。但脾胃虚寒、腹泻患者忌食。

⊕ 实际应用小偏方

❶治高血压、肝火头痛、头昏目赤：粳米100克，煮粥，将熟时加入洗净切碎的芹菜150克同煮，食用时最好不加油盐，而用冰糖或白糖调味，作晚餐食用。

❷治中风后遗症、血尿：鲜芹菜洗净捣汁，每次5汤匙，每日3次，连服7天。

健康药膳

芹菜响螺猪肉汤

配方 猪瘦肉300克，金针菇50克，芹菜100克，响螺适量，盐、鸡精各5克。

制作 ❶猪瘦肉洗净切块，金针菇洗净浸泡，芹菜洗净切段，响螺洗净取肉；❷猪瘦肉、响螺肉入沸水中汆去血水后捞出；❸锅注水，烧沸，放入猪瘦肉、金针菇、芹菜、响螺肉，慢炖2.5小时，加入盐和鸡精调味，即可食用。

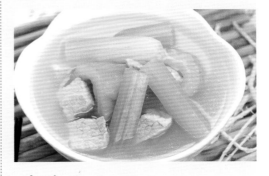

芹菜瘦肉汤

配方 芹菜、猪瘦肉各150克，西洋参20克，盐5克。

制作 ❶芹菜洗净、去叶、梗切段，猪瘦肉洗净、切块，西洋参洗净、切丁、浸泡；❷将猪瘦肉放入沸水中汆烫，洗去血污；❸将芹菜、猪瘦肉、西洋参放入沸水锅中，小火慢炖2小时，再改为大火，加入盐调味，拌匀，即可食用。

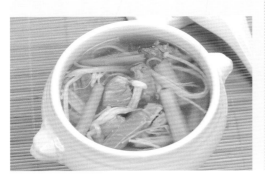

西红柿

**健胃消食
生津止渴**

● 归经
归肺、肝、胃经

● 性味
性凉，味甘、酸

🔍 主要成分

富含有机碱、番茄碱、维生素A、B族维生素、维生素C及钙、镁、钾、钠、磷、铁等。

🔍 功能主治

具有止血、降压、利尿、健胃消食、生津止渴、清热解毒、凉血平肝的功效，可辅助治疗尿路感染、膀胱炎、前列腺炎等症。另外，还能辅助治疗口疮。

♥ 适宜人群

适宜口渴、食欲不振、高血压、夜盲症、近视眼、尿路感染、膀胱炎、前列腺炎、脾胃气虚、大小便不利、维生素缺乏者食用。

⊕ 实际应用小偏方

❶治溃疡：轻度消化性溃疡患者，可将榨取的西红柿和马铃薯汁各半杯，混合后饮用。每天早晚各1次，连服10次，溃疡可愈。

❷治肝炎：取西红柿丁一匙，芹菜末、胡萝卜末、猪油各半匙，拌入沸粳米粥内烫熟，加入适量盐、味精食用，对治疗肝炎效果极佳。

健康药膳

西红柿土豆猪骨汤

配方 猪脊骨300克，西红柿、土豆各35克，盐适量。

制作 ❶将猪脊骨洗净、氽水，西红柿、土豆洗净均切小块备用；❷净锅上火倒入水，调入盐，下猪脊骨、西红柿、土豆，煲45分钟，即可食用。

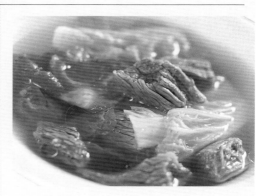

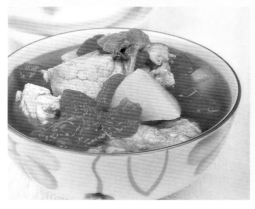

西红柿牛肉炖白菜

配方 牛肉200克，西红柿、白菜各150克，盐5克，料酒5毫升。

制作 ❶将牛肉洗净、切成块，西红柿洗净、切成块，白菜洗净、切成块；❷牛肉下锅，加水盖过肉，炖开，撇去浮沫，加料酒；❸牛肉炖至八九成烂时，将西红柿、白菜放入一起炖，最后加盐调味，再炖一下，即可食用。

茭白

利尿止渴
补虚健体

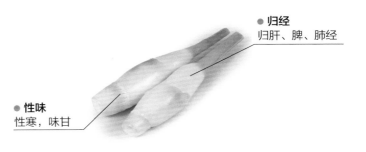

● **归经**
归肝、脾、肺经

● **性味**
性寒，味甘

🔎 主要成分

含17种氨基酸，包括人体必需的8种氨基酸等营养成分。

🔎 功能主治

具有利尿止渴、解酒毒、补虚健体、退黄疸、减肥美容等功效。茭白甘寒，性滑而利，既能利尿祛水，辅助治疗急、慢性肾炎引起的四肢浮肿，小便不利等症，又能清暑解烦而止渴。

❤ 适宜人群

适宜阳痿、水肿、慢性咽喉炎、音哑、眩晕、消化道溃疡、黄疸、阴虚便秘等患者食用。但泌尿系统结石、脾胃虚寒、腹泻患者忌食。

⊕ 实际应用小偏方

❶ 治疗黄疸型肝炎：茭白3根、里脊肉150克、葱2根、辣椒1个、蒜末1小匙。一同炒食。

❷ 治疗高血压、大便秘结、心胸烦热：茭白30~60克，旱芹菜30克。一同用水煎服。

❸ 肝肾疾病患者：茭白50克，猪肝一具。炒食或炖汤食用。

健康药膳

茭白紫菜粥

配方 茭白、紫菜各15克，大米100克，盐3克，味精1克，五香粉3克，香油5毫升，葱、姜末各少许。

制作 ❶茭白、紫菜洗净，大米泡发洗净，葱切花；❷锅置火上注水，下大米，大火煮开；❸下茭白、紫菜、姜末，用小火煮至粥成，再放入盐、味精、五香粉、香油，撒上葱花，即可食用。

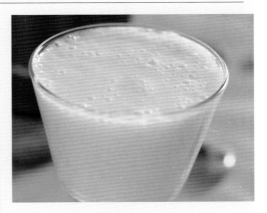

芒果茭白牛奶

配方 芒果2个，茭白100克，柠檬半个，鲜奶200毫升，蜂蜜适量。

制作 ❶将芒果洗干净，去掉外皮和子，取果肉。茭白洗干净备用。柠檬去掉皮，切成小块；❷把芒果、茭白、鲜奶、柠檬、蜂蜜放入搅拌机内，打碎搅匀，即可食用。

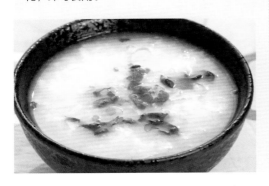

荸荠

补肾利尿
清热化痰

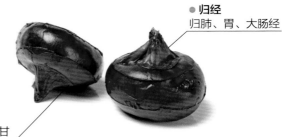

- **归经**
  归肺、胃、大肠经

- **性味**
  性微凉，味甘

🔍 主要成分

含有蛋白质、胡萝卜素、B族维生素、维生素C、铁、钙、磷等营养成分。

🔍 功能主治

具有清热解毒、凉血生津、化湿祛痰、消食除胀的功效；对黄疸、痢疾、小儿麻痹、便秘等疾病有食疗作用。荸荠能促进人体生长发育，尤其对牙齿骨骼的发育有很大好处。

❤ 适宜人群

适宜发热、营养不良、食欲不振、皮肤粗糙、夜盲症、干眼症、癌症、高血压等患者食用。

⊕ 实际应用小偏方

❶防治鼻出血：荸荠250克，生藕150克，白萝卜100克。均洗净切片，水煎，代茶饮服。

❷治疗痔疮出血：荸荠500克（洗净打碎），地榆30克，红糖150克。一起用水煎约1小时，每日分2次服。

❸治疗胃火上炎所致的口臭、口舌生疮、尿赤、便秘：荸荠7~10颗，鲜竹叶、鲜白茅根各30克。煎水服。

健康药膳

胡萝卜荸荠煲猪骨肉

配方 荸荠100克，胡萝卜80克，猪骨肉300克，姜、盐、味精、胡椒粉、料酒、高汤等各适量。

制作 ❶胡萝卜洗净切块，姜切片，猪骨肉斩件，荸荠洗净；❷锅中水烧开，入猪骨肉焯烫去血水，捞出沥水；❸将高汤倒入煲中，加入所有材料煲1小时，调入盐、味精、胡椒粉、料酒，即可食用。

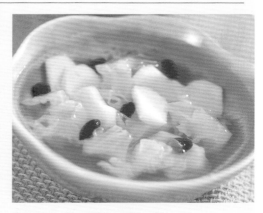

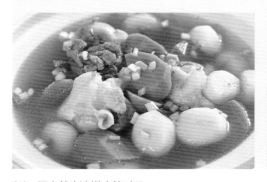

银耳荸荠糖水

配方 银耳150克，荸荠12颗，冰糖200克，枸杞少许。

制作 ❶将银耳放入冷水中泡发后，洗净；❷锅中加水烧开，放入银耳、荸荠煲30分钟；❸待熟后，再加入枸杞，放入冰糖烧至溶化，即可食用。

洋葱

散寒健胃
发汗杀菌

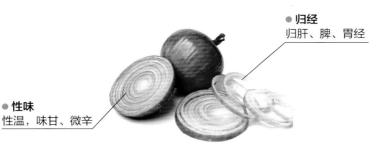

● 归经
归肝、脾、胃经

● 性味
性温，味甘、微辛

主要成分
富含蛋白质、粗纤维、胡萝卜素、维生素B_1、维生素B_2、维生素C及多种氨基酸等营养成分。

功能主治
具有散寒、健胃、发汗、祛痰、杀菌、降血脂、降血压、降血糖的功效；对阳虚怕冷、高血压、高脂血症有食疗作用。

适宜人群
适宜胃寒冷痛、喜温喜按的胃癌患者，以及糖尿病、肺结核、痢疾、肠炎、伤寒等患者食用。但瘙痒性皮肤病、急性眼疾患者忌食。

实际应用小偏方
❶治外感风寒引起的头痛、鼻塞、身重、恶寒、发热、无汗：可口可乐500毫升，洋葱100克切丝，生姜50克切丝，红糖少量，慢火烧开约5分钟，趁热饮。
❷治贪食荤腥厚味，脾虚湿困，高脂血症、下肢水肿、痰多胸闷：高粱米及生薏米各100克，凉水泡4小时后慢火煮粥，待米烂时，南瓜100克切块，洋葱100克切丁入粥同煮至熟，即可食用。

健康药膳

洋葱牛肚丝

配方 洋葱、牛肚各150克，姜丝3克，蒜片5克，料酒8毫升，盐、味精各适量。
制作 ❶牛肚洗净，用盐腌去腥味，洗去盐分，入沸水汆熟，捞出沥干水分、切丝。洋葱洗净切丝；❷锅上火，加油烧热，放入牛肚丝快火煸炒，再放入蒜片、姜丝；❸待牛肚炒出香味后加入剩余调料，放入洋葱丝略炒，即可食用。

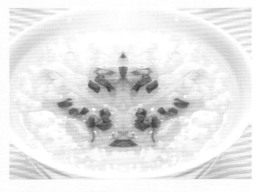

大蒜洋葱粥

配方 大蒜、洋葱各15克，粳米90克，盐2克，味精1克，葱、生姜各少许。
制作 ❶大蒜去皮洗净切块，洋葱洗净切丝，姜洗净切丝，粳米洗净泡发，葱切花；❷锅置火上加水，放入粳米用旺火煮至米粒绽开，放入大蒜、洋葱、姜丝；❸用文火煮至粥成，加入盐、味精入味，撒上葱花，即可食用。

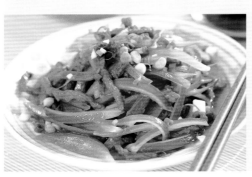

大蒜

杀菌消炎
防癌抗癌

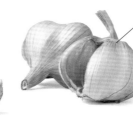

● 归经
归肺、脾经

● 性味
性平，味甘

🔍 主要成分

富含蛋白质、碳水化合物、纤维素、维生素A、维生素C、胡萝卜素、硫胺素等营养成分。

🔍 功能主治

具有杀菌消炎、降血脂、抗动脉硬化、防癌抗癌的功效。主治高血压、动脉硬化、痢疾等症。大蒜有"血管清道夫"的称号，长期吃大蒜可降低血管内壁里的沉积。

♡ 适宜人群

适宜肺结核、癌症患者、胃酸缺乏者、钩虫病人食用。但阴虚火旺、口干便秘患者不宜食用。

⊕ 实际应用小偏方

治疗百日咳：服用20%大蒜浸出液（加适量食糖），5岁以上人群每次15毫升，并经鼻做15~20次深呼气，每次持续15分钟，每日2次，疗程为5天。

健康药膳

大蒜鸡爪汤

配方 大蒜150克，花生米100克，鸡爪2只，青菜20克，色拉油30毫升，盐4克，味精2克。

制作 ❶大蒜洗净，花生米洗净、浸泡，鸡爪洗净，青菜洗净切段备用；❷锅上火，倒入油，下大蒜煸至金黄，倒入水，下入鸡爪、花生米，调入盐、味精煲至熟，最后撒入青菜即可。

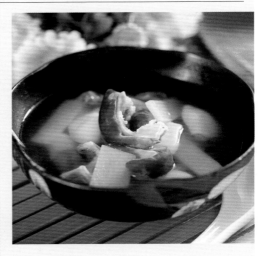

大蒜猪肚汤

配方 芡实、山药各15克，猪肚1000克，大蒜、生姜、盐各适量。

制作 ❶将猪肚洗净、去脂膜、切块，大蒜、生姜洗净；❷芡实洗净、备用，山药去皮、洗净、切片；❸将所有材料放入锅内，加水煮2小时，至大蒜煮烂、猪肚煮熟即可。

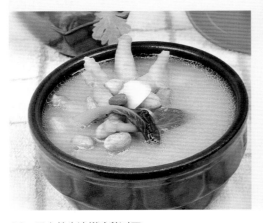

香菇

化痰理气
益胃和中

● **性味**
性平，味甘

● **归经**
归脾、胃经

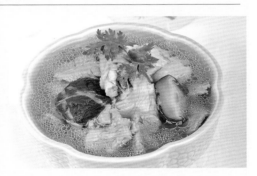

🔍 主要成分

富含碳水化合物、钙、磷、铁、维生素B$_1$、维生素B$_2$、烟酸以及蛋白质类物质。

🔍 功能主治

具有化痰理气、益胃和中、透疹解毒、防癌抗癌之功效；主治食欲不振、身体虚弱、小便失禁、大便秘结、形体肥胖等症。香菇还对糖尿病、肺结核、神经炎等有辅助治疗作用。

♡ 适宜人群

适宜心血管疾病、糖尿病、癌症、食欲不振、身体虚弱、形体肥胖、营养不良、气血不足、面色萎黄等患者食用。

⊕ 实际应用小偏方

❶ 降低血压、血脂：香菇30克，鱿鱼100克，盐、油各适量。一同炒食。

❷ 治消化不良：香菇40克，猪肉150克，盐、油各适量。一同炒食。

❸ 治气血不足、体虚：香菇40克，母鸡肉100克，盐少许。焖煮食用。

健康药膳

香菇豆腐汤

配方 鲜香菇100克，豆腐90克，水发竹笋20克，清汤适量，盐5克，香菜3克。

制作 ❶将鲜香菇洗净、切片，豆腐洗净、切片，水发竹笋切片备用；❷净锅上火倒入清汤，调入盐，下香菇、豆腐、水发竹笋煲至成熟，撒入香菜，即可食用。

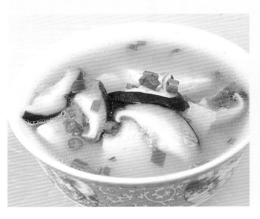

香菇瘦肉煲老鸡

配方 老母鸡400克，猪瘦肉200克，香菇50克，花生油30克，盐6克，味精3克，葱、姜、蒜各6克，香菜5克，高汤适量。

制作 ❶将老母鸡洗净，斩块汆水；❷猪瘦肉洗净切块汆水，香菇洗净；❸锅上火，入油，将葱、姜、蒜炝香，入高汤，下老母鸡、猪瘦肉、香菇，加盐、味精，小火煲至熟，撒入香菜，即可食用。

茶树菇

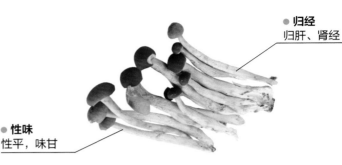

滋阴壮阳
强身保健

● **归经**
归肝、肾经

● **性味**
性平，味甘

🔍 主要成分

富含17种氨基酸（特别是人体不能合成的8种氨基酸物质）、10多种矿物质，以及多糖等营养成分。

🔍 功能主治

其药用保健疗效高于其他食用菌，有滋阴壮阳、强身保健之功效；对肾虚、尿频、水肿、风湿有独特疗效，用于抗癌、降压、防衰，有较理想的辅助治疗功能，民间称之为"神菇"。

♡ 适宜人群

适宜高血压、高脂血症、水肿等患者食用。

⊕ 实际应用小偏方

❶治肾虚尿频、水肿、气喘：干品茶树菇50克，鸡400克，去核红枣10颗，蜜枣1颗，姜片1片。炖汤食用。

❷治小儿低热尿床：茶树菇、火腿各20克，干蘑菇10克，老鸭1只，春笋2段，盐、味精、葱花各适量。煮汤食用。

健康药膳

茶树菇蒸草鱼

配方 草鱼300克，茶树菇、红甜椒各75克，盐4克，黑胡椒粉1克，香油6毫升，高汤50毫升。

制作 ❶草鱼抹盐，用黑胡椒粉腌5分钟备用；❷茶树菇洗净切段，红甜椒洗净切细条，都铺在草鱼上面；❸将高汤淋在草鱼上，放入蒸锅中，以大火蒸20分钟，然后取出淋上香油，即可食用。

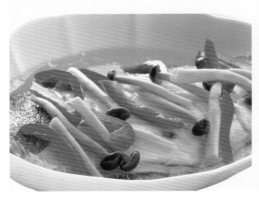

茶树菇炒豆角

配方 豆角、茶树菇各150克，红椒15克，大蒜、盐、生抽、鸡精各适量。

制作 ❶茶树菇洗净切段，豆角洗净切段，大蒜切末，红椒洗净切丝；❷热锅注油，烧至六成热时，倒入茶树菇、豆角、红椒，滑油1分钟至熟捞出；❸锅留底油，放入蒜末煸香，倒入茶树菇、豆角、红椒炒匀，加生抽、盐、鸡精调味，即可食用。

金针菇

补肝益胃
防癌抗癌

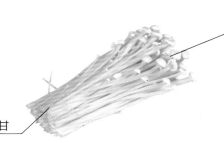

● **归经**
归脾、大肠经

● **性味**
性凉，味甘

🔍 主要成分

金针菇是典型的高钾低钠食品，富含锌及人体各种必需的氨基酸。

🔍 功能主治

具有补肝、益肠胃、抗癌之功效，对肝病、胃肠道炎症、溃疡、肿瘤等病症有食疗作用。对预防男性前列腺疾病较有助益。还可防治高血压，对老年人养生也有益。

❤ 适宜人群

适宜有高血压、高脂血症、肥胖症、肿瘤、糖尿病、便秘、大便干结、气血不足、营养不良等病症患者食用。

⊕ 实际应用小偏方

❶治体虚气血不足：金针菇100克，土鸡250克。将鸡内脏去掉，洗净入砂锅中加水炖至九成熟，再入金针菇，待菇煮熟即可起锅食用。

❷治肝病：猪肝300克，金针菇100克。猪肝切片，用薯粉拌匀，与金针菇一同倒入锅中煮，加入少许盐、香油，待猪肝熟后即可起锅食用。

健康药膳

金针菇凤丝汤

配方 鸡胸肉200克，金针菇150克，黄瓜20克，高汤适量，盐4克。

制作 ❶将鸡胸肉洗净、切丝，金针菇洗净、切段，黄瓜洗净、切丝备用；❷汤锅上火倒入高汤，调入盐，下鸡胸肉、金针菇至熟，撒入黄瓜丝，即可食用。

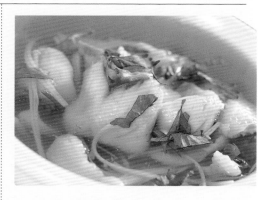

金针香菜鱼片汤

配方 麦冬12克，金针菇30克，鱼肉100克，香菜20克，盐适量。

制作 ❶香菜洗净、切段，金针菇用水浸泡、洗净、切段备用，麦冬洗净、备用；❷鱼肉洗净后，切成片；❸金针菇、麦冬加水煮滚后，再入鱼片煮5分钟，最后加香菜、盐调味，即可食用。

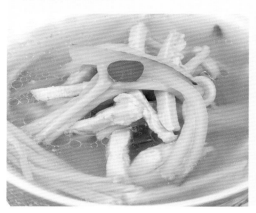

黑木耳

凉血止血
补血益气

● **归经**
归心、大肠、小肠经

● **性味**
性寒，味甘、酸

🔍 **主要成分**

含有维生素K和丰富的钙、镁等营养成分。

🔍 **功能主治**

有凉血、止血，减少血液凝块，预防血栓等症的发生，防治动脉粥样硬化和冠心病的作用；主治咯血、吐血、衄血、血痢、崩漏、痔疮出血、便秘带血等症。

❤ **适宜人群**

适宜白内障，眼睛干涩昏花，内、外出血，胸腹刺痛，体虚等患者食用。

➕ **实际应用小偏方**

❶治疗吐血、便血、痔疮出血，或妇女崩漏失血而咽干口燥：黑木耳15~30克，湿水浸泡，洗净，用水煮烂后，加白糖适量服用。

❷治疗妇女崩中漏下或有淤血：黑木耳60克，炒至见烟为度，加血余炭10克，共研细末。每次服6~10克，以温开水或淡醋送下。

健康药膳

木耳炒鸡肝

配方 鸡肝150克，黑木耳80克，姜丝、料酒、盐、味精各适量。

制作 ❶将鸡肝洗净、切片，黑木耳用温水泡发、洗净、切丝；❷旺火起锅下油，先放姜丝爆香，再放鸡肝片炒匀，随后放黑木耳丝、料酒和盐，翻炒5分钟，加少许水，盖上锅盖，稍焖片刻；❸最后下味精调匀，即可食用。

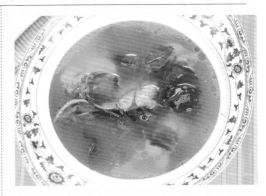

三七木耳乌鸡汤

配方 乌鸡150克，三七5克，黑木耳10克，盐2克。

制作 ❶乌鸡洗净斩件，三七浸泡洗净切片，黑木耳泡发洗净撕朵；❷锅中入清水烧沸，放入乌鸡，汆去血沫后捞出洗净；❸瓦煲装适量水，煮沸后入乌鸡、三七、黑木耳，大火煲沸后改用小火煲2.5小时，加盐调味，即可食用。

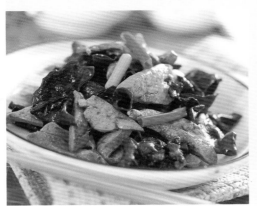

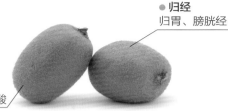

猕猴桃

生津解热 调中下气

● 性味
性寒，味甘、酸

● 归经
归胃、膀胱经

🔍 主要成分

含有多种维生素、蛋白质、解元酸、钙、磷、铁、镁、果胶等营养成分。

🔍 功能主治

具有生津解热、调中下气、止渴利尿、滋补强身的功效，还具有养颜、提高免疫力、抗衰老、抗肿消炎的作用。猕猴桃含有的血清促进素还能稳定情绪。

◗ 适宜人群

适宜烦热、口渴、小便黄、外感风热、头痛目赤、咽喉肿痛、维生素缺乏者。但脾胃虚寒者不宜食用。

⊕ 实际应用小偏方

❶治疗热伤胃阴、烦热口渴：猕猴桃60~120克，除去外皮，捣烂，加蜂蜜适量，煎熟食。亦可加水煎汤服用。

❷治疗热壅中焦、胃气不和、反胃呕吐：猕猴桃180克，生姜30克。分别捣烂，绞取汁液，混合均匀，分3次服。

健康药膳

西米猕猴桃粥

配方 鲜猕猴桃200克，西米100克，白糖适量。

制作 ❶将猕猴桃冲洗干净、去皮、取瓤切粒，西米用清水浸泡、发好；❷取锅放入清水，旺火烧开，加入猕猴桃、西米，旺火煮沸；❸再改用小火略煮，然后加入白糖调味，即可食用。

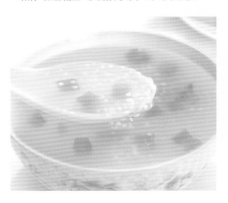

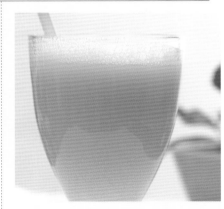

猕猴桃薄荷汁

配方 猕猴桃1个，苹果半个，薄荷叶2片。

制作 ❶猕猴桃洗净、削皮、切成四块，苹果削皮、去核、切块；❷将薄荷叶洗净，放入榨汁机中搅碎，再加入猕猴桃、苹果块，搅打成汁，即可食用。

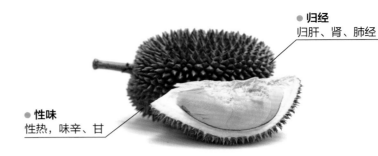

榴莲

强身健体
健脾补气

● **归经**
归肝、肾、肺经

● **性味**
性热，味辛、甘

🔍 主要成分

含有蛋白质、维生素A、B族维生素、维生素C、碳水化合物、膳食纤维、矿物质、铁、钾、钙等营养成分，被称为"百果之王"。

🔍 功能主治

具有强身健体、健脾补气、补肾壮阳、活血散寒的作用，能改善腹部寒凉、促进体温上升，是寒性体质者的理想补品。

♡ 适宜人群

适宜消化道溃疡、病后体虚者食用。

⊕ 实际应用小偏方

❶治肾虚：榴莲15克，瘦肉100克，桂圆肉适量。一同加水煮食。

❷补血益气、滋润养阴：榴莲100克，鸡1只，姜片10克，核桃仁、红枣各50克，清水约1500毫升，盐少许。一同煮汤食用。

健康药膳

蜜汁榴莲

配方 榴莲肉60克，蜂蜜适量。

制作 ❶先将榴莲肉放入榨汁机中；❷然后倒入蜂蜜（可按个人喜好增加或减少）；❸加入适量凉白开后，再启动榨汁机搅打均匀，即可食用。

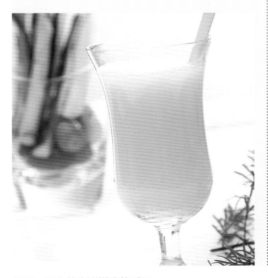

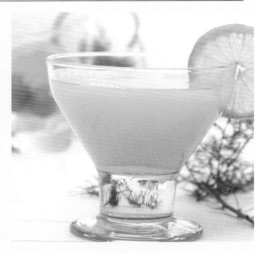

榴莲牛奶果汁

配方 榴莲肉100克，水蜜桃50克，蜂蜜少许，鲜牛奶200毫升。

制作 ❶将水蜜桃洗净，将榴莲肉、水蜜桃、蜂蜜倒入榨汁机；❷将凉开水倒入榨汁机，盖上杯盖，充分搅拌成果泥状，加入牛奶，调成果汁，即可食用。

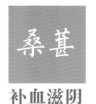

桑葚

补血滋阴
生津润燥

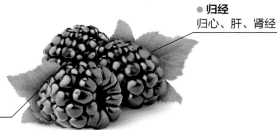

● 归经
归心、肝、肾经

● 性味
性寒，味甘

🔍 **主要成分**

含有膳食纤维、维生素A、维生素E、葡萄糖、蔗糖、果糖、胡萝卜素、核黄素、脂肪酸、乌发素等营养成分。

🔍 **功能主治**

具有补血滋阴、生津润肠、乌发明目的功效；主治肝肾阴亏所致的眩晕耳鸣、心悸失眠、目暗昏花、须发早白、关节不利等症，也可用于阴虚津伤口渴、内热消渴、肠燥便秘等症。常食桑葚还可以明目，能缓解眼睛疲劳干涩的症状。

💗 **适宜人群**

适宜肝肾阴血不足、目暗昏花、须发早白、关节不利、阴虚津伤口渴、内热消渴、肠燥便秘等患者食用。

➕ **实际应用小偏方**

治风湿性关节疼痛、麻痹不仁以及各种神经痛：鲜黑桑葚30～60克，水煎服。

健康药膳

桑葚牛骨汤

配方 牛排骨350克，桑葚、枸杞各适量，盐少许。

制作 ❶牛排骨洗净，斩块后氽去血水。桑葚、枸杞洗净泡软；❷汤锅加入适量清水，放入牛排骨，用大火烧沸后撇去浮沫；❸加入桑葚、枸杞，改用小火慢炖2小时，最后调入盐拌匀，即可食用。

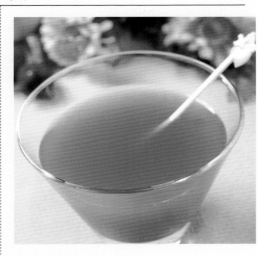

桑葚橘子汁

配方 桑葚80克，橘子2个，芦荟20克，冰块适量。

制作 ❶将桑葚、芦荟洗净，橘子去皮，备用；❷将桑葚、橘子、芦荟放入榨汁机中搅打成汁；❸最后加入冰块，即可食用。

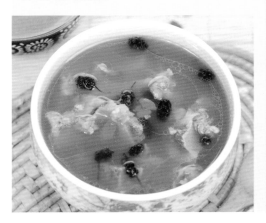

葡萄

益气补血
健胃生津

● **归经**
归肺、脾、肾经

● **性味**
性平，味甘、酸

🔍 主要成分

含有钙、钾、磷、铁等矿物质，以及多种维生素和人体必需的氨基酸。

🔍 功能主治

中医认为，葡萄可以"补血强智利筋骨，健胃生津除烦渴，益气逐水利小便，滋肾宜肝好脸色"。食之可增强气力、轻身不老、益寿延年。

♡ 适宜人群

适宜各种类型的贫血症、肺热咳喘、面目浮肿、未老先衰、小便不利、肝病、肾炎、癌症患者食用。但糖尿病患者忌食。

⊕ 实际应用小偏方

❶治疗急性尿路感染：取新鲜葡萄250克，去皮、核，捣烂后加适量温开水饮服，每日1~2次，连服两周。

❷治疗男性前列腺炎、前列腺增生：将新鲜葡萄、猕猴桃、西红柿洗净，放入榨汁机中搅打成汁，即可饮服。

健康药膳

葡萄当归煲猪血

配方 猪血、葡萄各150克，当归、党参、阿胶各10克，料酒、葱、姜、盐、味精各适量。

制作 ❶葡萄洗净去皮，当归、党参洗净入纱布袋；❷猪血块洗净，入沸水锅汆透取出切块，与药袋同放砂锅，加水以大火煮沸，烹入料酒，改小火煨煮30分钟，取出药袋，加葡萄，继续煨煮；❸放入阿胶熔化，加葱花、姜末、盐、味精，即可食用。

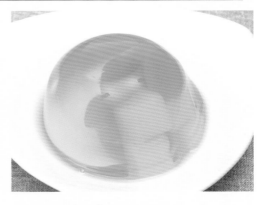

桑白葡萄果冻

配方 椰果60克，葡萄200克，鱼腥草、桑白皮各10克，果冻粉20克，细糖25克。

制作 ❶鱼腥草、桑白皮洗净装袋，入锅中加水加热至沸腾后关火，滤去药汁；❷葡萄洗净切半取出籽，与椰果一起入模型中；药汁、果冻粉、细糖入锅，以文火加热搅拌，煮沸；❸倒入模型中待凉移入冷藏、凝固，即可食用。

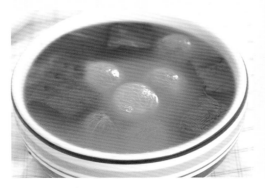

苹果

润肺健胃
生津止渴

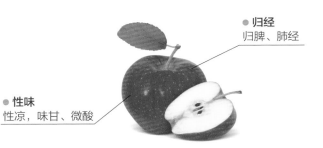

● 归经
归脾、肺经

● 性味
性凉，味甘、微酸

🔍 主要成分

含有果糖、葡萄糖、蔗糖，锌、钙、磷、铁、钾，维生素B$_1$、维生素B$_2$、维生素C，胡萝卜素果胶、纤维素等营养成分。

🔍 功能主治

苹果具有生津止渴、润肺除烦、养心益气、健脾益胃、润肠、止泻、解暑、醒酒等功效；前列腺炎患者每天食用3～5个苹果，或者经常饮用浓度较高的苹果汁，可以提高前列腺液中的锌含量，从而提高前列腺的抗菌、杀菌能力。

♡ 适宜人群

适宜高血压、高脂血症、高胆固醇、胃炎、消化不良、便秘、维生素C缺乏者食用。

⊕ 实际应用小偏方

❶治疗消化不良、少食腹泻，或久泻而脾阴不足：苹果干50克，山药30克。共研为细末，每次15克，加白糖适量，用温开水送服。

❷治疗胃阴不足、咽干口渴：鲜苹果1000克，切碎捣烂，绞汁，熬成稠膏，加蜂蜜适量混匀。每次1匙，温开水送服。

健康药膳

苹果橘子煲排骨

配方 排骨250克，苹果100克，橘子80克，百合20克，盐4克，高汤适量。

制作 ❶将排骨斩块、洗净、氽水，苹果去皮、切块，橘子去皮、扒出瓢，百合洗净备用；❷炒锅上火，倒入高汤，下排骨、苹果、橘子、百合，再调入盐，煲至成熟，即可食用。

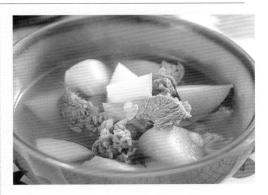

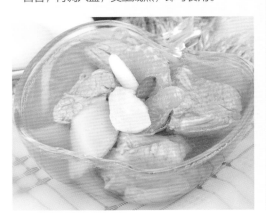

苹果雪梨煲牛腱

配方 甜杏、苦杏、红枣各25克，苹果、雪梨各1个，牛腱90克，姜、盐各适量。

制作 ❶苹果、雪梨洗净去皮切薄片。牛腱洗净切块，氽烫后捞起备用；❷甜杏、苦杏、红枣和姜洗净，红枣去核备用；❸将上述材料加水，以大火煮沸后，再以小火煮1.5小时，最后加盐调味，即可食用。

西瓜

清热解暑
利水止渴

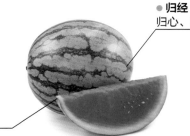

● **归经**
归心、胃、膀胱经

● **性味**
性寒，味甘

🔍 主要成分

含有蛋白质、维生素B$_1$、维生素B$_2$、维生素C及钙、铁、磷等矿物质和有机酸。

🔍 功能主治

西瓜瓤有清热解暑、解烦渴、利小便、解酒毒等功效；西瓜皮可用来治疗肾炎水肿、黄疸、糖尿病，还具有平衡血压、调节心脏功能、预防癌症的作用。常吃西瓜还可使头发秀美稠密。

♡ 适宜人群

适宜口干、口疮、水肿、发热烦渴或高热不退、尿少、脾虚食少、便溏泄泻、肾炎、黄疸、水肿等患者食用。但糖尿病患者忌食。

⊕ 实际应用小偏方

❶治疗热伤胃、舌燥咽干、心烦口渴：西瓜500克，取瓤绞汁，徐徐饮之。本品能清胃热，除烦止渴。

❷治疗夏季痤疮：绿豆100克，加水1500毫升，一同煮汤，煮沸后10分钟再加西瓜皮（不用削去外皮）500克，煮沸后冷却。饮汤，一日数次。

健康药膳

茯苓西瓜汤

配方 茯苓30克，薏米20克，西瓜、冬瓜各500克，蜜枣5颗，盐适量。
制作 ❶将冬瓜、西瓜洗净切成块，蜜枣、茯苓、薏米洗净；❷将清水2000毫升放入瓦煲内，煮沸后加入茯苓、薏米、西瓜、冬瓜、蜜枣，武火煲开后，改用文火煲3小时，加盐调味，即可食用。

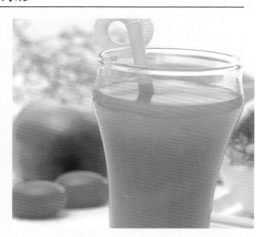

西瓜汁

配方 西瓜200克，包菜20克，柠檬1个。
制作 ❶将西瓜去皮、去子，包菜洗净，均切成大小适当的块；❷柠檬洗净，切片；❸将所有材料放入榨汁机内搅打成汁，滤出果肉，即可食用。

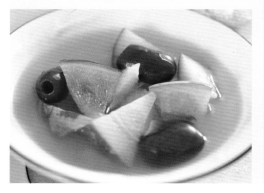

杨桃

**清热止咳
生津利水**

● **归经**
归肺、胃、膀胱经

● **性味**
性寒，味甘、酸

🔍 主要成分

含有草酸、苹果酸、柠檬酸、蔗糖、葡萄糖以及大量水分。

🔍 功能主治

具有清热、生津、止咳、利水、解酒、保护肝脏的作用。主治肺热或风热所致的咳嗽、咽喉痛；胃热伤津或饮酒过度，烦热口渴；热结膀胱，小便不利。亦可主治久患疟疾，脾脏肿大。此外，还能降低血糖、血脂、胆固醇，减少机体对脂肪的吸收功效。

♡ 适宜人群

适宜消化不良、食欲不振、便秘、风热咳嗽、咳吐黄痰、咽喉疼痛、小便热涩、痔肿出血、疟疾反复不愈、烦热口干、泌尿性结石、患口疮者食用。但糖尿病患者忌食。

⊕ 实际应用小偏方

❶治疗关节红肿疼痛：新鲜杨桃3颗，以清水洗净，用刀将之切成丁，并捣烂绞汁，将果汁倒入杯中，加温开水100毫升调匀，每日服用2次。

❷治疗消化不良、胸闷腹胀等病症：新鲜杨桃1颗，红醋50毫升。将杨桃以清水洗净，后用刀一分为二；将鲜果放入杯中，加红醋浸10分钟后取出，慢慢嚼服。

健康药膳

杨桃紫苏梅甜汤

配方 杨桃1颗，紫苏梅4颗，麦门冬15克，天门冬10克，冰糖、盐各适量。

制作 ❶将麦门冬、天门冬放入棉布袋，杨桃表皮以少量的盐搓洗，切除头尾，再切成片状；❷全部材料放入锅中，以小火煮沸，加入冰糖搅拌溶化；❸取出药材，加入紫苏梅，待降温后，即可食用。

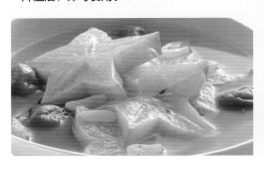

蜂蜜杨桃汁

配方 杨桃1颗，蜂蜜少许。

制作 ❶将杨桃洗净，切小块，放入榨汁机中；❷倒入凉开水和蜂蜜，搅打成果汁饮用。

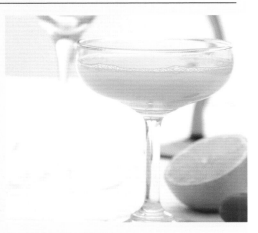

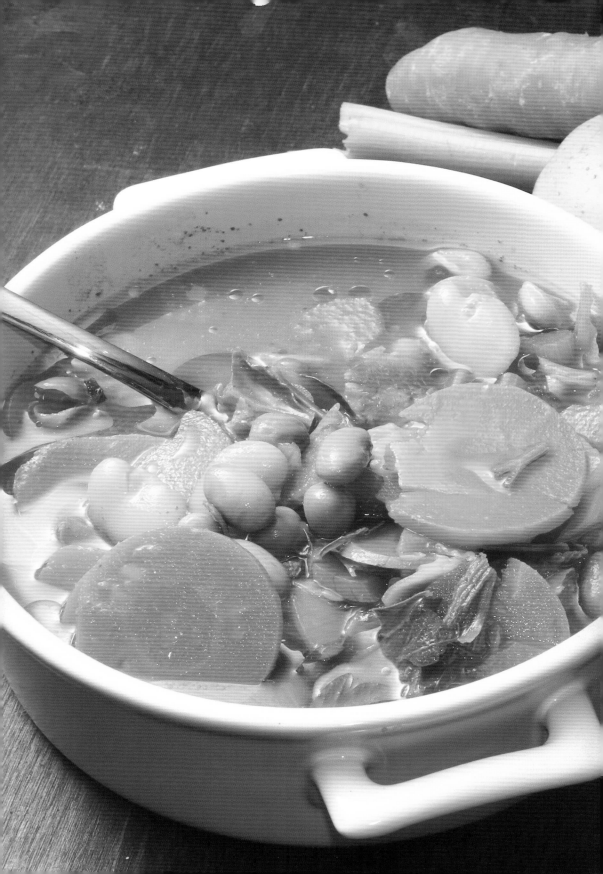

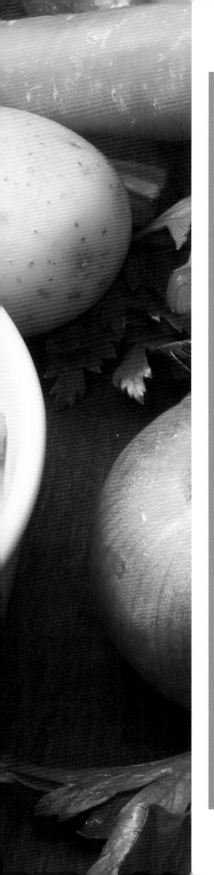

第三章
14种男性亚健康状态的药膳食疗

亚健康状态又叫潜病期，是一种介于健康和疾病之间的"第三状态"。由于工作、生活压力大，当代很多男性都存在着不同程度的亚健康症状。比如，很多男人都有反复感冒、畏寒怕冷的症状，其实这是肾阳虚的表现；而很多男人身体消瘦，则属于肾阴虚的表现。本章介绍了14种男性亚健康症状，每个症状都从病症原因、推荐食物、民间偏方、推荐中药材、推荐药膳等方面进行了详细的讲解，使您通过中医食疗方法调节自身身体状态，尽早摆脱亚健康阴影，远离疾病。

反复感冒　增强体质　补养肺气

病症原因

处于亚健康状态的人们容易反复感冒。由于这部分人生活不规律、缺乏体育锻炼、精神紧张、工作压力大，同时社会交往也多，所以自身接触细菌和病毒感染的机会也多，从而容易感冒。反复感冒多见于孩子及体虚者。

主要表现

表现为鼻塞、打喷嚏、流涕、全身不适和肌肉酸痛。

中医解释

反复感冒相当于中医里的体虚感冒，是以反复发作、缠绵难愈为特点的临床常见疾病。

生活调理

服用中药对此症有较好的疗效，可采用益气补虚、增强体质的治疗原则。此外，患者要加强体育锻炼，如晨跑、打太极、游泳等，可以提高人体的免疫能力。尽量避免日常生活不规律的状态，如饥饱无度、熬夜、烟酒无度等。

☺ 推荐食物

选择富含蛋白质的食物，如：

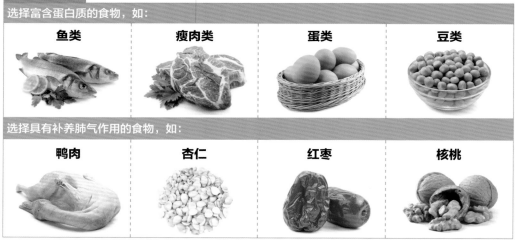

| 鱼类 | 瘦肉类 | 蛋类 | 豆类 |

选择具有补养肺气作用的食物，如：

| 鸭肉 | 杏仁 | 红枣 | 核桃 |

⊕ 民间偏方

❶玉屏风饮：黄芪15克，白术、防风各10克。共煎水，加入少量红糖服用（适合在未感冒的情况下服用），对体虚反复感冒者有很好的调理作用。

❷苏叶荆芥茶：紫苏叶8克，荆芥10克，生姜3片。共煎水服用，可发散风寒、增强体质，对体质偏寒、怕冷易感冒者有良好的效果。

☺ 推荐中药材

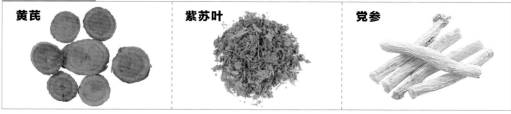

| 黄芪 | 紫苏叶 | 党参 |

黄芪山药鱼汤

主料 黄芪15克，山药20克，鲫鱼1条。

辅料 姜、葱、盐各适量。

制作流程

1. 将鲫鱼去鳞、内脏，洗净，在鱼两侧各划一刀备用；姜洗净，切丝；葱洗净，切成葱花。

2. 将黄芪、山药放入锅中，加适量水煮沸，然后转文火熬煮约15分钟后再转中火，放入鲫鱼煮约10分钟。

3. 鱼熟后，最后放入姜、葱、盐调味即可。

功效 鲫鱼可以益气健脾；黄芪可益气补虚；山药可补养肺气。三者搭配同食，可提高机体免疫力，增强患者体质，对体虚反复感冒者有一定的食疗效果。

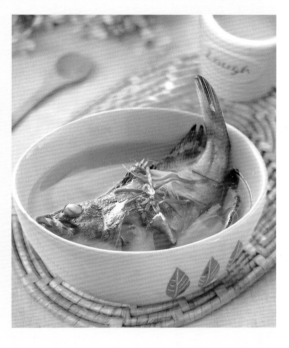

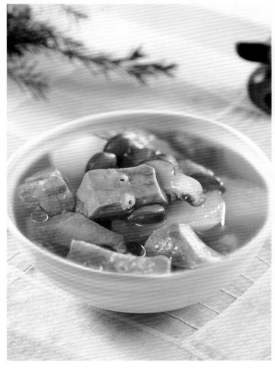

杏仁白萝卜炖猪肺

主料 猪肺250克，南杏仁30克，白萝卜200克，花菇50克。

辅料 高汤、姜片、盐、味精各适量。

制作流程

1. 猪肺反复冲洗干净，切成大块；南杏仁、花菇浸透洗净；白萝卜洗净，带皮切成中块。

2. 将以上用料连同1.5碗高汤、姜片放入炖盅，盖上盅盖，隔水炖，先用大火炖30分钟，再用中火炖50分钟，后用小火炖1小时即可。

3. 炖好后加盐、味精调味即可。

功效 猪肺能补肺、止咳、止血；南杏仁能祛痰、止咳、平喘；白萝卜能化痰清热、化积滞。三者合用，能敛肺定喘、止咳化痰、增强体质，适合体虚反复感冒者食用。

111

苏子叶卷蒜瓣

主料 苏子叶150克，蒜瓣200克。

辅料 盐、味精各2克，酱油5毫升，糖3克，香油3毫升。

制作流程

1. 苏子叶、蒜瓣用凉开水冲洗后，沥干水分；用盐、糖、味精、酱油、香油做调味料，调匀。

2. 将苏子叶、蒜瓣在糖盐水中泡30分钟，中途换3次水，取出沥干水分。

3. 把蒜瓣一个一个地卷在苏子叶中，食用时蘸调匀的调味料。

功效 紫苏叶能发散风寒、发汗固表；大蒜可解毒杀菌、抵抗病毒。感受风寒引起感冒时，食用此膳可有效治疗感冒，平常食用可增强抵抗力、预防感冒。

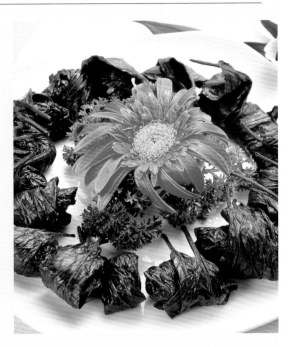

参芪炖牛肉

主料 党参、黄芪各20克，牛肉250克。

辅料 葱段、黄酒各适量，盐3克，香油、味精各适量。

制作流程

1. 牛肉洗净，切块；党参、黄芪分别洗净，党参切段。

2. 将党参、黄芪与牛肉同放于砂锅中，注入清水1升，大火烧开后，加入葱段和黄酒，转小火慢炖，至牛肉酥烂，下盐、味精调味，淋香油即可。

功效 党参、黄芪均有补气固表、益脾健胃的功效；牛肉可强健体魄、增强抵抗力。三者合用，对体质虚弱易感冒的患者有一定的补益效果。

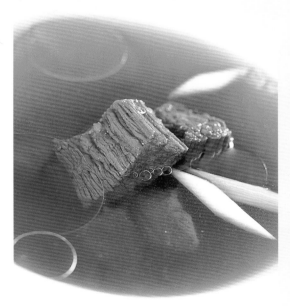

失眠多梦　养心助眠　补气健脾

🔍 病症原因

失眠多梦的根源是机体内在变化，常见的原因有气不足、情志损伤、阴血亏虚等。

🔍 主要表现

表现为无法入睡，无法保持睡眠状态，早醒、醒后很难再入睡，频频从噩梦中惊醒，常伴有焦虑不安、全身不适、无精打采、反应迟缓、头痛、注意力不集中等症状。

❤ 中医解释

失眠多梦是指睡眠质量差，从睡眠中醒来后自觉乱梦纷纭，并常伴有头昏，是一种常见病症。

➕ 生活调理

睡眠不好的人应选择软硬、高度适中，回弹性好，且外形符合人体整体正常曲线的枕头，有助于改善睡眠质量，防止失眠多梦的产生。失眠多梦者平时应保持良好的情绪状态，适度运动锻炼，睡前合理饮食。

☺ 推荐食物

选择宁心安神、帮助睡眠的食物，如：

山药	小米	猪肝	牛奶

选择补脑的食物，如：

桂圆	核桃	猪心	鱼类

➕ 民间偏方

❶将100克莲子洗净、去心，25克桂花洗净，一同入锅，加适量清水以大火煮开，改小火熬50分钟，加适量冰糖拌匀，待凉后去渣取汁即成。

❷远志、夜交藤、松仁各9克，白砂糖适量。将三味药入锅，加适量清水以大火煮沸，转小火煎15分钟，去渣取汁，加入适量白砂糖，每日早晚各饮1杯，7日为1个疗程。

☺ 推荐中药材

酸枣仁	灵芝	柏子仁
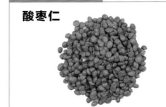	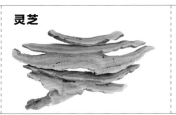	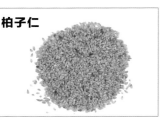

双仁菠菜猪肝汤

主料 猪肝200克，菠菜2棵，酸枣仁、柏子仁各10克。

辅料 盐适量。

制作流程

1. 将酸枣仁、柏子仁装在棉布袋里，扎紧口。
2. 猪肝洗净切片；菠菜去头，洗净切段；将布袋入锅加4碗水熬药汤，熬至约剩3碗水。
3. 猪肝汆烫捞起，和菠菜一起放入药汤中，待水一沸腾即熄火，加盐调味即成。

功效 菠菜中含铁，是补血滋阴之品；猪肝富含铁和维生素K，也是理想的补血佳品；酸枣仁、柏子仁有养心安神的功效。因此，本品适合失眠多梦患者食用，尤其适合心血亏虚引起的心悸、失眠者食用。

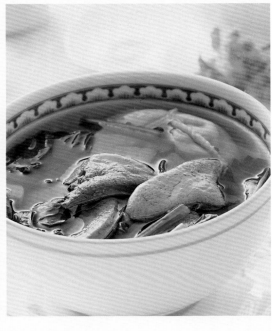

灵芝红枣瘦肉汤

主料 猪瘦肉300克，灵芝6克，红枣适量。

辅料 盐6克。

制作流程

1. 将猪瘦肉洗净、切片；灵芝、红枣洗净备用。
2. 净锅上火倒入水，下猪瘦肉烧开，捞去浮沫。
3. 下灵芝、红枣，转文火煲煮2小时，最后调入盐即可。

功效 灵芝可益气补心、补肺止咳；红枣可补气养血；猪肉可健脾补虚。三者同用，可调理心脾功能，改善贫血症状。

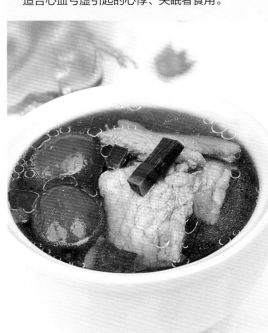

远志菖蒲鸡心汤

主料 鸡心300克，胡萝卜1根，远志、菖蒲各15克。

辅料 葱1棵，盐适量。

制作流程

1. 将远志、菖蒲一同装在棉布袋内，扎紧袋口。

2. 将鸡心余烫，捞起，备用；葱洗净，切成段。

3. 胡萝卜削皮洗净，切片，与第1步骤中准备好的材料先下锅，加4碗水煮汤；以中火滚沸至剩3碗水，再加入鸡心煮沸，下葱段、盐调味即成。

功效 远志能安神益智、祛痰消肿；菖蒲能开窍醒神、化湿和胃、宁神益志。二者合用，能滋补心脏、安神益智，可改善失眠多梦、健忘惊悸、神志恍惚等症。

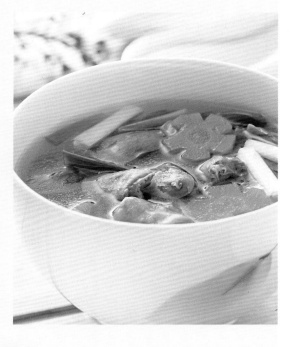

山药益智仁扁豆粥

主料 山药30克，扁豆15克，粳米100克，益智仁10克。

辅料 冰糖10克。

制作流程

1. 粳米、益智仁均泡发洗净；扁豆洗净，切段；山药去皮，洗净切块。

2. 锅置火上，注水后放入粳米、山药、益智仁，用旺火煮至米粒开花。

3. 再放入扁豆，改用小火煮至粥成，最后放入冰糖煮至融化后即可食用。

功效 山药补脾养胃、生津益肺、补肾涩精；粳米调理脾胃。二者合用，能补气健脾、祛湿止涩、养心安眠，可改善失眠多梦、心烦等症状。

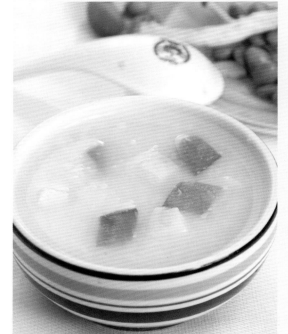

倦怠疲劳　滋阴益气　清热宁心

🔍 病症原因

倦怠疲劳病症主要由工作任务繁重、生活节奏紧张、压力过大所致。

🔍 主要表现

倦怠疲劳主要表现为生理和心理两方面。生理疲劳主要表现为肌肉酸痛、全身疲乏等；而心理疲劳主要表现为心情烦躁、注意力不集中、思维迟钝等。

❤ 中医解释

倦怠疲劳是指不明原因地出现严重的全身倦怠感，伴有头痛、肌肉痛、抑郁、注意力不集中等症状。

⊕ 生活调理

生活中保持良好、积极、愉快的状态，增进健康、摆脱疲劳；养成良好的生活习惯，如调节饮食规律、加强体育锻炼、培养健康业余爱好、增强家庭观念等，都是抵御疲劳的良方。

☺ 推荐食物

选择补养益气的食物，如：

| 山药 | 海参 | 鱼 | 鸡蛋 |

选择疏肝解郁的食物，如：

| 橙子 | 猕猴桃 | 胡萝卜 | 黄花菜 |

⊕ 民间偏方

❶用西洋参、牛蒡根、枸杞、蒲公英、菊花等制成茶，搭配饮用或交替饮用，每天喝4~6杯。对提升免疫力、恢复体力、缓解疲劳非常有效。

❷牛肉300克，黄芪、玉竹各10克。共同炖汤食用，可健脾益气、增强体质。

☺ 推荐中药材

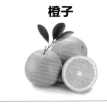
太子参

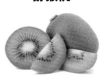
合欢皮

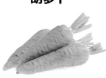
冬虫夏草

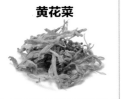

太子参莲子羹

主料 菠萝150克，莲子300克，太子参10克。

辅料 冰糖、水淀粉各适量。

制作流程

1. 太子参泡软，洗净，切片；菠萝去皮，切小块。

2. 莲子洗净放碗中，加清水，上蒸笼蒸至熟烂，加入冰糖、太子参，再蒸20分钟后取出。

3. 锅内加清水，放入冰糖熬化，放入菠萝、莲子、太子参，连同汤汁一起下锅，烧开后用水淀粉勾芡，盛入碗内即可食用。

功效 本品具有滋阴益气、清热宁心的功效。

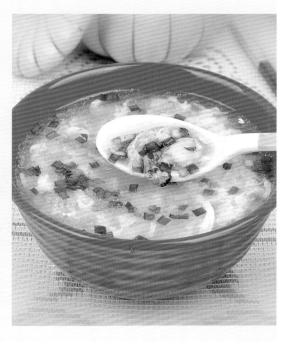

节瓜山药莲子煲老鸭

主料 老鸭400克，节瓜150克，山药、莲子各适量。

辅料 盐5克，鸡精3克。

制作流程

1. 老鸭处理干净，切块，汆水；山药洗净，去皮，切块；节瓜洗净，去皮切片；莲子洗净，去心。

2. 汤锅中放入老鸭、山药、节瓜、莲子，加入适量清水。

3. 大火烧沸后以小火慢炖2.5小时，调入盐和鸡精即可。

功效 老鸭性凉、味甘，有大补虚劳、益气健脾的功效；山药是常用的补气药，有补肺、脾、肾三脏之效；莲子能健脾、固肾。因此，本品药性平和，补而不燥，适合各种气虚证，对乏力倦怠、食欲不振均有改善效果。

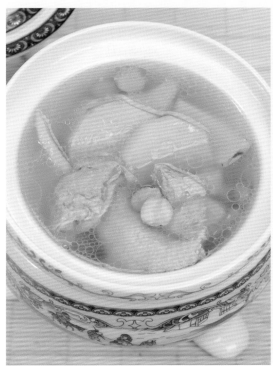

黑豆牛肉汤

主料 黑豆200克，牛肉500克。

辅料 生姜15克，盐8克。

制作流程

1. 黑豆淘净，沥干；生姜洗净，切片。
2. 牛肉洗净，切成方块，放入沸水中氽烫，捞起冲净。
3. 黑豆、牛肉、姜片盛入煮锅，加适量水，以大火煮开后，转小火慢炖50分钟，加盐调味即可。

功效 黑豆有补肾益血，强筋健骨的功效；牛肉有滋补的功效，并有助于促进精力集中及增强记忆力，可防头痛、痴呆、记忆力减退、抗疲劳。二者合用，对倦怠疲劳有一定的食疗作用。

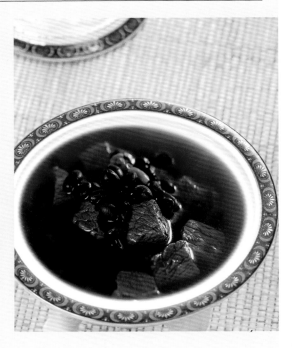

桂圆干老鸭汤

主料 老鸭500克，桂圆干20克。

辅料 盐6克，鸡精2克，生姜少许。

制作流程

1. 老鸭去毛和内脏，洗净切块，入沸水锅氽水；桂圆干去壳；生姜洗净切片。
2. 将老鸭肉、桂圆干、生姜放入锅中，加入适量清水，以小火慢炖。
3. 待桂圆干变得圆润之后，调入盐、鸡精调味即可。

功效 桂圆干能补血安神、补养心脾；鸭肉能养胃滋阴、大补虚劳。二者同用，对脾胃虚弱、肢体倦怠、食欲不振都有一定的食疗作用。

畏寒肢冷　散寒止痛　益气补虚

🔍 病症原因

畏寒肢冷多由阳虚所致，阳虚通常多指气虚或命门火衰，因气与命门均属阳，故名。肺主气，气虚多属肺气虚或中气不足，因而卫表不固，故外寒。

🔍 主要表现

畏寒肢冷主要表现为手足不温、怕冷、易出汗、大便稀、小便清长、口唇色淡、食欲不振、舌质淡、苔白而润、脉虚弱等。

❤ 中医解释

中医认为，畏寒肢冷是指人体畏寒怕冷、四肢不温。

⊕ 生活调理

阳虚之体，适应寒暑变化的能力较差。在严冬应避寒就温，采取一些相应的保健措施；还可遵照"春夏养阳"的原则，在春夏季节，借自然界阳气之助培补阳气，亦可坚持做空气浴或日光浴等。晚上睡觉前，多用热水泡泡脚，可改善四肢冰冷症状。

☺ 推荐食物

选择能散寒温阳的食物，如：

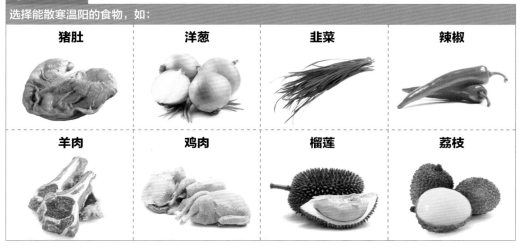

猪肚	洋葱	韭菜	辣椒
羊肉	鸡肉	榴莲	荔枝

⊕ 民间偏方

❶将干姜、肉桂、附子、川芎各等分量，放入锅中，以大火煮开，转中火煎煮30分钟，将药汁与渣一起倒入盆中，用于泡脚。每日睡前浸泡15~20分钟，连续泡一星期，可明显改善手脚冰凉、怕冷的症状。

❷羊肉500克，生姜50克，桂皮、花椒各5克，大蒜适量。将以上材料一起放入锅中，加水适量，慢炖3小时，加盐调味即可食用（冬季食用）。本方可温阳散寒，改善阳虚怕冷症状。

☺ 推荐中药材

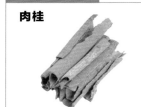

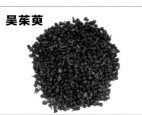

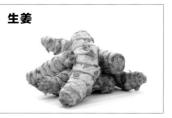

肉桂	吴茱萸	生姜

生姜肉桂炖猪肚

主料 猪肚150克，猪瘦肉50克，生姜15克，肉桂5克，薏米25克。

辅料 盐3克。

制作流程

1. 猪肚里外反复洗净，飞水后切成长条；猪瘦肉洗净后切成块。
2. 生姜去皮，洗净，用刀将姜拍烂；肉桂浸透洗净，刮去粗皮；薏米淘洗干净。
3. 将以上用料放入炖盅，加清水适量，隔水炖2小时，调入盐即可。

功效 肉桂能补元阳、暖脾胃、除积冷、通血脉；生姜能发汗解表；猪肚能补虚损、健脾胃。三者共用，能促进血液循环，强化胃功能，还能散寒湿，可有效预防冻疮、肩周炎等冬季常发病。

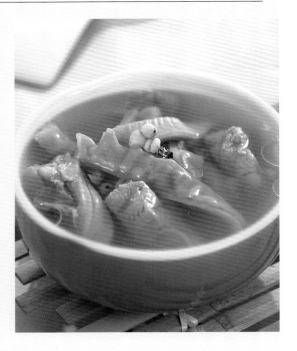

吴茱萸栗子羊肉汤

主料 枸杞20克，羊肉150克，栗子30克，吴茱萸、桂枝各10克。

辅料 盐5克。

制作流程

1. 将羊肉洗净，切块；栗子去壳，洗净，切块；枸杞洗净，备用。
2. 将吴茱萸、桂枝洗净，煎取药汁备用。
3. 锅内加适量水，放入羊肉块、栗子块、枸杞，大火烧沸后，改用文火煮20分钟，再倒入药汁，续煮10分钟，调入盐即可。

功效 羊肉、吴茱萸、桂枝均有暖宫散寒、温经活血的作用；栗子、枸杞有滋阴补肾的效果。配伍同用，对肝肾不足导致的小腹冰凉、畏寒怕冷、腰膝冷痛等症有很好的食疗效果。

白萝卜煲羊肉

主料 羊肉350克，白萝卜100克。

辅料 生姜、枸杞各10克，盐、鸡精各适量。

制作流程

1. 羊肉洗净，切块，氽水；白萝卜洗净，去皮，切块；生姜洗净，切片；枸杞洗净，浸泡。
2. 炖锅中注水，烧沸后放入羊肉、白萝卜、生姜、枸杞，用小火炖。
3. 炖2小时后，转大火，调入盐、鸡精，稍炖出锅即可。

功效 羊肉可益气补虚、促进血液循环，能使皮肤红润、增强御寒能力；白萝卜能帮助消化。二者共用，对畏寒肢冷有一定食疗作用。

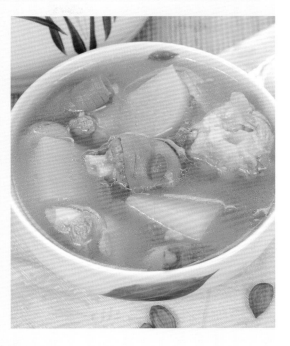

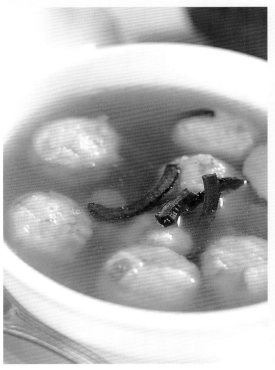

肉桂煲虾丸

主料 虾丸150克，猪瘦肉50克，生姜15克，肉桂5克，薏米25克。

辅料 香油、盐、味精各适量。

制作流程

1. 虾丸对半切开；猪瘦肉洗净后切成小块；生姜洗净拍烂。
2. 肉桂洗净；薏米淘净。
3. 将以上用料放入炖煲，待锅内水开后，先用中火炖1小时，然后再用小火炖1小时，调入少许香油、盐和味精调味即可。

功效 虾能补肾壮阳，可治阳痿、体倦、腰痛腿软；肉桂能补元阳、暖脾胃、除积冷、通血脉，可治肢冷脉微、腰膝冷痛、上热下寒。二者共用，能散寒止痛，对阳虚怕冷有很好的食疗作用。

腰肌劳损 祛寒通络 补肾强腰

病症原因

腰肌劳损与长期的不良姿势直接相关，如长坐、久站或从弯腰位到直立位手持重物、抬物，均可使腰肌长期处于高张力状态，久而久之可导致慢性腰肌劳损。

主要表现

腰肌劳损主要表现为腰部酸痛、胀痛、刺痛或灼痛，腰部酸胀无力，或伴有沉重感。气温下降，腰部受凉，或劳作后疼痛会加剧。

中医解释

腰肌劳损是指腰部肌肉、筋膜与韧带等软组织的慢性损伤，是腰腿痛中最常见的疾病，又被称为功能性腰痛、慢性下腰劳损等。

生活调理

患者在日常生活中应多睡硬板床，因为睡硬板床可以减少腰椎间盘承受的压力。

☺ 推荐食物

风寒湿痹引起的腰肌劳损者宜食具有祛寒湿、通经络功效的食物，如：

| 干墨鱼 | 羊肉 | 狗肉 | 蜂蜜 |

肾气亏虚引起的腰肌劳损者宜食用具有补肾强腰功效的食物，如：

| 猪腰 | 板栗 | 核桃 | 牛奶 |

民间偏方

❶取地龙、苏木、桃仁、土鳖各9克，麻黄、黄柏各3克，元胡、制乳没各10克，当归、川断、乌药各12克，甘草6克。一同用水煎服，每日1剂，睡前服。本方可活血通络、强腰壮脊。

❷苍术、黄柏各12克，薏米30克，忍冬藤、草薢各20克，木瓜、防己、海桐皮、牛膝各25克，甘草6克。一同用水煎服。本方可清热利湿、舒筋通络。

☺ 推荐中药材

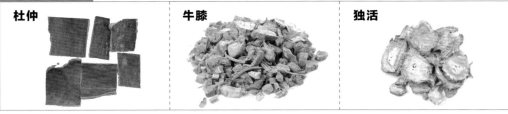

| 杜仲 | 牛膝 | 独活 |

杜仲栗子鸽汤

主料 乳鸽400克，栗子150克，杜仲50克。

辅料 盐适量。

制作流程

1. 乳鸽切块；栗子入开水中煮5分钟，捞起后剥去壳。
2. 下乳鸽块入沸水中余烫，捞起冲净后沥干水分。
3. 将鸽肉、栗子和杜仲放入锅中，加适量的水用大火煮开，再转小火慢煮30分钟，加盐调味即可。

功效 杜仲具有补肝肾、强筋骨、安胎气等功效，可治疗腰脊酸疼，足膝痿弱等症；鸽肉具有补肾、益气、养血之功效；板栗可补益肾气。三者配伍同用，对肝肾亏虚引起的腰酸腰痛有很好的疗效。

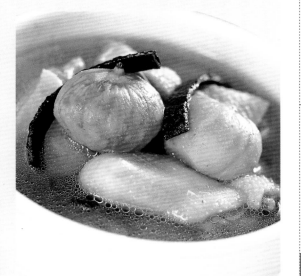

猪蹄炖牛膝

主料 猪蹄1只，牛膝15克，西红柿1个。

辅料 盐适量。

制作流程

1. 猪蹄剁成块，放入沸水中余烫后，捞起冲净。
2. 西红柿洗净，在表皮轻划数刀，放入沸水烫到皮翻开，捞起去皮，切块。
3. 将备好的材料和牛膝一起盛入锅中，加适量水以大火煮开，转小火续煮30分钟，加盐调味即可。

功效 本品具有活血调经、祛淤疗伤的功效，能改善腰部扭伤、肌肉拉伤症状。猪蹄可调补气血；牛膝可行气活血，还能补肾强腰，对腰部损伤、肌肉挫伤均有一定的疗效。

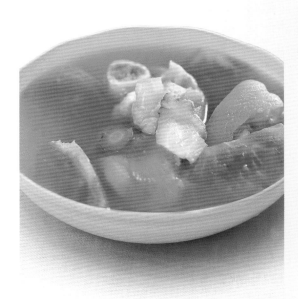

墨鱼粥

主料 干墨鱼200克，粳米500克，猪肉30克。

辅料 白胡椒粉8克，姜汁15毫升，葱汁20毫升，盐5克，味精2克。

制作流程

1. 将干墨鱼用清水泡软，扯去皮、骨，洗净，切成丁；猪肉洗净切丁；粳米淘洗干净。
2. 锅内注水，下入干墨鱼、猪肉、白胡椒粉、姜汁、葱汁，炖至五成熟。
3. 下粳米熬成粥，调入盐、味精即可。

功效 墨鱼能补益精气、养血滋阴；粳米能健脾胃、补中气；猪肉能滋阴润燥、补虚养血。三者共用，能强身健体、调和血脉，对腰肌劳损有一定的疗效。

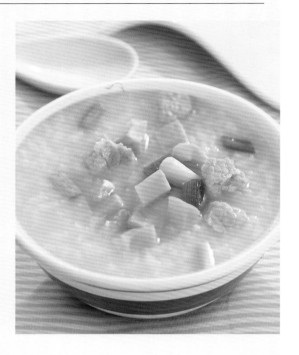

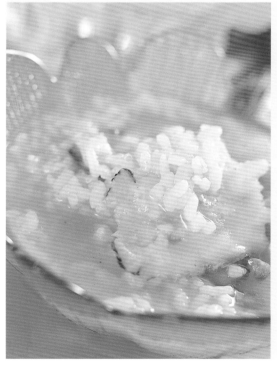

独活当归粥

主料 独活、当归各20克，粳米100克。

辅料 生姜15克，蜂蜜适量。

制作流程

1. 独活、当归、生姜均洗净，晾干。
2. 独活、当归先入锅加水适量，大火煮开后转小火煎煮半小时。
3. 捞去药渣，留汁，放入粳米、生姜煮粥，待粥温度低于60℃时加入蜂蜜即可食用。

功效 独活能祛风湿、散寒止痛；当归能补血和血、调经止痛、润燥滑肠，治跌打损伤。因此，本品能散寒除湿、活血止痛、通络除弊，适合风寒湿痹引起的腰部酸痛患者食用。

性欲减退　补气固体　益肾助阳

🔎 病症原因

不良情绪、患有泌尿生殖系统疾病，长期服用如镇静剂和抗高血压等药物、具有长期饮酒和吸烟等不良嗜好等，均会导致男性性欲减退。

🔎 主要表现

性欲减退的主要症状表现为性生活的接受能力障碍或初始性行为水平降低，性活动不易起动等。

❤ 中医解释

男子性欲减退，是指已婚者在较长一段时间内出现明显对性生活要求减少或缺乏的现象。

⊕ 生活调理

患者要过有规律的生活，劳逸结合，保证睡眠；不酗酒，不吸烟，这对提高性功能有积极的作用；平时可进行快速收缩与放松肛门的训练，每天坚持做200次，长久坚持，可使整个骨盆变得健壮，肌群富有弹性，能促进生殖器官的血液供应，有助于性快感的建立。

☺ 推荐食物

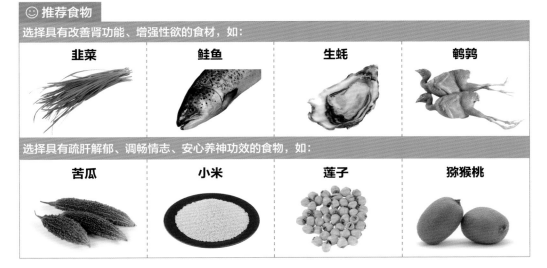

选择具有改善肾功能、增强性欲的食材，如：

| 韭菜 | 鲑鱼 | 生蚝 | 鹌鹑 |

选择具有疏肝解郁、调畅情志、安心养神功效的食物，如：

| 苦瓜 | 小米 | 莲子 | 猕猴桃 |

⊕ 民间偏方

❶海参适量，粳米100克。将海参浸透，剖洗干净，切片，同粳米煮为稀粥食用。本方可补肾阳、益精髓，能有效改善各种原因引起的性欲减退。

❷肉苁蓉50克，碎羊肉200克，粳米100克，生姜适量。将肉苁蓉切片，先放入锅内煮1小时，去药渣，加入羊肉、粳米和生姜同煮成粥，加入盐调味。本方适宜肾虚引起的性欲减退。

☺ 推荐中药材

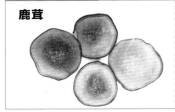

鹿茸

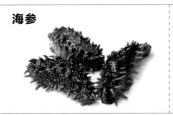

海参

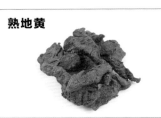

熟地黄

鹿茸山药熟地瘦肉汤

主料 山药30克，鹿茸、熟地黄各10克，瘦肉200克。

辅料 盐2克，味精少许。

制作流程

1. 山药去皮洗净，切块；鹿茸、熟地黄均洗净备用；瘦肉洗净切块。

2. 锅中注水，烧沸，放入瘦肉、山药、鹿茸、熟地黄，大火烧开后，转小火慢炖2小时。

3. 放入盐、味精调味即可。

功效 鹿茸能补肾壮阳、益精生血、强筋壮骨；熟地黄能滋阴补肾；山药能补脾养胃、补肾涩精，可用于脾虚食少、肾虚遗精。因此，此汤具有补精髓、助肾阳、强筋健骨的功效，可治疗性欲减退、滑精早泄等症。

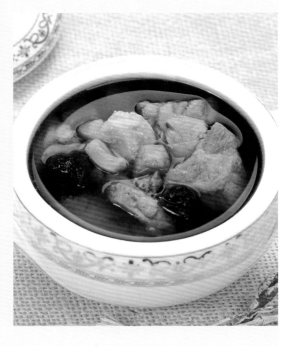

黄精海参炖乳鸽

主料 乳鸽1只，黄精、海参各适量，枸杞少许。

辅料 盐3克。

制作流程

1. 乳鸽洗净；黄精、海参均洗净、泡发。

2. 热锅注水烧开，然后下乳鸽汆透，捞出。

3. 将乳鸽、黄精、海参、枸杞放入瓦煲，注水，大火煲沸，改小火煲2.5小时，加盐调味即可。

功效 黄精能补气、养阴、益肾；乳鸽具有补肾、益气、养血的功效；海参能补肾益精、养血润燥。因此，本品对性欲减退者有一定疗效。

鲜人参煲乳鸽

主料 乳鸽1只，鲜人参30克，红枣10颗。

辅料 生姜5克，盐3克，味精2克。

制作流程

1. 乳鸽洗净；鲜人参洗净；红枣洗净，去核；生姜洗净去皮，切片。

2. 乳鸽入沸水中氽去血水后，捞出洗净。

3. 将乳鸽、鲜人参、红枣、姜片一起盛入煲中，再加适量清水，以大火炖煮2小时，加盐、味精调味即可。

功效 人参能大补元气、复脉固脱，可用于体虚欲脱、久病虚羸、阳痿宫冷、心力衰竭；乳鸽具有补肾、益气、养血的功效。因此，本品能补气固体，益肾助阳，对阳痿、遗精、性欲减退有一定疗效。

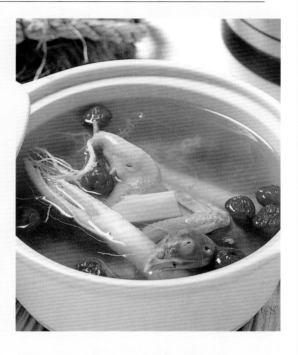

佛手瓜白芍瘦肉汤

主料 鲜佛手瓜200克，白芍20克，猪瘦肉400克。

辅料 蜜枣5颗，盐3克。

制作流程

1. 佛手瓜洗净，切片，焯水。

2. 白芍、蜜枣洗净；猪瘦肉洗净，切片，飞水。

3. 将清水800毫升放入瓦煲内，煮沸后加入以上用料，大火开滚后，改用小火煲2小时，加盐调味即可。

功效 佛手瓜具有舒肝解郁、理气和中、活血化淤的功效；白芍可补血养肝，对肝血不足、心神失养的抑郁患者大有益处。因此，本品对不良情绪引起的性欲减退有很好的疗效。

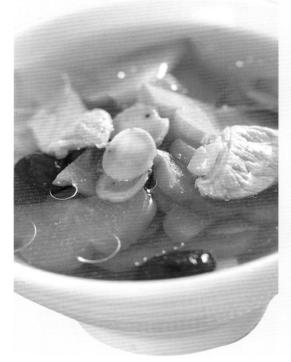

视力减退 清肝明目 健脾益血

病症原因

视力减退是一种常见的亚健康症状，生活及工作中用眼不当、用眼过度，均会导致视力减退。

主要表现

表现为近视、远视、散光、视物模糊等，通常还会伴随出现眼睛肿痛、眼睛干涩等症状。

中医解释

中医认为，视力减退是因禀赋不足、肝肾不足、气血虚弱，致使目失所养而导致的。

生活调理

长时间看书或看电脑、电视，都要适当让眼睛得到休息。注意光线适宜，光线太强会刺激视觉，造成瞳孔持续收缩，容易疲劳；光线太弱，瞳孔则会持续放大，也易疲劳。夏天太阳直射，较多的紫外线易损伤视力，因此出门尽量保护好自己的眼睛，以免眼睛受到伤害。

☺ 推荐食物

选择具有滋补肝肾、益气养血功效的食物，如：

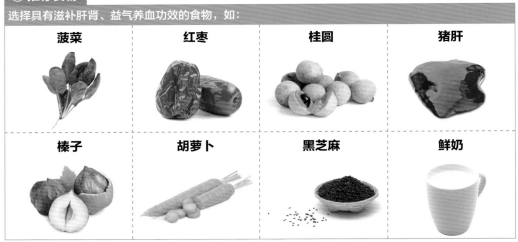

| 菠菜 | 红枣 | 桂圆 | 猪肝 |
| 榛子 | 胡萝卜 | 黑芝麻 | 鲜奶 |

民间偏方

❶视力减退按摩小偏方：洗净双手，眼睛微微闭上，眼球呈下视状态。以眼睛上眶缘为支撑，用手掌的下端，轻轻地按压眼球角膜上缘，由外向内侧按揉眼球。此法可缓解视力疲劳、预防近视。

❷视力减退食疗小偏方：鲜枸杞叶50克，猪心一个，花生油适量。将花生油烧热后，加入切片的猪心与枸杞叶，炒熟，加入食盐调味即可食用。本方可补肝益精、清热明目。

☺ 推荐中药材

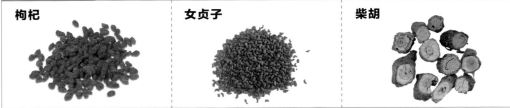

| 枸杞 | 女贞子 | 柴胡 |

枸杞田鸡汤

主料 田鸡2只，姜少许，枸杞10克。

辅料 盐适量。

制作流程

1. 田鸡洗净剁块，汆烫后捞出备用。

2. 姜洗净，切丝；枸杞以清水泡软。

3. 锅中加水1500毫升煮沸，放入田鸡、枸杞、姜丝，煮滚后转中火续煮2~3分钟，待田鸡肉熟嫩，加盐调味即可。

功效 田鸡肉有清热解毒、消肿止痛、补肾益精、养肺滋肾的功效；枸杞可清肝明目。因此，此汤具有滋阴补虚、健脾益血、清肝明目的功效。

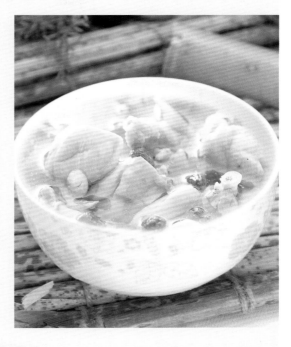

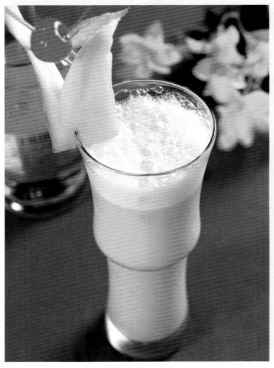

女贞子蜂蜜饮

主料 女贞子8克，蜂蜜10克，百香果汁25克，鸡蛋1个，橙汁10毫升，雪糕1个。

辅料 冰块适量。

制作流程

1. 取适量冰块放入碗中，再打入鸡蛋；女贞子洗净，煎汁备用。

2. 碗中再加入雪糕、蜂蜜、橙汁、百香果汁、女贞子汁。

3. 一起搅打成泥即可饮用。

功效 蜂蜜中含有丰富的抗氧化剂，能清除体内的垃圾，有抗癌、防衰老的作用；女贞子有滋阴补肾的功效，对肾阴虚引起的视力减退有很好的疗效。

陈皮猪肝汤

主料 佛手、山楂、陈皮各10克，丝瓜30克，猪肝适量。

辅料 盐、香油、料酒各适量。

制作流程

1. 将猪肝洗净、切片；佛手、山楂、陈皮洗净，加沸水浸泡1小时后去渣取汁。
2. 碗中放入猪肝片，加药汁、盐、料酒、丝瓜，隔水蒸熟。
3. 将猪肝取出，向碗中放少许香油调味服食，饮汤。

功效 猪肝能补血，常食可预防眼睛干涩、疲劳，可调节和改善贫血病人造血系统的生理功能。因此，此汤具有清肝解郁、通经散淤、解毒消肿的功效，对视力减退者有较好的食疗功效。

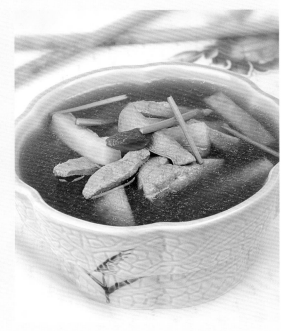

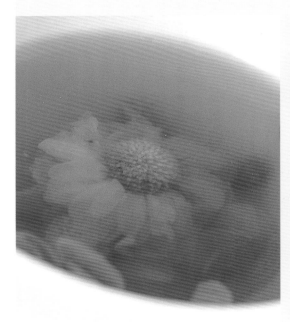

柴胡菊花枸杞茶

主料 柴胡、枸杞各10克，菊花5克。

辅料 砂糖适量。

制作流程

1. 柴胡放入煮锅，加500毫升水煮开，转小火续煮约10分钟。
2. 陶瓷杯先用热水预热，再将枸杞、菊花、砂糖放入，取柴胡汁冲泡，约泡2分钟即可。

功效 柴胡、枸杞、菊花都具有养肝明目之功效。肝开窍于目，肝气不顺、肝火升旺都会表现在眼睛上，此茶能改善两眼昏花、红痒涩痛等症状。

食欲不振　暖胃健脾　消食化积

🔍 病症原因

主要有以下原因：❶过度的体力劳动或脑力劳动，会引起胃壁供血不足，胃液分泌减少，使胃消化功能减弱；❷胃经常处于饥饿状态，久之会造成胃黏膜损伤，引起食欲不振；❸情绪紧张也会导致胃酸分泌失调，引起食欲不振；❹暴饮暴食使胃过度扩张，食物停留时间过长，轻则造成胃黏膜损伤，重则造成胃穿孔；❺经常吃生冷食物，尤其是睡前吃生冷食物易导致胃寒，从而出现恶心、呕吐、食欲不振的症状。

❤ 中医解释

食欲不振是指饮食的欲望减退。严重的食欲不振称为厌食。

⊕ 生活调理

饮食上要做到定时、定量、定质，不能因为繁忙而在饮食上马虎从事，饥一顿、饱一顿对人体健康是无益的。戒烟、忌酒，并做适量运动。

☺ 推荐食物

选择能缓解厌食，促进胃肠消化，减轻腹胀的食物，如：

猪肚	土鸡	山楂	南瓜

选择蛋白质含量高、易消化的食物，如：

猪肝	瘦肉	鱼	鸡蛋

⊕ 民间偏方

❶胃阴亏虚型厌食小偏方：将30克青梅和100毫升黄酒放入瓷碗中，置蒸锅中炖20分钟，去渣后饮用，有滋阴、开胃、止痛的作用。

❷胃热脾虚型厌食小偏方：取绿豆、粳米洗净放入锅中，加适量水，以小火慢慢熬煮成粥，每天早晚作正餐食用，可健脾胃、祛内热。

☺ 推荐中药材

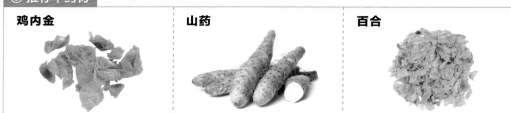

鸡内金	山药	百合

内金核桃燕麦粥

主料 燕麦50克，鸡内金20克，核桃仁、玉米粒、鲜奶各适量。

辅料 白糖3克。

制作流程

1. 燕麦泡发洗净；核桃仁去杂质；鸡内金洗净。

2. 锅置火上，加入少量水，倒入鲜奶，放入燕麦煮开。

3. 加入核桃仁、鸡内金、玉米粒同煮至浓稠状，调入白糖拌匀即可。

功效 燕麦能健脾益气、补虚止汗、养胃润肠；鸡内金能消积滞、健脾胃，治食积胀满、呕吐反胃、疳积、消渴。因此，本品适合食欲不振者食用。

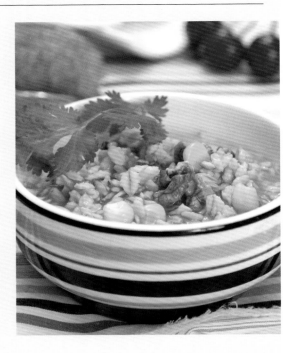

莲子山药甜汤

主料 银耳100克，莲子、百合各1/2碗，红枣5~6颗，山药1小段。

辅料 冰糖适量。

制作流程

1. 银耳洗净，泡开备用；红枣上划几个刀口。

2. 银耳、莲子、百合、红枣同时入锅煮约20分钟，待莲子、银耳被煮软，再将已去皮切块的山药放入一起煮。

3. 最后放入冰糖调味即可。

功效 莲子可健脾养心；山药可益肾涩精；红枣可补心补血；百合、银耳可滋阴润肺。因此，本品适合食欲不振者食用。

胡椒猪肚汤

主料 猪肚1个，蜜枣5颗，胡椒15克。

辅料 盐适量。

制作流程

1. 猪肚先用盐、生粉搓洗，再用清水漂洗干净。

2. 将洗净的猪肚入沸水中余烫，刮去白膜后捞出，再将胡椒放入猪肚中，以线缝合。

3. 将猪肚放入砂煲中，加入蜜枣，再加入适量清水，大火煮沸后改小火煲2小时，猪肚拆去线后，加盐调味即可。

功效 胡椒可暖胃健脾；猪肚能健脾益气、开胃消食。两者合用可增强食欲。

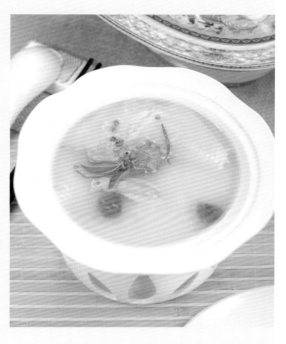

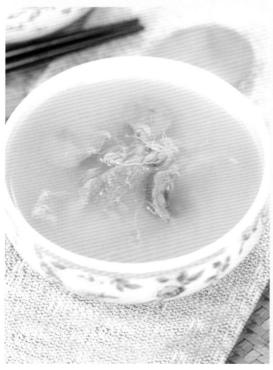

山楂麦芽猪腱汤

主料 猪腱、山楂、麦芽各适量。

辅料 盐2克，鸡精3克。

制作流程

1. 山楂洗净，切开去核；麦芽洗净；猪腱洗净，切块。

2. 锅上水烧开，将猪腱余去血水，再将其取出洗净。

3. 瓦煲内注水，用大火烧开，下猪腱、麦芽、山楂，改小火煲2.5小时后，加盐、鸡精调味即可。

功效 山楂、麦芽均有健脾益胃、消食化积的功效，可改善脾虚腹胀、饮食积滞等症状。

单纯性消瘦 补益虚损　健脾暖胃

病症原因

单纯性消瘦通常受饮食、生活习惯和心理等各方面因素的影响。如食物摄入量不足、偏食、厌食、生活不规律、缺乏锻炼、心理压力大、精神紧张和过度疲劳等，都会导致单纯性消瘦。

主要表现

患有单纯性消瘦的男性，一般容易表现出易疲劳、体力差、免疫力低、耐寒抗病能力弱等症状，也易患多种疾病。

中医解释

现代医学认为，单纯性消瘦又分为体质性消瘦和外源性消瘦两种类型。体质性消瘦主要为非渐进性消瘦，具有一定的遗传性；而外源性消瘦则通常受后天影响等所致。中医认为，单纯性消瘦主要由于内热亢盛，使机体消耗过盛；或脾气虚弱，生化之源不足所导致的。

生活调理

平时要多锻炼，加强体质。适当的运动可增强食欲，在一定程度上有利于增肥。

☺ 推荐食物

选择蛋白质、脂肪、热量含量均相对较高的食物，如：

羊肉	牛肉	鸡肉	猪肉
鸡蛋	牛奶	红糖	鸭肉

民间偏方

老母鸡1只，粳米100克，盐适量。将母鸡宰杀，剖洗干净，放入砂锅内，加入清水，水量高出鸡身。先用武火煮沸15分钟，再用文火煮3小时，熬成鸡汁。将粳米淘洗干净，入锅，加入先前熬好的鸡汁700毫升，加盐，煮沸后用文火煎熬20～30分钟，米熟烂即可。

☺ 推荐中药材

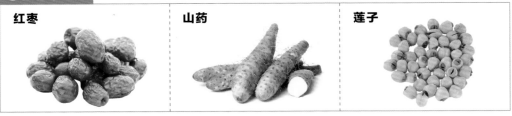

红枣	山药	莲子

推荐药膳

樱桃牛奶

主料 樱桃10颗，低脂牛奶200毫升。

辅料 蜂蜜少许。

制作流程

1. 将樱桃洗净、去核，放入榨汁机中榨成樱桃汁。
2. 将樱桃汁倒入杯中，加入牛奶、蜂蜜。
3. 搅匀后即可饮用。

功效 牛奶中所含碳水化合物为乳糖，有调节胃酸、促进胃肠蠕动和消化腺分泌的作用，可增强消化功能，增强钙、磷在肠道里的吸收。故本品对单纯性消瘦者有一定的补益作用。

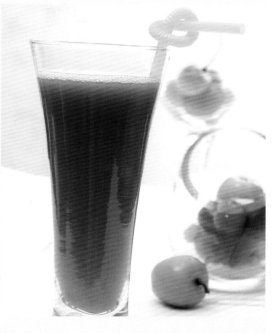

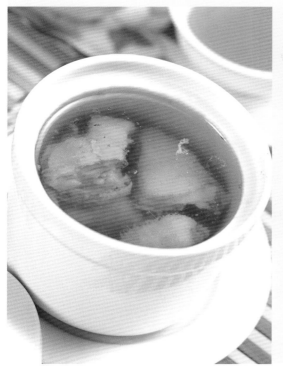

莲子土鸡汤

主料 土鸡300克，姜1片，莲子30克。

辅料 盐、鸡精、味精各适量。

制作流程

1. 先将土鸡剁成块，洗净，入沸水中焯去血水；莲子洗净，泡发。
2. 将鸡块、姜片、莲子一起放入炖盅内，加开水适量。炖盅放入锅中，炖蒸2个小时。
3. 最后加入盐、鸡精、味精调味即可。

功效 鸡肉有温中益气、补精添髓、益五脏、补虚损、健脾胃、强筋骨的功效；莲子能固精止带，补脾止泻，益肾养心。因此，本品能补虚损、健脾胃，对单纯性消瘦患者有很好的补益作用。

第三章 14种男性亚健康状态的药膳食疗

135

枸杞牛肉汤

主料 新鲜山药600克，枸杞10克，牛肉500克。

辅料 盐适量。

制作流程

1. 牛肉切块、洗净，氽烫后捞起，再用水冲净。
2. 山药削皮，洗净切块。
3. 将牛肉盛入煮锅，加入7碗水，以大火煮开，转小火慢炖1小时。
4. 加入山药、枸杞续煮10分钟，加盐调味即可。

功效 牛肉能提供优质蛋白、丰富的B族维生素及矿物质等，有益红细胞的形成与再生，可防止贫血，增进体力，并能促进体内脂肪、蛋白质、碳水化合物的代谢，以维持健康、调整机能。

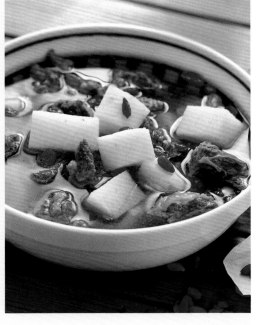

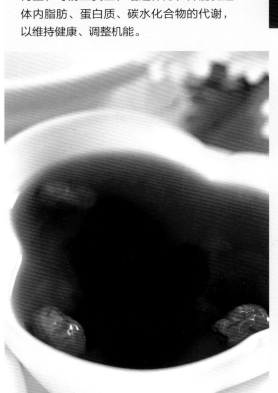

木耳红枣汤

主料 黑木耳30克，红枣10颗。

辅料 红糖30克。

制作流程

1. 将黑木耳用温水泡发，择洗干净，撕成小片。
2. 红枣洗净，去核，备用。
3. 锅内加水适量，放入黑木耳、红枣，文火煎沸10~15分钟，调入红糖即可。

功效 红糖有补中舒肝、止痛益气、调经和胃、活血化淤、健脾暖胃的功效；红枣能补脾和胃、益气生津、调营卫、解药毒，治胃虚食少、营卫不和。因此，此汤具有和血养容，滋补强身的功效，适用于贫血、消瘦者。

肥胖　清热解毒　润肠通便

病症原因

肥胖是一种由多种因素引起的慢性代谢性疾病，可分为单纯性肥胖和继发性肥胖。单纯性肥胖是由于遗传、机体脂肪细胞数目增多、过度饮食等造成脂肪大量堆积而导致的；继发性肥胖是由于其他一些健康问题所导致的。

主要表现

肥胖症主要表现为体内脂肪细胞的体积和数量异常增高，并在某些局部过多沉积。单纯性肥胖患者全身脂肪分布比较均匀，没有内分泌紊乱现象，也无代谢障碍性疾病。

中医解释

中医认为，肥胖多为本虚标实之症。本虚以气虚为主，病在脾、肾、肝、胆及心、肺，临床以脾肾气虚为主，肝胆疏泄失调亦可见。标实以膏脂、痰浊为主，常兼有水湿，亦兼血淤、气滞。

生活调理

生活中多做些运动，可先从小运动量活动开始，再逐步增加运动强度与运动时间。

☺ 推荐食物

选择具有增强饱腹感的食物，如

芹菜	土豆	白萝卜	黄豆芽

选择能促进脂肪代谢的食物，如：

山楂	菠萝	香蕉	苹果

民间偏方

❶体虚型肥胖小偏方：枸杞30克，水煎代茶饮，早晚各饮1次。具有平肝养目、润肺的功效，对因肥胖引起的腰痛、乏力等症有很好的疗效，同时也有一定的瘦身作用。

❷痰湿型肥胖小偏方：鲜荷叶30克，切碎，水煎代茶饮，连服60天为1疗程。具有清热、祛痰的功效，能辅助治疗肥胖症。

☺ 推荐中药材

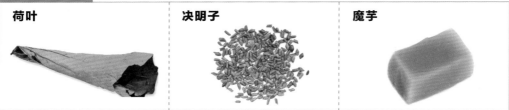

荷叶	决明子	魔芋

葛根荷叶田鸡汤

主料 田鸡250克，鲜葛根120克，荷叶15克。

辅料 盐、味精各5克。

制作流程

1. 将田鸡洗净，切小块；葛根去皮，洗净，切块；荷叶洗净，切丝。
2. 把全部用料一起放入煲内，加清水适量，武火煮沸，文火煮1小时。
3. 加盐、味精调味即可。

功效 田鸡肉能清热解毒、消肿止痛；葛根能升阳解肌、透疹止泻、除烦止温；荷叶能消暑利湿，治暑热烦渴、头痛眩晕、水肿。因此，本品能清热解毒、止湿止泻，可治身热烦渴、小便不利、大便泄泻、泻下秽臭、肠鸣腹痛等症。

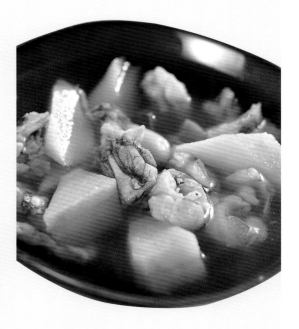

芹菜蔬果汁

主料 芹菜梗1支，西红柿1个，葡萄柚1瓣。

辅料 蜂蜜少许。

制作流程

1. 芹菜洗净，切段；西红柿洗净，切块；葡萄柚洗净，挤汁。
2. 将所有用料一起放入果汁机中搅拌。
3. 搅拌均匀后倒出，加蜂蜜调味即可。

功效 芹菜能清热除烦、利水消肿，可治水肿、小便热涩不利；西红柿具有降压利尿、健胃消食、凉血平肝的功效。因此，本品能祛除积滞在肝脏中的过氧化脂质，减轻肝脏负担，预防脂肪肝和肥胖症。

鲜笋魔芋面

主料 魔芋面条200克，茭白笋、玉米笋各100克，西兰花30克，大黄、甘草各5克。

辅料 盐2小匙，酱油1/2大匙，白芝麻1/4小匙。

制作流程

1. 大黄、甘草共同煎取药汁备用。
2. 茭白笋、玉米笋均洗净，切块；西兰花洗净，入滚水氽烫至熟，捞起。
3. 魔芋面条放入沸水中氽烫去味，捞起放入面碗内，加入茭白笋、玉米笋、西兰花、药汁及所有调味料，共同加热煮沸即可。

功效 魔芋可活血化淤、解毒消肿、宽肠通便，具有散毒、减肥等功效。

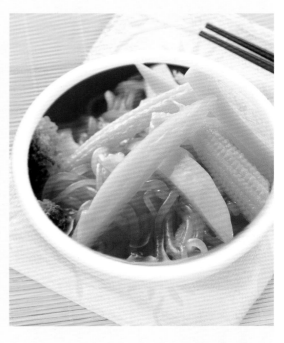

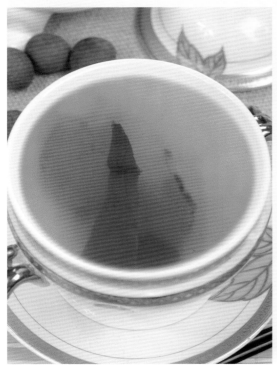

山楂荷叶泽泻茶

主料 山楂、泽泻各10克，荷叶5克。

辅料 冰糖10克。

制作流程

1. 山楂、泽泻冲洗干净。
2. 荷叶剪成小片，冲净。
3. 所有用料盛入锅中，加500毫升水以大火煮开，转小火续煮20分钟，加入冰糖，溶化即可。

功效 山楂能消食化积、行气散淤；泽泻能利水、渗湿、泄热。因此，此茶能降体脂、健脾、降血压、清心神，可预防肥胖症、高血压、动脉硬化等疾病。

多汗 敛阴固汗 益气补虚

🔍 病症原因

多汗症是指局部或全身皮肤出汗量异常增多的现象，分为全身性多汗症与局部性多汗症。引发多汗症的原因主要有两种：首先是疾病性，多见于内分泌失调和激素紊乱，如甲状腺功能亢进、垂体功能亢进、发热性疾病等；其次是功能性，大多与精神因素有关，如精神紧张、情绪激动、愤怒、恐怖及焦虑等。

🔍 主要表现

主要表现为全身或身体局部出汗异常。

♡ 中医解释

中医将多汗分为自汗与盗汗两种。自汗是指不因活动、天气、食物、药物等因素而自然汗出者；盗汗是指在睡梦中出汗，醒后即止者。中医认为，多汗乃因人体阴阳平衡失调，导致了阴虚火旺、肌表不固、汗液外泄。

⊕ 生活调理

多汗患者应保持良好的作息习惯，尽量避免熬夜，少吃辛辣及刺激性食物。积极参加户外运动，放松心情。

☺ 推荐食物

选择具有益气固表、敛阴止汗作用的食物，如：

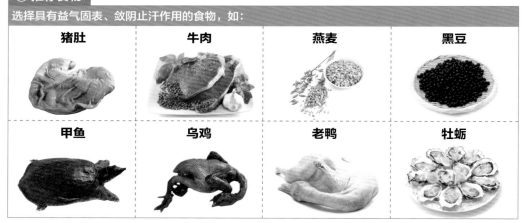

| 猪肚 | 牛肉 | 燕麦 | 黑豆 |
| 甲鱼 | 乌鸡 | 老鸭 | 牡蛎 |

⊕ 民间偏方

❶ 阴虚盗汗者可用当归六黄汤：当归、生地黄、熟地各15克，黄柏、知母各10克，生黄芪、鲜芦根各30克。诸药一同用水煎服。

❷ 气虚自汗者可用玉屏风散：生黄芪、煅猪骨肉、煅牡蛎、浮小麦各30克，炒白术、防风各15克，甘草6克。诸药一同用水煎服。

☺ 推荐中药材

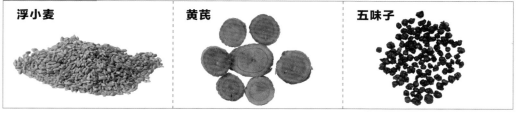

| 浮小麦 | 黄芪 | 五味子 |

推荐药膳

浮小麦黑豆茶

主料 黑豆、浮小麦各30克，莲子、黑枣各7颗。

辅料 冰糖少许。

制作流程

1. 将黑豆、浮小麦、莲子、黑枣均洗净；黑豆、莲子泡发。
2. 将以上用料放入锅中，加水1000毫升，大火煮开，转小火煲至熟烂。
3. 最后调入冰糖，搅拌溶化，代茶饮用。

功效 浮小麦是敛阴固汗的常用药；莲子、黑豆能滋阴补肾；黑枣能益气补血。本品对盗汗、自汗有很好的改善作用。

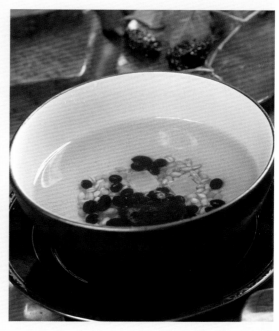

带鱼黄芪汤

主料 带鱼500克，黄芪30克，炒枳壳10克。

辅料 料酒、盐、葱段、姜片各适量。

制作流程

1. 将黄芪、炒枳壳洗净，装入纱布袋中，扎紧口，制成药包。
2. 将带鱼去头，斩成段，洗净。
3. 锅上火，倒入花生油后，将鱼段下锅稍煎，然后放入清水适量，放入药包、料酒、盐、葱段、姜片，煮至鱼肉熟，捡去药包、葱、姜即可。

功效 黄芪可益气补虚；炒枳壳能行气散结。故本品能行气散结、益气补虚。

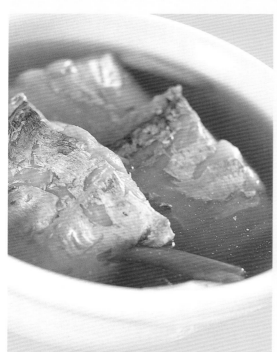

五味子爆羊腰

主料 羊腰500克，杜仲15克，五味子6克。

辅料 葱花、蒜末、盐、水淀粉各适量。

制作流程

1. 杜仲、五味子洗净共同煎汁。

2. 羊腰洗净，切小块，用水淀粉和药汁裹匀。

3. 烧热油锅，放入羊腰爆炒，熟嫩后，再放入葱花、蒜末、盐即可。

功效 羊腰能补肾气、益精髓；杜仲能补肝肾、强筋骨、安胎。本品有补肝益肾、强壮腰膝的功效，可治肾虚劳损、阳气衰败之多汗等症。

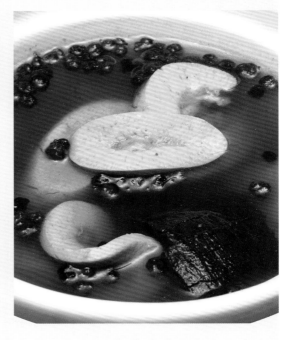

砂仁黄芪猪肚汤

主料 猪肚250克，银耳100克，黄芪25克，砂仁10克。

辅料 盐适量。

制作流程

1. 银耳以冷水泡发，去蒂，撕小块；猪肚洗净备用；黄芪、砂仁洗净备用。

2. 将猪肚氽水，切片。

3. 将猪肚、银耳、黄芪、砂仁一同放入瓦煲内，大火烧沸后再以小火煲2小时，最后加盐调味即可。

功效 黄芪、猪肚均有补气健脾、益卫固表的功效，可用于脾胃气虚所致的自汗等症。

尿频 温肾益气 固腰补肾

🔍 病症原因

正常成人白天排尿4~6次，夜间0~2次，次数明显增多的则被称为尿频。尿频只是一种症状，而并非疾病。引起尿频的原因较多，包括神经精神因素、病后体虚、寄生虫病等。

🔍 主要表现

尿频主要表现为排尿次数增多但每次尿量正常，故全日总尿量增多。更有甚者，尿频的同时，伴有尿急与尿痛。

♡ 中医解释

中医认为，尿频主要是由于体质虚弱、肾气不固、膀胱约束无能、其化不宣所致。此外，过于疲劳、脾肺二脏俱虚、上虚不能制下、土虚不能制水、膀胱气化无力，均可导致尿频。

⊕ 生活调理

患者应改善饮食结构，避免酸性物质摄入过量，要多吃富含植物有机活性碱的食品，以使身体达到酸碱平衡。要经常进行户外运动，养成良好的生活习惯，远离烟、酒。

☺ 推荐食物

选择具有补肾缩尿功效的食物，如：

牛肉	羊肉	猪小肚	板栗

阳气虚衰、小便清长者，应多吃富含植物有机活性碱的食品，如：

葡萄	西红柿	柠檬	赤小豆

⊕ 民间偏方

❶ 将新鲜猪膀胱洗净，不加盐煮熟。每天吃3次，每次吃15~30克，连续食用10~15天，此症便可明显好转。

❷ 取火麻仁、覆盆子各15克，杏仁、生白芍各10克，生大黄6克，枳壳、厚朴各5克，桑螵蛸12克。将以上药材共同用水煎，每日1剂，分2次服用。

☺ 推荐中药材

金樱子	益智仁	桑螵蛸

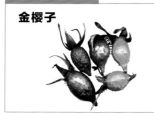 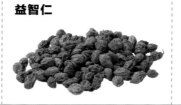 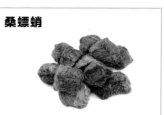

金樱糯米粥

主料 糯米80克，金樱子适量。

辅料 白糖3克。

制作流程

1. 糯米泡发，洗净；金樱子洗净，放入锅中，加适量清水煎取浓汁备用。
2. 净锅置火上，倒入清水，放入糯米，以大火煮至米粒开花。
3. 加入金樱子浓汁，转小火煮至粥呈浓稠状，调入白糖拌匀即可食用。

功效 金樱子味酸而涩，功专固敛，具有固精、缩尿的作用，对肾气亏虚导致的遗尿、尿频等症均有很好的疗效；糯米有健脾养胃、益气生津的作用。本品对脾肾虚弱型尿频患者有很好的调理效果。

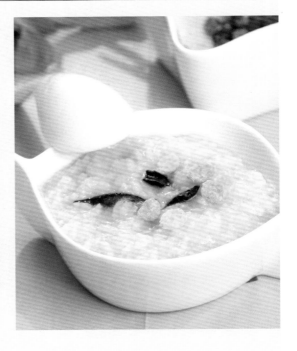

桂圆益智仁糯米粥

主料 桂圆肉20克，益智仁15克，糯米100克。

辅料 白糖、姜丝各5克。

制作流程

1. 糯米淘洗干净，放入清水中浸泡；桂圆肉、益智仁洗净备用。
2. 锅置火上，放入糯米，加适量清水煮至粥将成。
3. 放入桂圆肉、益智仁、姜丝，煮至糯米熟烂后，放入白糖调匀即可。

功效 桂圆肉能补益心脾、补气安神，治虚劳羸弱；益智仁能温脾暖肾、固气涩精，治腰腹冷痛、小便余沥、夜尿频多；糯米能温补脾胃。此粥具有补益心脾的功效，对脾虚引起的尿频有很好的食疗作用。

海螵蛸鱿鱼汤

主料 鱿鱼100克，补骨脂30克，桑螵蛸、红枣各10克，海螵蛸50克。

辅料 盐、味精、葱花、姜各适量。

制作流程

1. 将鱿鱼泡发，洗净，切丝；海螵蛸、桑螵蛸、补骨脂、红枣均洗净。

2. 将海螵蛸、桑螵蛸、补骨脂共同水煎取汁，去渣。

3. 锅中放入鱿鱼、红枣，同煮至鱿鱼熟后，再加盐、味精、葱花、姜等调味即可。

功效 补骨脂能补肾助阳；海螵蛸能收敛止血、涩精止带。因此，本品具有温肾益气、固涩止遗的功效，适合因肾虚所导致的精液不固、遗精滑泄、夜尿频多等症患者食用。

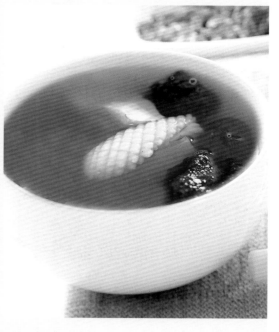

桑螵蛸红枣鸡汤

主料 桑螵蛸10克，红枣8颗，鸡腿1只。

辅料 鸡精5克，盐适量。

制作流程

1. 鸡腿剁块，放入沸水氽烫，捞起冲净。

2. 鸡腿、桑螵蛸、红枣盛入煲中，加适量水，以大火煮开，转小火续煮30分钟。

3. 加入鸡精和盐调味即可。

功效 桑螵蛸能补肾固精，可治遗精、白浊、小便频数、遗尿、赤白带下、阳痿、早泄等症。此品对肾虚引起的尿频有很好的疗效。

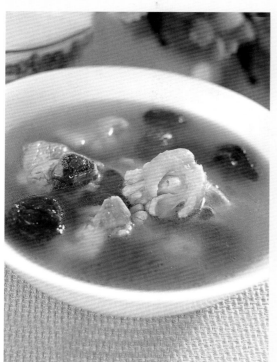

便秘　润肠通便　清热利湿

🔍 病症原因

中医认为，便秘主要由燥热内结、气机郁滞、津液不足和脾肾虚寒所引起。

🔍 主要表现

一般表现为每周排便少于2～3次（所进食物的残渣在48小时内未能排出）。

♥ 中医解释

便秘是指排便不顺利的症状，包括粪便干燥排出不畅和粪便不干亦难排出两种情况。

⊕ 生活调理

患者应养成每日定时排便的习惯，加强锻炼，忌长时间久坐、不活动。避免长期服用泻药和灌肠，否则易导致肠胃对药物的依赖，肠道蠕动功能减慢，形成习惯性便秘。

☺ 推荐食物

选择能润肠通便的食物，如：

芝麻	杨梅	青菜	无花果

选择富含B族维生素的食物，如：

黑米	香蕉	菠菜	土豆

⊕ 民间偏方

❶热毒便结小偏方：大黄3克，香油20毫升。先将大黄研末，与香油合匀，以温开水冲服，每日1剂。此方可峻下热结，适合内热便结、腹痛拒按的便秘患者食用。

❷体虚便秘小偏方：何首乌、胡桃仁、黑芝麻各60克，共研细末，每次服10克，每日3次。此方可温通开秘，适合老年男性气虚便秘。

☺ 推荐中药材

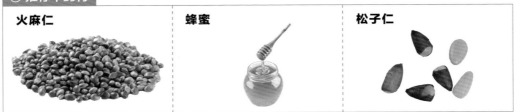

火麻仁	蜂蜜	松子仁

火麻仁粥

主料 粳米100克，火麻仁适量。

辅料 盐2克。

制作流程

1. 粳米泡发，洗净；火麻仁拣去杂质，洗净，沥干水分备用。

2. 锅置火上，倒入清水，放入粳米，以大火煮开，撇去浮在表面的泡沫。

3. 加入火麻仁，转中小火煮至粥呈浓稠状且冒气泡时，调入盐拌匀即可。

功效 火麻仁性平、味甘，质润多脂，能润肠通便，且又兼有滋养补虚作用，适用于体弱及津血不足的肠燥便秘症；粳米具有滋阴生津、濡养脾胃、润肠排毒的作用。有习惯性便秘者可常喝此粥。

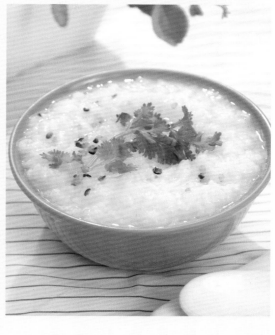

蜂蜜红茶

主料 蜂蜜15毫升，红茶250毫升。

辅料 冰块适量。

制作流程

1. 将冰块放入杯内大约2/3满。

2. 红茶放凉，倒入杯内。

3. 加入蜂蜜，最后将盖子盖上，摇匀即可饮用。

功效 蜂蜜有改善血液成分、促进心脑血管功能、降低血液中胆固醇含量的作用，还能润肠通便，适合高血压、心血管病患者、便秘患者食用；红茶可以帮助胃肠道消化，促进食欲，并且能够降低血压、预防心肌梗死、强壮心肌。

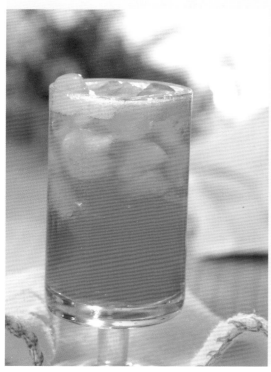

香蕉蜂蜜牛奶

主料 热牛奶200毫升，香蕉半根，蜂蜜10克。

辅料 橙子半个。

制作流程

1. 香蕉、橙子去皮，与蜂蜜一起放入果汁机内搅拌。

2. 待搅至黏稠状时，冲入热牛奶，再搅拌10秒钟。

3. 待温度适宜后即可食用。

功效 香蕉能排毒通便、防癌抗癌；牛奶是最佳的钙源，并且富含蛋白质，经常食用能改善机体微循环、促进新陈代谢；蜂蜜可滋阴润肠、排毒。本品适合经常便秘的人食用。

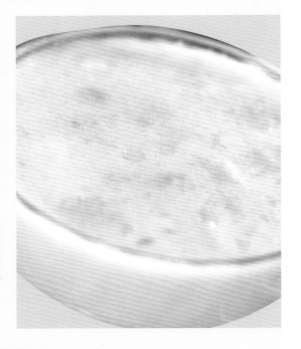

薏米煮土豆

主料 薏米50克，土豆200克，荷叶20克。

辅料 姜5克，葱10克，盐3克，味精2克，香油15毫升，料酒10毫升。

制作流程

1. 将薏米洗净，去杂质；土豆去皮，洗净，切3厘米见方的块；姜拍松；葱切成段。

2. 将薏米、土豆、荷叶、姜、葱、料酒同放炖锅内，加水，置大火上烧沸。

3. 转文火炖煮35分钟，加入盐、味精、香油调味即可。

功效 薏米能健脾补肺、清热利湿；荷叶能消暑利湿，健脾升阳，散淤止血；土豆中含有丰富的膳食纤维，常食不仅不会长胖，还能润肠通便。

耳鸣　滋阴补肾　养血补虚

🔍 病症原因

中医认为肾气通于耳，肾精虚衰，肾气不足，耳失濡养就会导致耳鸣。现代医学认为，耳鸣多由体内缺乏铁元素引起，缺铁使红细胞变硬，运氧能力下降，导致耳部养分供给不足，使听力下降。

🔍 主要表现

分为4个层次：❶轻度耳鸣。间歇发作，仅在夜间或安静的环境下出现耳鸣，如流水声；❷中度耳鸣。持续耳鸣，在十分嘈杂的环境中仍感到耳鸣，有时会影响心情，导致心烦易怒；❸重度耳鸣。持续耳鸣，严重影响听力和注意力，经常听不清别人的讲话，注意不到别人在和自己打招呼，时常心烦易怒；❹极重度耳鸣。长期持续的耳鸣，常有头晕目眩症状，面对面交谈都难以听清对方的讲话，患者难以忍受耳鸣带来的痛苦。

💛 中医解释

耳鸣是指自觉耳内鸣响，如闻蝉声，或如潮声。此症多发生于中老年男性，以及压力过大或工作环境嘈杂的青壮年。

☺ 推荐食物

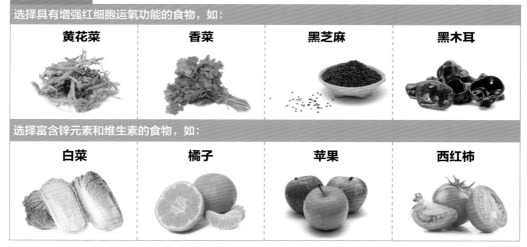

选择具有增强红细胞运氧功能的食物，如：			
黄花菜	香菜	黑芝麻	黑木耳
选择富含锌元素和维生素的食物，如：			
白菜	橘子	苹果	西红柿

➕ 民间偏方

血虚型耳鸣：将15克鸡血藤、15克熟地黄、12克当归、10克白芍均洗净，放清水中浸泡2小时，浸泡以后，将这4种药材放入锅中，加适量水煎煮40分钟后去渣取汁，即可饮用。本方可滋养肝肾、明目解毒、补益精血，为人体补充铁元素。

☺ 推荐中药材

熟地黄	黄精	人参
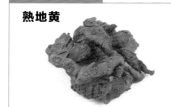	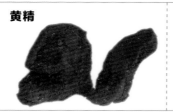	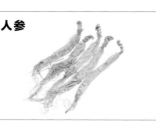

熟地当归鸡

主料 熟地黄25克，当归20克，白芍10克，鸡腿1只。

辅料 盐适量。

制作流程

1. 鸡腿洗净剁块，放入沸水汆烫、捞起冲净；熟地黄、当归、白芍分别用清水快速冲净。
2. 将鸡腿和所有药材放入炖锅中，加清水适量，以大火煮开，转小火续炖30分钟。
3. 起锅后，加盐调味即可。

功效 本品具有养血补虚的功效，对耳鸣患者有很好的食疗作用。老年人经常食用，既可补血又能滋肾。

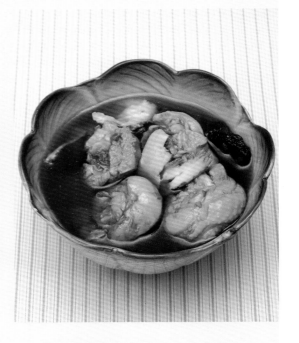

黄精黑豆塘虱汤

主料 黑豆200克，黄精50克，生地黄10克，陈皮1角，塘虱鱼1条。

辅料 盐5克。

制作流程

1. 黑豆放入锅中，不必加油，炒至豆衣裂开，用水洗净，晾干。
2. 塘虱鱼洗净，去潺、去内脏；黄精、生地黄、陈皮分别用水洗净。
3. 向锅中加入适量水，煲至水滚后放入全部材料，用中火煲至豆软熟，加入盐调味即可。

功效 生地黄可凉血止血；黄精可滋阴补肾、养血补虚。本品对肝肾阴虚导致的耳鸣有很好的补益作用。

黑木耳猪尾汤

主料 猪尾100克，生地黄、黑木耳各少许。

辅料 盐2克。

制作流程

1. 猪尾洗净，切成段；生地黄洗净，切成段；黑木耳泡发，洗净，撕成片。

2. 净锅上水烧开，放入猪尾汆透，捞起冲洗干净。

3. 将猪尾、黑木耳、生地黄放入炖盅，加入适量水，大火烧开后改小火煲2小时，加盐调味即可。

功效 黑木耳具有增强红细胞运氧功能的作用，对耳鸣患者有很好的食疗作用。

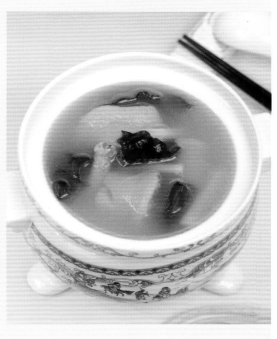

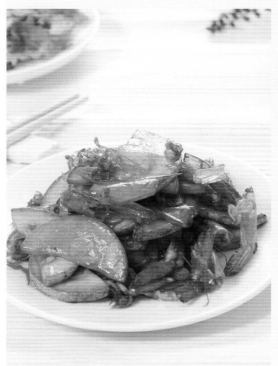

虾皮西葫芦

主料 西葫芦300克，虾皮100克。

辅料 盐3克，酱油适量。

制作流程

1. 将西葫芦洗净，切片；虾皮洗净。

2. 锅中加入水烧沸，放入西葫芦后焯烫片刻，捞起，沥干。

3. 净锅中加入油烧热，放入虾皮炸至金黄色，捞起。

4. 锅中留有少量油，倒入西葫芦和虾皮，翻炒，再调入酱油和盐，炒匀即可。

功效 虾皮具有补肾的作用，其含有丰富的镁元素，对听力有重要的调节作用。

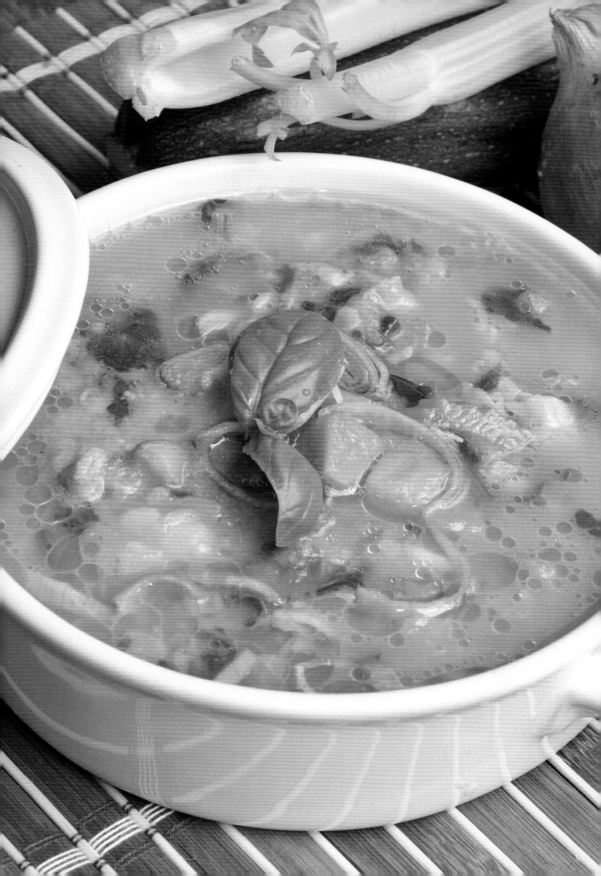

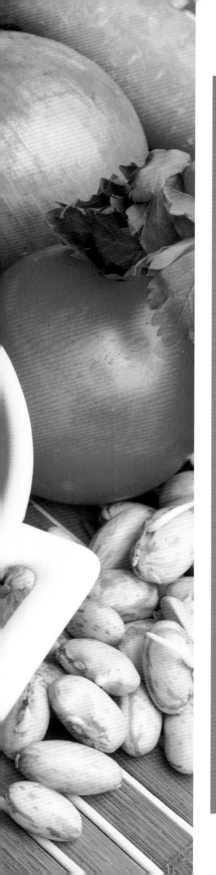

第四章

12种男科常见疾病的药膳食疗

　　男性往往对自身生殖系统缺乏认识，自我保健知识也知之甚少，加上自尊心强的原因，去医院看男科的频率很低，这些都为男科疾病的发生埋下了隐患。针对男性朋友所关心的病症，如阳痿、早泄、遗精、前列腺炎、男性更年期综合征等，本章从疾病解释、病症原因、饮食调养、生活调理，推荐药材、食材等方面作了详细讲解，并搭配了合理的药膳，以助您早日摆脱"难言之隐"。

尿路感染　清热解毒　利水消肿

🔍 疾病解释

尿路感染是指尿道黏膜或组织受到病原体的侵犯从而引发的炎症。根据感染部位，尿路感染可分为上尿路感染和下尿路感染，前者为肾盂肾炎，后者主要为膀胱炎。根据有无基础疾病，尿路感染还可分为复杂性尿路感染和非复杂性尿路感染。

🔍 病症原因

几乎各种感染源均可引起下尿路感染，但以细菌感染最为常见。通常把尿道炎分为淋球菌性和非淋球菌性两类。在常规检查和细菌培养时，大约90%的非淋球菌性尿道炎均无致病源发现，故将此种感染称为"非特异性尿道炎"。此外，滴虫和念珠菌也是"非淋球菌性尿道炎"的常见致病原。

➕ 饮食调养

1. ☑ 选用具有加速消炎排尿功能的中药材和食材，如车前子、金钱草、马齿苋、柳叶、石韦、苦瓜、青螺、西瓜、梨等。

2. ☑ 多饮水，最好可以保证每天的摄入量为1500～2000毫升。

3. ☑ 以清淡、富含水分的食物为主，如各种新鲜蔬果、汤类等。

4. ☒ 忌食猪头肉、鸡肉、蘑菇、带鱼、螃蟹、竹笋、桃子等发物。

5. ☒ 忌食刺激性食品，如葱、韭菜、蒜、胡椒、生姜等。

6. ☒ 忌食酸性食物，如猪肉、牛肉、鸡肉、鸭、蛋类、鲤鱼、牡蛎、虾，以及面粉、粳米、花生、大麦、啤酒等。

❤ 生活调理

每天饮水要适量，每2～3小时排尿一次，能避免细菌在尿路的繁殖，可降低尿路感染的发病率，这是预防尿路感染最实用有效的方法。注意生殖器的清洁，避免细菌经尿道口进入尿路，引发尿路感染，也要注意性生活的卫生。

推荐药材、食材

车前子	荸荠	绿豆	赤小豆
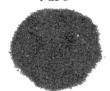	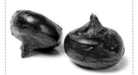	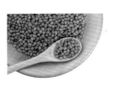	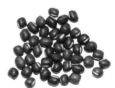

性寒，味甘。具有清热、利水、明目、祛痰的功效，可消除炎症，加速排尿，从而有利于细菌的排除，多用于湿热下注、小便淋漓、涩痛等症，常与木通、滑石等配伍应用。

性微凉，味甘；归肺、胃、大肠经。具有清热解毒、凉血生津、利尿通便、化湿祛痰、消食除胀的功效，可用于热病烦渴、痰热咳嗽、咽喉疼痛、小便不利、便血等症。

性凉，味甘；归心、胃经。具有降压、降脂、滋补强壮、调和五脏、保肝、清热解毒、消暑止渴、利尿通淋的功效。绿豆搭配蒲公英，两者同食，适用于多种炎症及尿路感染。

性平，味甘、酸。具有利水除湿、和血排脓、消肿解毒的功效。常用于治疗尿痛、血尿、泻痢、便血、痈肿等症。治疗尿路感染，可与荸荠、白茅根、金银花等有解毒利尿功效的药材同用。

薏米绿豆粥

主料 粳米60克，薏米40克，玉米粒、绿豆各30克。

辅料 盐2克。

制作流程

1. 粳米、薏米、绿豆均泡发洗净；玉米粒洗净。

2. 锅置火上，倒入适量清水，放入粳米、薏米、绿豆，以大火煮至开花。

3. 加入玉米粒煮至浓稠状，调入盐拌匀，即可食用。

功效 薏米可利水消肿、健脾去湿、舒筋除痹、清热排脓；绿豆可消肿通气、清热解毒。此粥具有清热解毒、利水消肿的功效，适宜尿路感染患者食用。

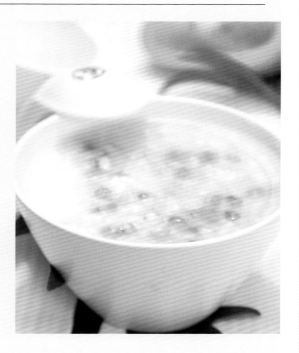

苦瓜牛蛙汤

主料 牛蛙250克，苦瓜200克，冬瓜100克。

辅料 清汤适量，盐6克，姜片3克。

制作流程

1. 将苦瓜去子，洗净，切厚片，用盐水稍泡；冬瓜洗净，切片备用。

2. 牛蛙洗净，切块，汆水备用。

3. 净锅上火倒入清汤，调入盐、姜片烧开，下牛蛙、苦瓜、冬瓜煲至成熟即可。

功效 苦瓜清热解暑、明目解毒；冬瓜清热化痰、除烦止渴。本品具有清热利尿、祛湿消肿等功效，适合尿路感染引起的尿道刺痛、小便不利的患者食用。

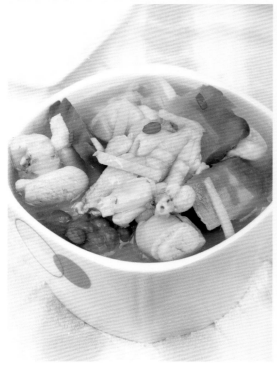

石韦蒸鸭

主料 石韦10克，鸭肉300克。

辅料 盐、清汤各适量。

制作流程

1. 石韦用清水冲洗干净，用布袋包好。
2. 鸭肉去骨、洗净，并将包好的石韦放入鸭肉中，加清汤，上笼蒸至鸭肉熟烂。
3. 捞起布袋并丢弃，加盐调味即可。

功效 石韦利水通淋、清肺泄热；鸭肉养胃生津、清热健脾。本品具有清热生津、利水通淋的功效，适合肾结石、尿路感染、急性肾炎等患者食用。

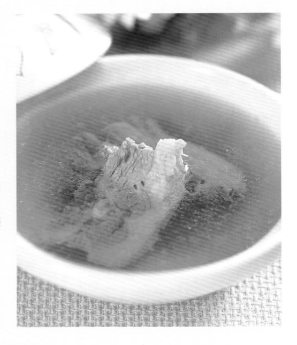

通草车前子茶

主料 通草、车前子、玉米须各5克。

辅料 砂糖15克。

制作流程

1. 将通草、车前子、玉米须洗净，盛入锅中，加350毫升水。
2. 大火煮开后，转小火续煮15分钟。
3. 最后加入砂糖即成。

功效 通草清热利尿、通气下乳；车前子能祛痰、镇咳、平喘。本品清泄湿热、通利小便，可治尿道炎、尿石症、小便涩痛、小便困难、短赤、尿血等症。

阳痿　补肾壮阳　益精养血

🔍 疾病解释

阳痿又称为勃起功能障碍，指男性在有性欲的情况下，阴茎不能勃起或能勃起但不坚硬，不能进行性交活动的症状。阳痿的发病率占成年男性的50%左右。

🔍 病症原因

有精神方面的因素，如因某些原因产生紧张心情；手淫成习或性交次数过多，使勃起中枢经常处于紧张状态；阴茎勃起中枢发生异常；一些重要器官患严重疾病以及患垂体疾病，睾丸因损伤或疾病被切除；患肾上腺功能不全或糖尿病，等等。

🔄 饮食调养

1. ☑ 选择具有提高性欲功能的中药材和食材，如淫羊藿、牛鞭、羊鞭、肉苁蓉、肉桂、人参、韭菜、泥鳅、鸡蛋、海藻、洋葱等。
2. ☑ 选用具有促进性功能的中药材和食材，如鹿茸、冬虫夏草、杜仲、枸杞、羊腰、猪腰、菟丝子等。
3. ☑ 下焦湿热引起的阳痿患者可选择具有解毒利湿功效的中药材和食材，如龙胆草、车前草、黄柏、木通、栀子、泽泻等。
4. ☒ 忌食降低性能力的饮品，如咖啡、碳酸饮料、浓茶、酒等。
5. ☒ 忌食肥腻、过甜、过咸的食物，如动物内脏、肥肉、奶油等。

❤ 生活调理

预防阳痿，要从其病因出发。如与恣情纵欲有关，应清心寡欲，戒除手淫，减少房事次数。如与全身衰弱、营养不良或身心过劳等因素有关，应适当补充相关营养成分，进补，并且注意劳逸结合。患者要树立起战胜疾病的信心，对性知识有充分的了解，消除心理因素。进行体育锻炼以增强体质。

推荐药材、食材

淫羊藿	鹿茸	海参	动物鞭
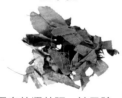	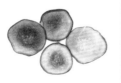	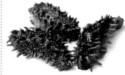	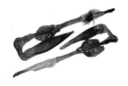
具有补肾壮阳、祛风除湿的功效，能增加精液分泌，刺激感觉神经，起到间接兴奋作用。淫羊藿提取液具有增加雄性激素的作用，可使精液变浓、精量增加。	具有补肾壮阳、益精生血、强筋壮骨的功效，可以提高人体的性腺功能，改善性功能低下引起的阳痿症状，还可用来治疗肾阳不足、精血亏虚所致的畏寒肢冷、早泄遗精。	性温，味甘、咸，归肝、肾经。具有补肾益精，壮阳的功效，可降火滋肾、通肠润燥；海参还具有提高记忆力、延缓性腺衰老，防止动脉硬化、糖尿病以及抗肿瘤等作用。	动物鞭主要有牛鞭、狗鞭、鹿鞭、驴鞭、羊鞭等。动物鞭有温补肾阳的功效，对肾阳不足所致的性欲低下、阳痿、遗精、男子不育、阴囊湿冷、腰膝酸软等症均有疗效。

三参炖三鞭

主料 牛鞭、鹿鞭、羊鞭各200克，花旗参、人参、沙参各5克，老母鸡1只。

辅料 盐5克，味精3克。

制作流程

1. 将各种鞭削去尿管，切成片。
2. 各种参洗干净；老母鸡洗净。
3. 用小火将老母鸡、三参、三鞭一起煲3小时，调入盐和味精调味即可。

功效 牛鞭、鹿鞭、羊鞭均是补肾壮阳的良药；人参、花旗参、沙参可益气补虚、滋阴润燥。本品可改善阳痿症状。

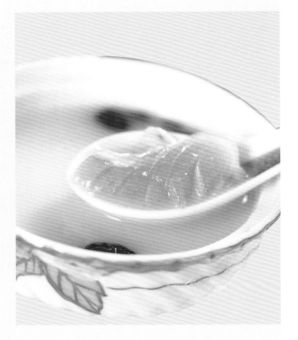

葱烧海参

主料 水发海参1个，葱段、黄瓜、圣女果各适量。

辅料 盐、花椒、料酒、胡椒粉、鸡精各适量。

制作流程

1. 黄瓜洗净，切片；圣女果洗净，对半切；海参洗净切段。锅中注水烧热，下海参，加料酒，小火煨20分钟后，捞出海参。
2. 起油锅，下花椒，放葱段、海参、盐、料酒、胡椒粉、水，小火慢烧入味。放鸡精调味装盘，再将黄瓜、圣女果摆盘即可。

功效 海参是上等滋补佳品，具有补肾壮阳、遗精养血的功效，对肾阳亏虚引起的阳痿遗精、虚劳瘦弱等均有很好的疗效。

牛鞭汤

主料 牛鞭1根。

辅料 姜1块，盐适量。

制作流程

1. 牛鞭切段，放入沸水中汆烫，捞出洗净备用；姜洗净，切片。

2. 锅洗净，置于火上，将牛鞭、姜片一起放入锅中，加水至盖过所有材料，以大火煮开后转小火慢炖约30分钟，关火。

3. 起锅前加盐调味即成。

功效 本品具有改善心理性性功能障碍的功效，适合心理紧张引起的阳痿、早泄等患者食用。但不宜多食，成年男性一天最多食一根牛鞭。

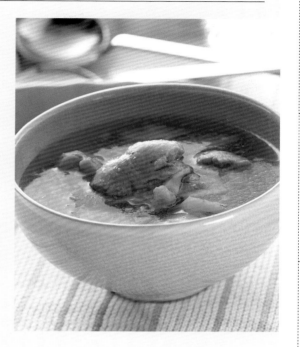

鹿茸黄芪煲鸡汤

主料 鸡500克，瘦肉300克，鹿茸、黄芪各20克。

辅料 生姜10克，盐5克，味精3克。

制作流程

1. 将鹿茸片放置清水中洗净；黄芪洗净；生姜去皮，切片；瘦肉切成厚块。

2. 将鸡洗净，斩成块，放入沸水中焯去血水后，捞出。

3. 锅内注入适量水，下所有原材料武火煲沸后，再改文火煲3小时，调入调味料即可。

功效 鹿茸可补肾壮阳、益精生血；黄芪可健脾益气、补虚。两者合用，对肾阳不足、脾胃虚弱、精血亏虚所致的阳痿早泄、尿频遗尿、腰膝酸软、筋骨无力等症均有较好的效果。

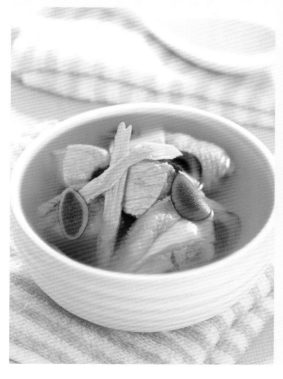

异常勃起症 活血化淤 益气补虚

🔍 疾病解释

阴茎异常勃起是指与性欲无关的阴茎持续勃起状态。阴茎持续勃起超过6小时已属于异常勃起。一般来说，阴茎异常勃起分为原发性和继发性。按血流动力学，阴茎异常勃起又分为低血流量型（缺血性）和高血流量型（非缺血性），前者因静脉阻塞（静脉阻塞性）所致，后者因异常动脉血注入（动脉性）所致。

🔍 病症原因

本病60%原因不明，40%可能与下述病因有关：阴茎或会阴部损伤；盆腔肿瘤或感染；白血病；镰状细胞性贫血；脊髓损伤；阴茎背静脉栓塞；应用大麻、罂粟碱等药物。近年来为治疗阳痿而向海绵体内注射血管活性药物，使阴茎异常勃起的发病率增多。

➕ 饮食调养

1. ☑ 选择具有镇静安神、清热利湿、清肝泻火、软坚散结的中药材和食材，如夜交藤、生地黄、当归、龙胆草、栀子、甘草、黄芩、车前子、女贞子、枸杞、黄柏、白芍、鳖甲、龟板、芦荟等。

2. ☑ 选择具有化淤通窍、消肿止痛的中药材和食材，如丹参、红花、赤芍、川芎、桃仁、麝香、降香、荔枝核、泽兰、泽泻、土鳖虫等。

3. ☒ 忌食辣椒、生姜、狗肉、羊肉、榴莲等辛辣刺激性食物及烟、酒。

4. ☒ 忌食辛辣、助火兴阳、伤阴的食物，如辣椒、胡椒、花椒、肉桂、葱、姜、蒜、茴香、河蚌、鸭、冬瓜、茄子等。

❤ 生活调理

生活中，男性要加强对阴茎异常勃起疾病的正确认识，消除害羞心理，积极配合治疗和护理。家人和医护人员要给予更多关心和鼓励。

推荐药材、食材

夜交藤	生地黄	丹参	红花

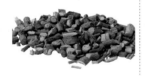 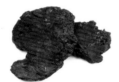 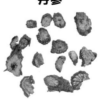 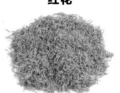

性平，味甘、微苦，归心、脾、肾、肝经。具有养心安神、通经活络的功效，对心肾不交引起的情绪亢奋、失眠多梦、梦遗、滑精以及异常勃起症均有一定的镇静作用。

性微寒，味甘、苦；归心、肝、肾经。具有滋阴清肝、凉血补血的功效。能清热、生津、润燥、滑肠、破淤、止痛、凉血、止血，对肝火旺盛引起的阴茎异常勃起症有很好的疗效。

性微寒，味苦。归心、心包、肝经。具有活血调经、祛淤止痛、凉血散结、除烦安神的功效，对血热淤滞所引起的阴茎异常勃起有一定的改善作用，可活血通络、化淤散结。

性温，味辛；归心、肝经。能活血通经、祛淤消肿，对血淤引起的阴茎异常勃起有一定的疗效，常与三棱、莪术、香附等药同用。

竹叶地黄粥

主料 竹叶、生地黄各适量，枸杞10克，粳米100克。

辅料 香菜少量，盐2克。

制作流程

1. 粳米泡发洗净；竹叶、生地黄黄均洗净，加适量清水熬煮，滤出渣叶，取汁待用；枸杞洗净备用。
2. 锅置火上，加水适量，下粳米，大火煮开后倒入已经熬煮好的汁液、枸杞。
3. 以小火煮至粥呈浓稠状，调入盐拌匀，放入香菜即可。

功效 生地黄具有滋阴清肝、凉血补血的功效，对肝火旺盛引起的阴茎异常勃起症有很好的疗效。

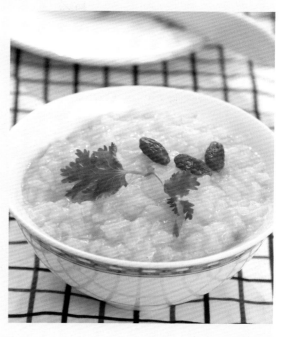

猪骨黄豆丹参汤

主料 猪骨400克，黄豆250克，丹参20克，桂皮10克。

辅料 料酒5毫升，盐、味精各适量。

制作流程

1. 将猪骨洗净、捣碎；黄豆去杂，洗净。
2. 丹参、桂皮用干净纱布包好，扎紧备用；砂锅加水，加入猪骨、黄豆、纱布袋，大火烧沸，改用小火炖煮约1小时，拣出布袋，调入盐、味精、料酒即可。

功效 丹参具有活血调经、祛淤止痛、凉血散结、除烦安神的功效，对血热淤滞所引起的阴茎异常勃起有一定的改善作用。

第四章 12种男科常见疾病的药膳食疗

161

青皮红花茶

主料 青皮、红花各10克。

制作流程

1. 青皮晾干后切成丝，与红花同入砂锅，加水浸泡30分钟，然后煎煮30分钟，用洁净纱布过滤，去渣取汁即成。
2. 当茶频频饮用，或早晚2次分服。

功效 红花能活血通经、祛淤消徵。此茶对血淤引起的阴茎异常勃起症有一定的疗效。

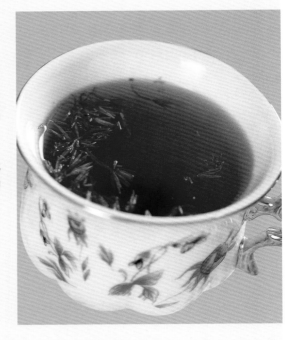

丹参槐花酒

主料 丹参、槐花各300克

辅料 米酒适量

制作流程

1. 将丹参、槐花切碎，倒入适量的米酒浸泡15天。
2. 滤出药渣，并压榨药渣出药汁，将药汁与药酒合并。
3. 再加入适量米酒，过滤后装入瓶中即可。每次10毫升，每日3次，饭前将酒温热服用。

功效 槐花味道清香甘甜，具有清热解毒、凉血止血的功效；丹参既止血又活血；米酒能活血化淤，益气补虚；三者合用，对血淤引起的异常勃起有一定疗效。

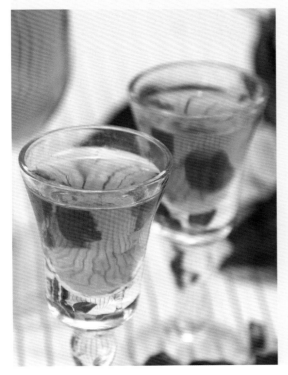

早泄 收敛固精 补肾助阳

🔍 疾病解释

早泄是指男子在阴茎勃起之后，未进入阴道之前或正当纳入以及刚刚进入而尚未抽动时便已射精，阴茎也随之疲软并进入不应期。中医认为，早泄是由于肾脏的封藏功能失调，肾中阳气不足以固摄精液，精关不固所致。

🔍 病症原因

现代医学认为，引发早泄的病因可分为器质性和心理性两种。器质性原因是指各种相关系统的疾病（如肥胖症、糖尿病、高脂血症）以及身体素质（如房事频繁、手淫过度）的差异影响；心理性原因多数是焦虑和恐惧情绪的存在（如工作压力大、精神紧张等）。

🔄 饮食调养

1. ☑ 选用有助于增强肾功能、壮阳益精的中药材和食材，如枸杞、巴戟天、淫羊藿、菟丝子、杜仲、猪骨肉、海马、狗肉、羊腰、猪腰、牡蛎、鹿鞭、牛鞭等。

2. ☑ 选用具有抑制精液过早排出的中药材和食材，如桑螵蛸、海螵蛸、覆盆子、金樱子、芡实、五味子等。

3. ☑ 食用蔬菜和水果，其中所含的维生素B₁能维持神经系统兴奋与抑制的平衡，如枣、青枣、葡萄、蜂蜜、芝麻、核桃、山药等。

4. ☒ 忌食辛辣、助火兴阳、伤阴的食物，如辣椒、胡椒、花椒、肉桂、葱、姜、蒜、茴香等。

5. ☒ 忌食生冷性寒、损伤阳气的食物，如冷饮、苦瓜、薄荷、西瓜等。

❤ 生活调理

早泄患者平时要多锻炼，多做慢跑、游泳、仰卧起坐、俯卧撑等有氧运动；注意控制体重，少烟酒；适当的手淫对身体有益处，但是要控制好频率；在性生活中应放松心情，调整好自己的情绪，消除紧张、自卑与恐惧的心理。

推荐药材、食材

桑螵蛸

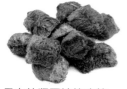

具有补肾固精的功效，可治肾虚遗精、滑泄。无梦而遗者就适宜以桑螵蛸为辅助药，再佐以补肾药和其他收涩药。虚甚者加芡实、锁阳、肉苁蓉、覆盆子等。

金樱子

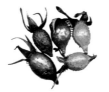

性平，味酸、涩。具有固精涩肠、缩尿止泻的功效。主治滑精、遗尿、脾虚泻痢、肺虚喘咳、自汗盗汗、崩漏带下等症。金樱子与芡实同用，可治肾虚遗精、尿频、脾虚泄泻。

莲子

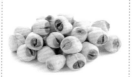

性平，味甘、涩，归脾、肾、心经。具有固精止带、补脾止泻、益肾养心的功效。主治早泄、遗精、滑精、腰膝酸软、脾虚泄泻、虚烦失眠等症。

海马

性温，味甘；归肝、肾经。具有补肾壮阳、调气活血的功效。对治肾阳亏虚，阳痿不举，肾关不固，遗精遗尿等症，常与鹿茸、人参、熟地黄等配伍应用。

莲子百合芡实排骨汤

主料 排骨200克，莲子、芡实、百合各适量。

辅料 盐3克。

制作流程

1. 排骨洗净，切块，余去血渍；莲子去皮，去莲心，洗净；芡实洗净；百合洗净泡发。
2. 将排骨、莲子、芡实、百合放入砂煲，注入清水，大火烧沸。
3. 改为小火煲2小时，加盐调味即可。

功效 莲子可止泻固精、益肾健脾；芡实具有收敛固精、补肾助阳的功效。本品适宜由肾虚引起的早泄、阳痿等患者食用。

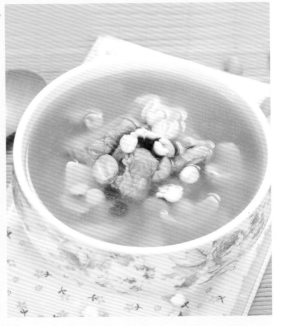

板栗猪腰汤

主料 板栗50克，猪腰100克，红枣、姜各适量。

辅料 盐1克，鸡精适量。

制作流程

1. 将猪腰洗净，切开，除去白色筋膜，入沸水余去表面血水，倒出洗净。
2. 板栗洗净剥开；红枣洗净；姜洗净，去皮切片。
3. 用瓦煲装水，在大火上滚开后放入猪腰、板栗、姜片、红枣，以小火煲2小时，调入盐、鸡精即可。

功效 板栗可补肾强骨、健脾养胃、活血止血；猪腰可理肾气、通膀胱、消积滞、止消渴。本品对肾虚所致的腰酸痛、肾虚遗精、耳聋、水肿、小便不利有很好的疗效。

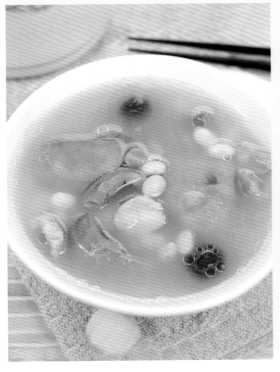

枸杞水蛇汤

主料 水蛇250克，枸杞30克，油菜10克。

辅料 高汤适量，盐5克。

制作流程

1. 将水蛇制净切片，氽水待用；枸杞洗净；油菜洗净。

2. 净锅上火，倒入高汤，下水蛇、枸杞，煲至熟时下油菜稍煮。

3. 最后加入盐调味即可。

功效 枸杞能清肝明目、补肾助阳，可治肝肾亏虚、头晕目眩、腰膝酸软、阳痿遗精、虚劳咳嗽、消渴引饮等症。

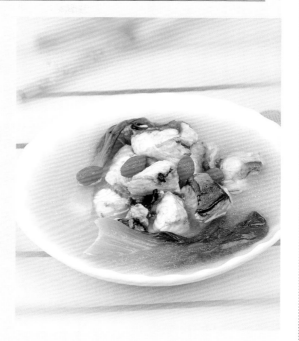

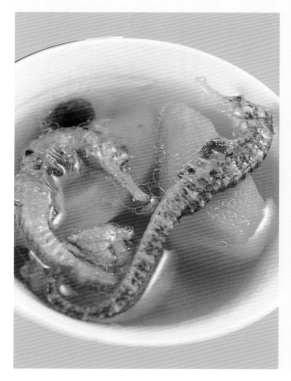

海马猪骨肉汤

主料 猪骨肉220克，海马2只，胡萝卜50克。

辅料 味精3克，鸡精2克，盐5克。

制作流程

1. 将猪骨肉斩件，洗净氽水；胡萝卜洗净去皮，切块；海马洗净。

2. 将猪骨肉、海马、胡萝卜放入炖盅内，加适量清水炖2小时。

3. 最后放入味精、盐、鸡精调味即可。

功效 海马具有强身健体、补肾壮阳、舒筋活络等功效；猪骨肉能敛汗固精、止血涩肠、生肌敛疮。本品对早泄患者有很好的食疗功效。

第四章 12种男科常见疾病的药膳食疗

遗精　补脾益肾　固精安神

疾病解释

遗精是指男性在没有性交的情况下精液自行泻出的现象，又名遗泄、失精。其分为梦遗和滑精两种，在梦境中遗精，称梦遗；无梦而自遗者，称为滑精。

病症原因

患者性知识缺乏；3/4患者常看黄色书刊或者色情电影；过度疲劳；外生殖器以及附属性腺的炎症刺激等。此外，体内贮存精子达到一定量时，没有以上的引发因素，也有可能发生遗精情况。中医认为，遗精多由肾虚精关不固，或心肾不交，或湿热下注所致。也可由劳心过度、妄想不遂造成。

饮食调养

1. ☑ 选用具有抑制精液排出功能的中药材和食材，如芡实、猪骨肉、山茱萸、莲子、牡蛎、紫菜、羊肉、猪腰、山药、枸杞、核桃等。

2. ☑ 选用具有抑制中枢神经功能的中药材和食材，如甲鱼、柏子仁、酸枣仁、朱砂、远志、合欢皮等。

3. ☑ 宜食高蛋白、营养丰富的汤粥类食物，如猪骨肉粥、鸡蛋芡实汤、莲子百合煲等。

4. ☒ 忌食过于辛辣之物，如酒、辣椒、胡椒、葱、姜、蒜、肉桂等。

5. ☒ 忌食含有咖啡因和茶碱的饮品，如咖啡、浓茶、碳酸饮料等。

生活调理

遗精患者首先要意识到此症乃是一种生理现象，切勿因此而增加自身的精神负担。同时也应该消除杂念，少看色情电影、电视、书画等，适当地参加其他文娱活动，加强体育锻炼，以陶冶情操、增强体质。

如发生遗精，切勿中途忍精，切勿用手捏住阴茎使精液不能流出。遗精后宜用温水清洗，切勿用冷水。

推荐药材、食材

芡实

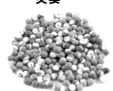

性平，味甘、涩。具有固肾涩精、补脾止泄的功效，可以帮助提高肾功能，可治遗精、早泄。芡实还具有缩尿、止泻的功效，常与金樱子、莲须、沙苑子配伍使用治疗夜尿、小便频数等症。

五味子

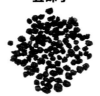

五味子具有敛肺、滋肾、生津、收汗、涩精的功效。主治肺虚喘咳、口干作渴、自汗、遗精、久泻久痢等症。还可治疗肝肾阴虚所引起的潮热盗汗、失眠多梦等症。

山茱萸

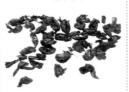

性微温、味酸；归肝、肾经。具有补肝肾、涩精气、固虚脱的功效。主治腰膝酸痛、眩晕、耳鸣、阳痿、遗精、小便频数、肝虚寒热、虚汗不止、心悸脉散。

远志

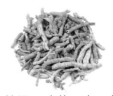

性温，味苦、辛；归心、肾、肺经。具有安神益智、祛痰、消肿的功效。对于心肾不交引起的失眠多梦、梦遗滑泄、健忘惊悸、咳痰不爽、疮疡肿毒、乳房肿痛等症均有一定疗效。

莲子芡实猪尾汤

主料 猪尾100克，芡实、莲子各适量。

辅料 盐3克。

制作流程

1. 将猪尾洗净，剁成块；芡实洗净；莲子去皮，去莲心，洗净。

2. 热锅注水烧开，将猪尾的血水滚尽，捞起洗净。

3. 把猪尾、芡实、莲子放入炖盅，注入清水，大火烧开，改小火煲煮2小时，加盐调味即可。

功效 莲子可止泻固精、益肾健脾；芡实具有收敛固精、补肾助阳的功效。本品适宜由肾虚引起的遗精、早泄、阳痿等患者食用。

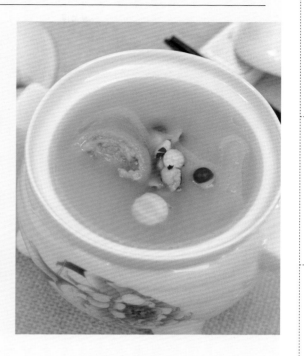

五子下水汤

主料 鸡内脏（鸡心、鸡肝、鸡胗）1份，菟蔚子、蒺藜子、覆盆子、车前子、菟丝子各10克。

辅料 姜2片，葱1棵，盐5克。

制作流程

1. 将鸡内脏洗净，切片；姜洗净，切丝；葱洗净，切丝；5种药材洗净。

2. 将5种药材放入棉布袋内，放入锅中，加水煎汁。

3. 捞起棉布袋丢弃，转中火，放入鸡内脏、姜丝、葱丝煮至熟，最后加盐调味即可。

功效 覆盆子可补肝益肾、固精缩尿；菟丝子可补肾益精、养肝明目。本品具有益肾固精、提升情趣指数的功效，十分适合肾虚阳痿、早泄滑精、腰酸胀痛等病症患者食用。

第四章 12种男科常见疾病的药膳食疗

三味鸡蛋汤

主料 鸡蛋1个，去芯莲子、芡实、山药各9克。

辅料 冰糖适量。

制作流程

1. 芡实、山药、莲子均用水洗净备用。
2. 将莲子、芡实、山药放入锅中，加入适量清水熬成药汤。
3. 加入鸡蛋煮熟，汤内再加入冰糖即可。

功效 莲子可止泻固精、益肾健脾；芡实收敛固精、补肾助阳；山药补脾养胃、生津益肺、补肾涩精。本品具有补脾益肾、固精安神的功效，可治疗遗精、早泄、心悸、失眠、烦躁、盗汗等。

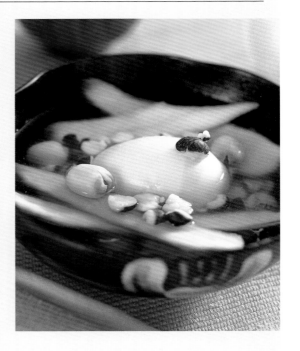

金锁固精鸭汤

主料 鸭肉600克，猪骨肉、牡蛎、蒺藜子各10克，芡实50克，莲须、鲜莲子各100克。

辅料 盐1小匙。

制作流程

1. 鸭肉洗净汆烫；将莲子、芡实冲净，沥干水分。
2. 将猪骨肉、牡蛎、蒺藜子、莲须洗净，放入纱布袋中，扎紧袋口。
3. 将莲子、芡实、鸭肉及纱布袋放入煮锅中，加水至没过材料，以大火煮沸，再转小火续炖40分钟左右，加盐调味即可。

功效 猪骨肉能敛汗固精、止血涩肠、生肌敛疮；芡实可收敛固精、补肾助阳。本品有补肾固精、温阳涩精的功效，适用于阳痿早泄、遗精等症，对于不育症也有很好的疗效。

血精　清热解毒　利湿泻火

疾病解释

血精的主要症状是性交时射出红色精液，多见于精囊炎。本病常与前列腺炎并发，其感染途径多为尿道和前列腺感染直接蔓延；其次是淋巴感染和血行感染。由于细菌的入侵，炎症的刺激，导致精囊充血，当性交时，平滑肌和血管收缩，以致精液中渗混大量的红细胞和脓细胞。

病症原因

中医认为，血精多由于病人肾阴不足，相火偏旺，迫血妄行；或因房事过多，血络受损，血随精流；或因湿热下注，熏蒸精室，血热妄行所致。因此，治疗本病应辨证施治。

饮食调养

1. ☑ 下焦湿热引起血精的患者应选择白茅根、车前草、苦参、通草、马齿苋、黄柏、绿豆、赤小豆、荸荠、苋菜、木耳、西瓜、甘蔗等中药材和食物。

2. ☑ 阴虚火旺引起的血精患者应选择生地黄、玄参、枸杞、女贞子、黄精、旱莲草、知母、石斛、银耳、菌菇类、西红柿、桑葚、百合等滋阴清热的药材和食物。

3. ☑ 淤血阻滞者应选择当归、赤芍、丹参、川芎、红花、三七、元胡等活血化淤的药材。

4. ☒ 忌食辛辣以及刺激性强的食物，如生姜、辣椒、花椒，特别是要戒烟戒酒，因为烟酒会加重前列腺以及精囊的负担。

生活调理

患者在患病期间要适当减少工作量，并避免高强度的锻炼。

在治疗期间要注意生殖器的卫生，因为血精多由生殖泌尿系统不卫生，导致感染引起的。

患者要保持良好轻松的心态，且多运动，因为运动可以增强身体的免疫能力，以减少被感染的机会。

推荐药材、食材

白茅根	赤芍	马齿苋	苋菜
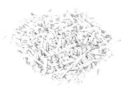	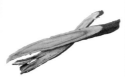	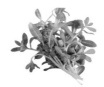	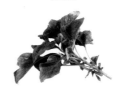
性寒，味甘；归肺、胃、膀胱经。具有凉血止血、清热利尿的作用，可治疗多种血热出血之证。治疗血热引起的血精，可与槐花、小蓟、生地黄、丹皮等药材配伍同用。	性微寒，味苦；归肝经。具有清热凉血、散淤止痛的功效。调治因血络受损等引起的血精症，可配伍小蓟、牡丹皮、丹参、三七等活血止血药。	马齿苋性寒，味酸。具有清热解毒、凉血止血的功效。故用治血热妄行引起的血精症，可单味药捣汁服，也可与白茅根、赤小豆等凉血利尿药同用。	性凉，味微甘；入肺、大肠经。具有清热利湿、凉血止血的功效。对湿热下注引起的血精症有较好的疗效，可与木耳、荸荠、芹菜等一同食用。

莲子茅根炖乌鸡

主料 萹蓄、土茯苓、茅根各15克，红花8克，莲子50克，乌鸡肉200克。

辅料 盐适量。

制作流程

1. 将莲子、萹蓄、土茯苓、茅根、红花洗净备用。
2. 乌鸡肉洗净，切小块，入沸水中汆烫，去血水。
3. 把全部用料一起放入炖盅内，加适量开水，炖盅加盖，文火隔水炖3小时，加盐调味即可。

功效 萹蓄、土茯苓、茅根均可清热利湿、消炎杀菌；莲子可健脾补肾、固涩止带；乌鸡可益气养血、滋补肝肾。本品适宜血精患者食用。

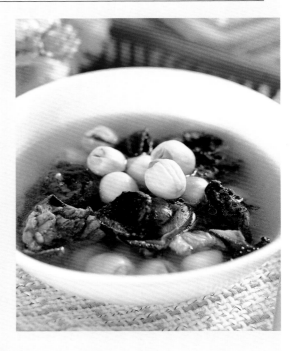

赤芍银耳饮

主料 赤芍、柴胡、黄芩、知母、夏枯草、麦门冬各10克，牡丹皮、玄参各8克，梨子1个，罐头银耳300克。

辅料 白糖120克。

制作流程

1. 将所有的药材洗净；梨子洗净，切块，备用。
2. 锅中加入所有药材，加上适量的清水煎煮成药汁。
3. 去渣取汁后，加入梨子、罐头银耳、白糖，煮至滚后即可。

功效 赤芍具有行淤止痛、凉血消肿的功效，对因血络受损及阴虚火旺引起的血精症均有很好的疗效。

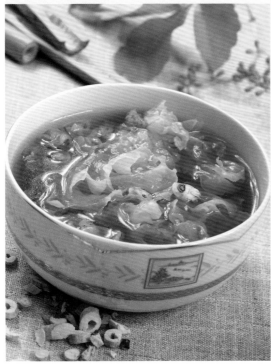

绿豆苋菜枸杞粥

主料 粳米、绿豆各40克，苋菜30克，枸杞5克。

辅料 冰糖10克。

制作流程

1. 粳米、绿豆均洗净泡发；苋菜洗净，切碎；枸杞洗净，备用。
2. 锅置火上，倒入清水，放入粳米、绿豆、枸杞煮至开花。
3. 待煮至浓稠状时，加入苋菜、冰糖稍煮即可。

功效 苋菜味甘、微苦，性凉，具有清热解毒、收敛止血、抗菌消炎、消肿、止痢等功效；绿豆可清热利湿、凉血止血。二者同食对血精有很好的食疗效果。

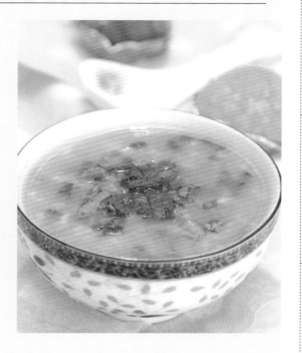

马齿苋荠菜汁

主料 萆薢10克，鲜马齿苋、鲜荠菜各50克。

制作流程

1. 把马齿苋、荠菜洗净，在温开水中浸泡30分钟，取出后连根切碎，放到榨汁机中，榨成汁。
2. 把榨后的马齿苋、荠菜渣及萆薢用温开水浸泡10分钟，重复绞榨取汁，合并两次的汁，过滤，放在锅里，用小火煮沸，即可饮用。

功效 马齿苋具有清热解毒、凉血止血的功效；荠菜可凉血止血、利尿除湿。本品能清热解毒、利湿泻火，对急性前列腺炎、尿路感染、痢疾、血精均有疗效。

少精无精症 滋补肝肾 固精缩尿

🔍 疾病解释

少精，是指精液中精子的数量低于正常有生育能力男子。无精指的是连续3次以上精液离心沉淀检查，均没有发现精子，一般可分为原发性无精症和梗阻性无精症两种。

🔍 病症原因

男性精索静脉曲张、隐睾症、生殖道感染、内分泌异常，以及长期酗酒、吸烟等，都会造成少精、无精。中医认为，少精、无精，多因先天不足，禀赋虚弱，肾精亏损；或恣意纵欲，房事不节，肾阴亏虚，虚火内生，灼伤肾精所致。因此，治疗本病主要从补肾强精、滋阴泻火两个方面着手，辨证施治。

➕ 饮食调养

1. ☑ 多吃一些富含赖氨酸、锌的食物，如鳝鱼、泥鳅、山药、银杏、黄豆、鸡肉、牡蛎等。

2. ☑ 多摄入具有补肾益精、涩精固泻功效的食物，如海参、菟丝子、覆盆子、山茱萸、莲子、山药、枸杞、猪腰、鸽子肉等。

3. ⊠ 肾阴虚者应少食燥热、辛辣刺激性食物，如羊肉、狗肉、花椒、辣椒、荔枝、生姜等。

4. ⊠ 肾阴虚者应少食寒凉、生冷食物，如冷饮、苦瓜、凉瓜、绿豆、西瓜、凉拌菜等。

❤ 生活调理

患者应保证足够的休息时间，避免熬夜。保持良好的心态，淡然对待，积极配合治疗，这些对预防和治愈无精症有很大的帮助。

经常按压足三里、涌泉穴；用艾条灸疗关元穴、中极穴，对此病有良好的治疗作用。

推荐药材、食材

菟丝子	覆盆子	鳝鱼	鹌鹑
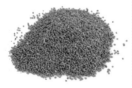	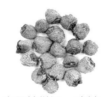	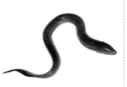	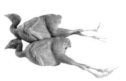
本品具有滋补肝肾、固精缩尿、安胎、明目、止泻的功效，可明显提高精子体外活动的能力。用于肾虚少精无精、腰膝酸软、肾虚胎漏、胎动不安、脾肾虚泻、遗精、消渴等症。	本品性微温，味甘、酸；入肝、肾经。既能收涩固精缩尿，又能补益肝肾。对肾虚少精无精而致不育有一定疗效，常与枸杞、菟丝子、五味子等同用。	鳝鱼具有补气养血、温阳健脾、滋补肝肾、祛风通络等功效，对气血亏虚所致的少精无精症有一定的改善作用，常食还可强健肾脏，改善肾功能。	鹌鹑的药用价值被视为"动物人参"。《本草纲目》中记载，鹌鹑有"补五脏，益精气，实筋骨"的功效，对身体虚弱、肾精亏虚引起的少精无精症有较好的食疗效果。

菟丝子煲鹌鹑蛋

主料 菟丝子9克,红枣、枸杞各12克,鹌鹑蛋(熟)400克。

辅料 料酒1毫升,盐适量。

制作流程

1. 菟丝子洗净,装入小布袋中,绑紧口;红枣及枸杞均洗净。
2. 红枣、枸杞及装有菟丝子的小布袋放入锅内,加入水。
3. 再加入鹌鹑蛋,最后加入料酒煮开,改小火继续煮约60分钟,加入盐调味,即可关火。

功效 菟丝子可滋补肝肾、固精缩尿,可用于肾虚少精无精、腰膝酸软、目昏耳鸣、肾虚胎漏、胎动不安、脾肾虚泻、遗精、消渴、尿有余沥、目暗等症。

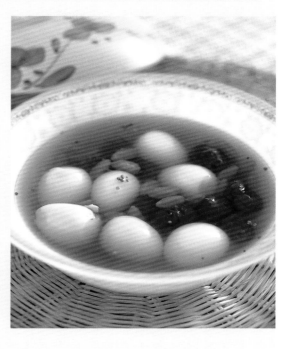

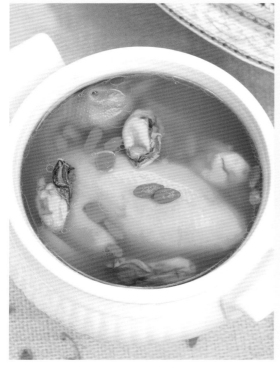

淡菜枸杞煲乳鸽

主料 乳鸽1只,淡菜50克,枸杞、红枣各适量。

辅料 盐3克。

制作流程

1. 乳鸽宰杀,去毛及内脏,洗净;淡菜、枸杞均洗净泡发;红枣洗净。
2. 锅加水烧热,将乳鸽放入锅中稍滚5分钟,捞起。
3. 将乳鸽、枸杞、红枣放入瓦煲内,注入水,大火煲沸,放入淡菜,改小火煲2小时,加盐调味即可。

功效 淡菜具有补肝肾、益精血的功效;乳鸽能补肝壮肾、益气补血、清热解毒、生津止渴。本品对少精无精患者有很好的食疗功效。

鳝鱼苦瓜枸杞汤

主料 鳝鱼300克，苦瓜40克，枸杞10克。

主料 高汤适量，盐少许。

制作流程

1. 将鳝鱼洗净切段，汆水；苦瓜洗净，去籽切片；枸杞洗净备用。
2. 净锅上火倒入高汤，下鳝段、苦瓜、枸杞，待烧开，调入盐煲至熟即可。

功效 鳝鱼可补气养血、温阳健脾、滋补肝肾；枸杞能清肝明目、补肾助阳。本品对气血亏虚所致的少精无精症有一定的改善作用。

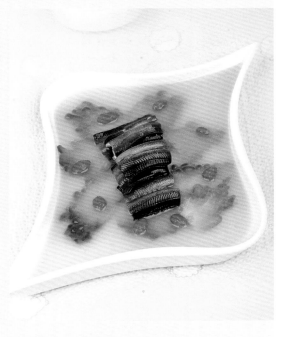

鹌鹑笋菇汤

主料 鹌鹑1只，冬笋20克，水发香菇、金华火腿各10克。

主料 葱末、鲜汤各适量，料酒、鸡精、胡椒粉、盐各少许。

制作流程

1. 鹌鹑洗净去内脏；冬笋、香菇洗净，切碎；火腿切末。
2. 砂锅上火，下油烧热，倒入鲜汤，放入以上除火腿以外的各种原料，再用大火煮沸。
3. 改小火煮60分钟，加火腿末稍煮，加入料酒、盐、葱末、鸡精、胡椒粉即可。

功效 鹌鹑具有补中益气、清利湿热的功效，对身体虚弱、肾精亏虚引起的少精无精症有较好的食疗效果。

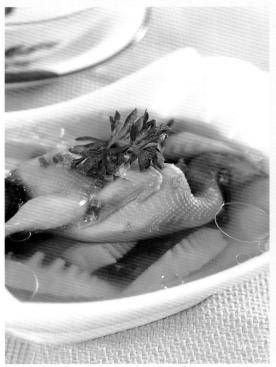

不射精症 补肾益精 益气补血

疾病解释

不射精症又称射精不能，是指具有正常的性欲，阴茎勃起正常，能在阴道内维持勃起及性交一段时间，甚至很长时间，但无性高潮出现，且不能射精。原发性不射精，其特点是无论在清醒状态还是在睡梦之中，从未有射精，多为先天器质性疾病所引起，这种情况较为少见。继发性不射精较为多见，通常有两种情况：其一是曾有在阴道内射精经历，由于某些原因导致目前在阴道内不能射精；其二是在阴道内不能射精，而以手淫或其他方式可以射精。

病症原因

中医认为，此病是淫欲过度，房事不节，导致肾阴亏损所致；也有因思虑过度，劳伤心脾，情志不遂所致。

饮食调养

1. ☑ 肾精不足、腰膝酸痛、头晕目眩的不射精患者应选择能滋补肝肾的药、食材，如菟丝子、杜仲、肉苁蓉、女贞子、山药、熟地黄、韭菜、核桃、乳鸽、鹌鹑等。

2. ☑ 阴虚火旺所致的性欲亢进、阴茎易举、性交而不射精、心烦少寐、遗精盗汗、两颧潮红者应选择能滋阴清热的食物，如生地黄、知母、黄柏、五味子、丹皮、地骨皮、桑葚、百合等。

3. ☑ 肾阳亏虚所致的性欲低下，性交而不射精，腰酸腿冷，四肢不温，夜尿频多者应选择能温补肾阳的食物，如附子、肉桂、吴茱萸、巴戟天、动物鞭、羊肉等。

4. ☒ 阴虚火旺所致的性欲亢进者应忌食燥热辛辣食物。

5. ☒ 肾阳亏虚所致的性欲低下者应忌食寒凉生冷食物，以免耗伤阳气。

生活调理

养成良好的生活习惯，戒除频繁手淫；戒烟酒；增强营养，提高身体素质；加强体育锻炼；改善居室环境，营造良好的性爱环境。

推荐药材、食材

菟丝子	巴戟天	附子	核桃
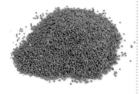	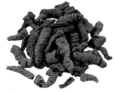	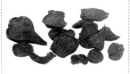	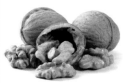
性平，味辛、甘；归肾、肝、脾经。具有补肾益精、养肝明目的功效，对于肾虚精少引起的不射精症有较好的疗效，可与枸杞、覆盆子、熟地黄、山萸肉等配伍使用。	性微温，味辛、甘；归肾、肝经。具有补肾助阳、祛风除湿的功效。可配淫羊藿、仙茅、枸杞，对治疗肾阳虚弱，命门火衰所致阳痿不育、不射精症有一定疗效。	性热，味辛、甘；归心、肾、脾经。具有补火助阳、散寒止痛的功效，对肾阳亏虚、命门火衰引起的精冷稀少不泄、腰膝酸软冷痛、四肢不温，有很好的改善作用。	核桃具有补肾温肺、润肠通便的功效，可治疗肾阳虚衰、腰痛脚弱、小便频数等症。常与杜仲、补骨脂、大蒜等同用，治肾亏腰酸、头晕耳鸣等症。

核桃生姜粥

主料 核桃仁15克，生姜5克，红枣10克，糯米80克。

辅料 盐2克，姜汁适量。

制作流程

1. 糯米置于清水中泡发后洗净；生姜去皮，洗净，切丝；红枣洗净，去核，切片；核桃仁洗净。

2. 锅置火上，倒入清水，放入糯米，大火煮开，再淋入姜汁。

3. 加入核桃仁、生姜、红枣同煮至浓稠，调入盐拌匀即可。

功效 核桃仁具有补肾温肺、润肠通便的功效，可治疗肾阳虚衰、腰痛脚弱、小便频数、不射精等症。

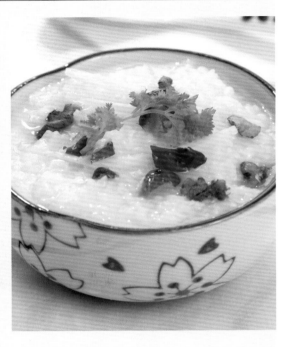

鸽子瘦肉粥

主料 鸽子1只，猪瘦肉100克，粳米80克。

辅料 料酒5毫升，生抽3克，姜末2克，盐、味精各3克，胡椒粉4克，香油、葱花各适量。

制作流程

1. 猪瘦肉洗净，剁成末；粳米淘净，泡好；鸽子洗净，切块，用料酒、生抽腌渍，炖好。

2. 锅中注水，下粳米以旺火煮沸，下猪瘦肉、姜末，中火熬煮至米粒软散。

3. 下鸽肉，将粥熬出香味，加盐、味精、胡椒粉调味，淋香油，撒上葱花即可。

功效 鸽子肉具有补肝壮肾、益气补血、清热解毒的功效，对肾虚引起的不射精症有很好的食疗功效。

灵芝鹌鹑汤

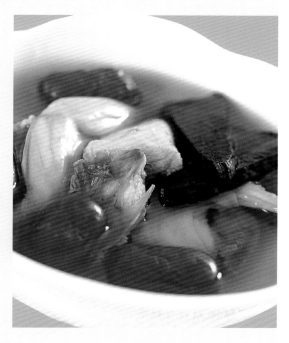

主料 鹌鹑1只，党参20克，灵芝8克，枸杞10克。

辅料 红枣5颗，盐适量。

制作流程

1. 灵芝洗净，泡发撕片；党参洗净，切薄片；枸杞、红枣均洗净，泡发。
2. 鹌鹑宰杀，去毛、内脏，洗净后汆水。
3. 炖盅注水，大火烧开，下灵芝、党参、枸杞、红枣以大火烧开，放入鹌鹑，用小火煲煮3小时，加盐调味即可。

功效 鹌鹑具有补中益气、清利湿热的功效，对身体虚弱、肾精亏虚引起的少精、无精、不射精者有较好的食疗效果。

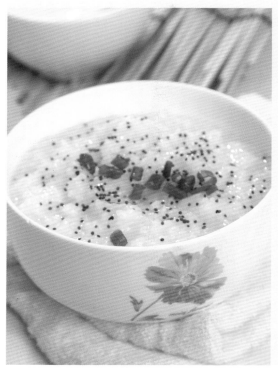

菟丝子粳米粥

主料 粳米100克，菟丝子适量。

辅料 白糖4克，葱5克。

制作流程

1. 粳米淘洗干净，置于冷水中浸泡半小时后捞出沥干水分，备用；菟丝子洗净；葱洗净，切花。
2. 锅置火上，倒入清水，放入粳米，以大火煮至米粒开花。
3. 再加入菟丝子煮至浓稠状，撒上葱花，调入白糖拌匀即可。

功效 菟丝子具有补肾益精、养肝明目的功效。本品对于肾虚精少引起的不射精症有较好的疗效。

前列腺炎 清热利水　解毒排脓

🔍 疾病解释

前列腺炎是指前列腺特异性和非特异性感染所致的急慢性炎症，从而引起全身或局部的某些症状。本病是成年男性的常见病之一，虽然不直接威胁生命，但会严重影响患者的生活质量。前列腺炎患者占泌尿外科门诊患者的8%～25%，约有50%的男性在一生中的某个时期会受到前列腺炎的影响。其症状多样，轻重也千差万别。

🔍 病症原因

前列腺结石或前列腺增生，淋菌性尿道炎等疾病；着凉，邻近器官炎性病变，支原体、衣原体、脲原体、滴虫等非细菌性感染；经常大量饮酒，吃刺激性食物，长时间固定坐姿。这些均容易诱发前列腺炎。

⊕ 饮食调养

1. ☑ 选用具有增加锌含量功能的中药材和食材，如枸杞、熟地黄、杜仲、牡蛎、腰果、金针菇、苹果、鱼类、贝类、莴笋、西红柿等。

2. ☑ 选用具有消炎杀菌功能的中药材和食材，如白茅根、苦参、冬瓜皮、车前草、洋葱、葱、蒜、花菜等。

3. ☑ 宜食含脂肪酸多的食物，如南瓜子、花生、核桃等果仁类食物。

4. ☑ 宜食新鲜水果、蔬菜、粗粮及大豆制品，如西瓜、荸荠、小麦、糙米、牛肉、鸡蛋等。

5. ☑ 宜食具有利尿通便作用的食物，如蜂蜜、绿豆、赤小豆等。

6. ☒ 忌食辣椒、生姜、狗肉、羊肉、榴莲等辛辣刺激性食物及烟、酒。

❤ 生活调理

前列腺炎患者应注重自我保健调理：多穿通风透气、散热好的内裤；春冬季节尤其注意防寒保暖；可在临睡前做自我按摩，具体方法如下，仰卧，左腿伸直，左手放在神厥穴上，用中指、食指、无名指三指旋转，同时，右手同样的三指放在会阴穴部做旋转按摩，做100次后换手，重复同样的动作。

推荐药材、食材

桑葚	白茅根	西瓜	花生
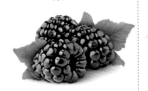	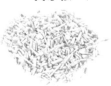	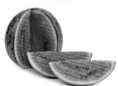	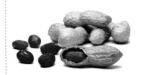
桑葚具有补血滋阴、生津润燥的功效，而且其富含锌元素。锌元素含量越高，前列腺自行消炎抗菌的能力就越强。所以常食桑葚对防治前列腺炎大有益处。	白茅根具有凉血止血、清热利尿的功效，其煎剂在试管内对痢疾杆菌有明显的抑制作用，表明其具有消炎杀菌的功效。	据《本经逢原》记载，西瓜能引心包之热，从小肠、膀胱下泻；能解太阳、阳明中渴及热病大渴。因此对湿热下注引起的前列腺炎有很好的辅助治疗作用。	花生富含多种不饱和脂肪酸，可加强前列腺功能，并有一定的延缓衰老的作用，对男性前列腺炎、前列腺增生均有一定的食疗作用。

西红柿烩鲜贝

主料 鲜贝200克，小西红柿150克。

辅料 葱段、鸡精各5克，高汤、淀粉各10克，盐3克。

制作流程

1. 鲜贝、小西红柿洗净，将小西红柿切成两半。

2. 炒锅入油，以中火烧至三成热时加入鲜贝及小西红柿，滑炒至熟，最后捞出沥干油。

3. 锅中留少许底油，爆香葱段，放入鲜贝、小西红柿炒匀，放入盐、鸡精、高汤调味，以淀粉勾芡即可。

功效 鲜贝和西红柿均富含锌，对男性前列腺炎有很好的食疗功效。

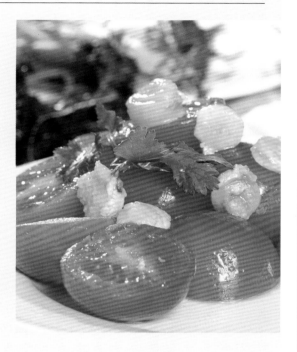

白菜薏米粥

主料 粳米、薏米各50克，芹菜、白菜各适量。

辅料 盐少许。

制作流程

1. 粳米、薏米均泡发洗净；芹菜、白菜均洗净，切碎。

2. 锅置火上，倒入清水，放入粳米、薏米煮至米粒开花。

3. 加入芹菜、白菜煮至粥稠时，调入盐拌匀即可。

功效 薏米具有利水消肿、健脾去湿、舒筋除痹、清热排脓的功效。本品清热利水、解毒排脓，患有前列腺炎的男性可经常食用。

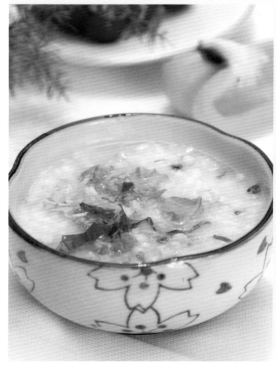

茅根冰糖粥

主料 鲜白茅根适量，粳米100克。

辅料 冰糖10克。

制作流程

1. 粳米泡发洗净；白茅根洗净，切段。
2. 锅置火上，倒入清水，放入粳米，以大火煮至米粒开花。
3. 加入白茅根煮至浓稠状，调入冰糖煮融即可。

功效 白茅根具有清热利尿、凉血止血的功效，对尿道炎、前列腺炎、急性肾炎、急性肾盂肾炎、膀胱炎皆有很好的疗效。

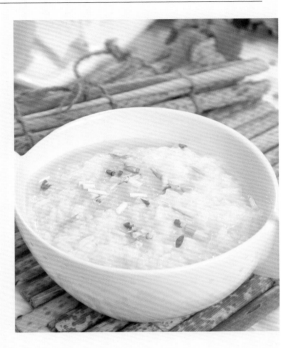

花生松子粥

主料 花生米30克，松子仁20克，粳米80克。

辅料 盐2克，葱8克。

制作流程

1. 粳米泡发洗净；松子仁、花生米均洗净；葱洗净，切花。
2. 锅置火上，倒入清水，放入粳米煮开。
3. 加入松子仁、花生米同煮至浓稠状，调入盐拌匀，撒上葱花即可。

功效 松子可强阳补骨、滑肠通便；花生富含多种不饱和脂肪酸，可加强前列腺功能，对男性前列腺炎、前列腺增生均有一定的食疗作用。

前列腺增生　清热利湿　利尿通淋

🔍 疾病解释

前列腺增生是老年男性常见疾病，其病因是由于前列腺逐渐增大，对尿道及膀胱出口产生压迫作用，导致泌尿系统感染、膀胱结石和血尿等并发症出现，可对老年男性的生活质量产生严重影响。前列腺增生症，旧称前列腺肥大，为前列腺的一种良性病变。

🔍 病症原因

发病原因与人体内雄激素与雌激素的平衡失调有关。病变起源于后尿道黏膜下的中叶或侧叶的腺组织、结缔组织及平滑肌组织，形成混合性圆球状结节。

⊕ 饮食调养

1. ☑ 前列腺增生患者宜选用能增加锌含量的中药材和食材，如桑葚、枸杞、熟地黄、杜仲、人参、牡蛎、腰果、金针菇、苹果、鱼类、贝类、莴笋、西红柿等。

2. ☑ 宜选用具有消炎杀菌功能的中药材和食材，如白茅根、冬瓜皮、南瓜子、洋葱、葱、蒜、花菜等。

3. ☑ 宜食具有利尿通便作用的食物，如车前子、玉米须、荸荠、西葫芦、冬瓜、蜂蜜、绿豆、赤小豆等。

4. ☒ 忌食辣椒、生姜、狗肉、羊肉、榴莲等辛辣刺激性食物；忌烟、酒。

♥ 生活调理

在性生活上既不纵欲，亦不禁欲。切忌长时间憋尿，以免损害逼尿肌功能加重病情。适度进行体育活动，有助于人体免疫力的增强，并可改善前列腺局部的血液循环。少食辛辣刺激之品，戒烟酒，并慎用壮阳食品与药品，以减少前列腺充血的机会。坚持清洗会阴部是前列腺增生症护理的一个重要环节，清洗要用温水。经常洗温水澡可以缓解肌肉与前列腺的紧张，对前列腺增生患者极有好处。

推荐药材、食材

玉米须	桃仁	南瓜子	西红柿
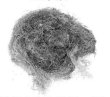	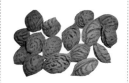	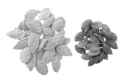	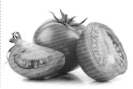
本品具有利水渗湿、消肿的功效。对于治疗湿热下注引起的前列腺增生，小便不利，可单用玉米须大剂量煎服；或与泽泻、冬瓜皮、赤小豆等利尿通淋药同用。	性平，味苦、甘；归心、肝、大肠经。具有活血祛瘀，润肠通便，止咳平喘的作用，对治疗血瘀型前列腺增生有一定的疗效，可与车前草、玉米须、白茅根等利尿药配伍使用。	南瓜子富含锌和不饱和脂肪酸，常食对男性前列腺有较好的保护作用。每天嚼服30克（剥壳）南瓜子，同时按压关元穴100次，1月为1疗程，对前列腺增生有很好疗效。	西红柿富含番茄红素，番茄红素被人体吸收后聚集于前列腺、肾上腺等处，可促使前列腺液分泌旺盛，维护射精功能。番茄红素还能清除自由基，保护细胞，对前列腺癌有很好的预防作用。

玉米须鲫鱼汤

主料 鲫鱼450克，玉米须150克，莲子肉5克。

辅料 盐少许，味精3克，葱段、姜片各5克。

制作流程

1. 鲫鱼洗净，在鱼身上划几刀。
2. 玉米须洗净；莲子洗净。
3. 油锅炝香葱、姜，下鲫鱼略煎，加入水、玉米须、莲子肉煲至熟，调入盐、味精即可。

功效 玉米须具有清热利湿、利尿通淋的功效。本品对湿热下注引起的前列腺增生有很好的食疗作用。

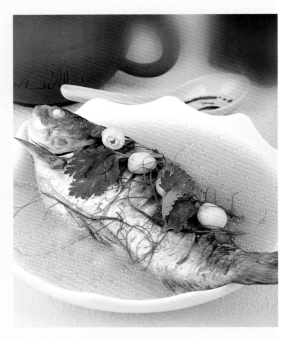

腰果糯米甜粥

主料 腰果20克，糯米80克。

辅料 白糖3克，葱8克。

制作流程

1. 糯米泡发洗净；腰果洗净；葱洗净，切成花。
2. 锅置火上，倒入清水，放入糯米煮至米粒开花。
3. 加入腰果同煮至浓稠状，调入白糖拌匀，撒上葱花即可。

功效 腰果含有丰富的锌，能补脑养血、补肾健脾、止久渴，对前列腺增生患者有很好的食疗作用。经常食用腰果可提高人体免疫力，增进食欲，使体重增加。

核桃仁红米粥

主料 核桃仁30克，红米80克。

辅料 枸杞少许，白糖3克。

制作流程

1. 红米淘洗干净，置于冷水中泡发半小时后捞出沥干水分；核桃仁洗净；枸杞洗净，备用。
2. 锅置火上，倒入清水，放入红米煮至米粒开花。
3. 加入核桃仁、枸杞同煮至浓稠状，调入白糖拌匀即可。

功效 核桃仁具有活血祛淤、润肠通便、止咳平喘的功效。本品对治疗血淤型前列腺增生有一定的疗效。

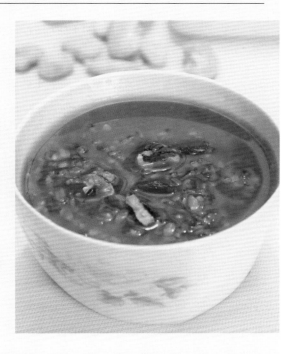

西红柿炖棒骨

主料 棒骨300克，西红柿100克。

辅料 盐4克，鸡精、白糖、葱各适量。

制作流程

1. 棒骨洗净剁成块；西红柿洗净切块；葱洗净切碎。
2. 锅中倒少许油烧热，下西红柿略加煸炒，倒水加热，下棒骨煮熟。
3. 加盐、鸡精和白糖调味，撒上葱末，即可出锅。

功效 西红柿所含的番茄红素具有独特的抗氧化能力，能清除自由基，保护细胞，对前列腺癌有很好的预防作用。本品适宜前列腺增生患者食用。

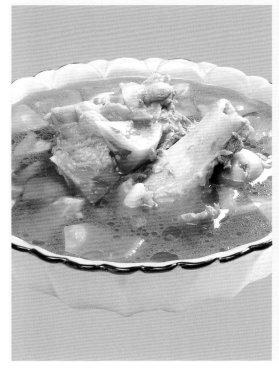

男性不育症 滋阴补血 益精填髓

疾病解释

男性不育症是指夫妇婚后同居2年以上，未采取避孕措施而未受孕，其原因属于男方者，被称为男性生育力低下。

病症原因

引起男性不育的常见原因包括先天发育异常、遗传、精液异常、精子不能入阴道、炎症、输精管阻塞、精索静脉曲张、精子生成障碍、纤毛不动综合征、精神心理性因素和免疫、营养及代谢性因素等。内分泌疾病是导致男性不育的一个重要原因，如部分不育症患者是由于促性腺激素的缺失，造成性腺发育不正常，导致精子或性功能出现问题，引起不育。男性性功能障碍，如早泄、阳痿等，也是导致不育症的重要原因。

饮食调养

1. ☑ 宜选用具有促进性腺发育功效的中药材，如杜仲、菟丝子、仙茅、牛鞭等。

2. ☑ 宜选择具有促进精液分泌作用的中药材和食材，如巴戟天、淫羊藿、人参等。

3. ☑ 宜食具有补肾益精作用的食物，如山药、鳝鱼、银杏、海参、花生、芝麻等。

4. ☑ 宜食能够提高性欲，增加生育能力的食物，如红枣、蜂蜜、葡萄、莲子、狗肉、羊肉、动物鞭类、胡萝卜、菠菜、动物肝脏、豆类、苹果、柑橘、杏等。

5. ☑ 宜摄入富含可以提升生育能力微量元素（如锌、锰、硒类）的食物，如粳米、小米、面粉、红薯等。

6. ☒ 忌食辛辣油腻的食物，如酒、辣椒、咖喱、葱、姜、蒜、烤鸭、肥肉等。

生活调理

保持心情愉快，若长期精神压抑、沮丧、悲观、忧愁，往往引起不育。这是因为不良情绪容易影响大脑皮质的功能，导致全身的神经、内分泌功能及睾丸生精功能均呈不稳定状态。

推荐药材、食材

杜仲

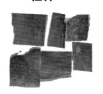

杜仲具有补肝肾、强筋骨、安胎的功效，其具有性激素和促性激素样作用，可促进性腺发育。同时，还能增强垂体一肾上腺皮质功能，增强人体的免疫力，改善不育症。

巴戟天

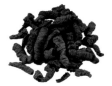

巴戟天具有补肾阳、壮筋骨、祛风湿的功效，具有类肾上腺皮质激素样作用，可促进精液分泌，充满精囊，增强肾虚患者T淋巴细胞的比值，提高人体免疫功能等。

淫羊藿

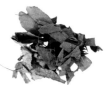

本品性温，味甘、辛；能补肾壮阳，可治疗男性肾阳虚衰引起的阳痿，尿频，腰膝无力，遗精滑泄，不育等症。单用有效，亦可与其他补肾壮阳药同用。

鹿茸

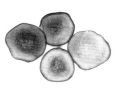

本品禀纯阳之性，具生发之气，故能壮肾阳，益精血。若肾阳虚、精血不足，而导致阳痿早泄、精冷不育、尿频、腰膝酸痛、精神疲乏等症，均可以本品单用或配入复方。

女贞子鸭汤

主料 鸭肉500克,枸杞15克,熟地黄、山药各20克,女贞子30克,牡丹皮、泽泻各10克。

辅料 盐适量。

制作流程

1. 将鸭子宰杀,去毛及内脏,洗净切块。

2. 将枸杞、熟地黄、山药、女贞子、牡丹皮、泽泻洗净,与鸭肉同放入锅中,加适量清水,煎煮至鸭肉熟烂。

3. 以盐调味即可。

功效 女贞子具有补益肝肾、清热明目的功效;熟地黄可滋阴补血、益精填髓。本品对男性不育症有很好的改善作用。

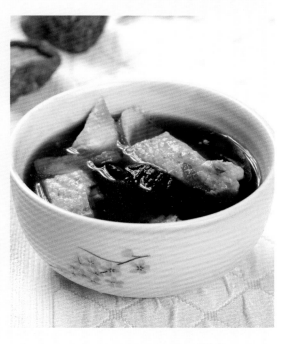

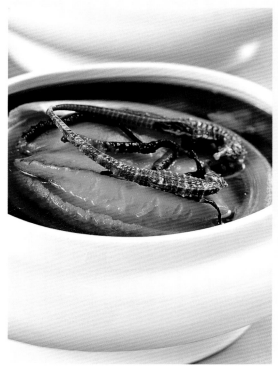

虫草海马四宝汤

主料 新鲜大鲍鱼1只,海马4只,冬虫夏草2克,光鸡500克,猪瘦肉200克,金华火腿30克。

辅料 盐、鸡精、浓缩鸡汁各2克,味精3克。

制作流程

1. 先将鲍鱼去肠洗净;海马用瓦煲煸好。

2. 光鸡斩件,猪瘦肉切大粒,金华火腿切小粒,将切好的材料飞水去杂质。

3. 把所有的原材料装入炖盅炖4小时后,放入所有调味料即可。

功效 海马可补肾壮阳;冬虫夏草可补肾气;鲍鱼可滋阴益气。三者合用,对肾虚所致的少精、精冷不育有很好的食疗效果。

男性更年期综合征

清热解毒　利水消肿

🔍 疾病解释

男性更年期综合征是由睾丸功能退化引起的。睾丸的退化萎缩是缓慢渐进的，性激素分泌减少也是缓慢的，精子的生成功能在更年期也不完全消失。男性更年期，发病年龄一般在55~65岁，临床表现轻重不一，轻者甚至无所觉察，重者可影响生活及工作。

🔍 病症原因

男性更年期综合征多由于肾气衰，天癸竭，精少等生理变化引起，此时身体往往出现肾阴不足、阳失潜藏，或肾阳虚少、经脉失于温养的阴阳不平衡现象。

➕ 饮食调养

1. ☑ 宜选用具有滋补肝肾作用的中药材和食材，如熟地黄、鹿茸、巴戟天、山茱萸、杜仲、补骨脂、板栗、莲子、银杏等。

2. ☑ 宜选用具有疏肝养心、镇静安神作用的药材和食材，如柏子仁、郁金、酸枣仁、柴胡、合欢皮、猕猴桃、黄花菜、百合、桂圆肉等。

3. ☑ 宜食富含铁、铜、抗坏血酸及维生素的新鲜水果和绿叶菜，如苹果、梨、香蕉、柑橘、山楂、青枣、菠菜、油菜、西红柿、胡萝卜等。

4. ☒ 忌食能破坏神经系统的辛辣调味品及刺激性食物，如酒、咖啡、浓茶、葱、姜、蒜、辣椒、胡椒等。

❤ 生活调理

多从事户外活动，有条件的可以参加一些体育锻炼，如打球、跳舞、打太极拳等，有利于减肥，降低血压和血脂，防止动脉硬化。遇到不愉快的事情不要憋闷在心里，而应想办法将其发泄出来。合理安排作息时间，生活要有规律，早睡早起，睡眠、工作和休息时间大致各占1/3，避免过度劳累和精神刺激。注意保暖，宜用温水洗澡，水温在40℃左右。

推荐药材、食材

柏子仁	熟地黄	牛肉	板栗
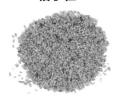	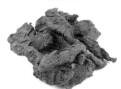	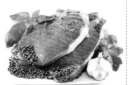	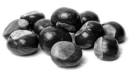

本品具有养心安神之功效，可治疗更年期男性心神失养之虚烦不眠、头晕健忘、心神不宁、遗精盗汗等症，常与人参、五味子、白术等配伍，如柏子仁丸。

本品质润入肾，善滋补肾阴，添精益髓，为补肾阴之佳品。常与山药、山茱萸等同用，可治疗更年期男性肝肾阴虚，腰膝酸软、遗精、盗汗、耳鸣、耳聋等症状。

牛肉有补中益气、滋养脾胃、强健筋骨、化痰息风、止渴止涎的功能，适用于中气下陷、气短体虚、筋骨酸软、贫血久病及面黄目眩之人食用。

板栗能补脾健胃、补肾强筋、活血止血，对肾虚有良好疗效，故对更年期男性有很好的保健作用。此外，板栗还是抗衰老、延年益寿的滋补佳品。

推荐药膳

板栗土鸡汤

主料 土鸡1只，板栗200克，姜片、红枣各10克。

辅料 盐5克，味精、鸡精各2克。

制作流程

1. 将土鸡宰杀去毛和内脏，洗净，切块备用；板栗剥壳，去皮备用。
2. 锅上火，加入适量清水，烧沸，放入鸡块、板栗，滤去血水，备用。
3. 将鸡、板栗转入炖盅里，放入姜片、红枣，置小火上炖熟，调入调味料即可。

功效 板栗具有补脾健胃、补肾强筋、活血止血的功效。本品对更年期男性有很好的保健作用。

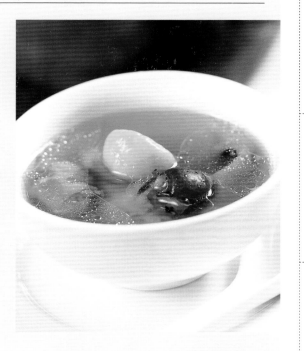

红枣柏子小米粥

主料 小米100克，红枣、柏子仁各15克。

辅料 白糖少许。

制作流程

1. 红枣、小米洗净，分别放入碗内泡发；柏子仁洗净备用。
2. 砂锅洗净，置于火上，将红枣、柏子仁放入锅内，加水煮熟后转小火。
3. 最后加入小米共煮成粥，至黏稠时加白糖搅拌即可。

功效 红枣可益气补血、健脾和胃；柏子仁可养心安神。本品对更年期男性心神失养导致的虚烦不眠、头晕健忘、心神不宁、遗精、盗汗等症有食疗功效。

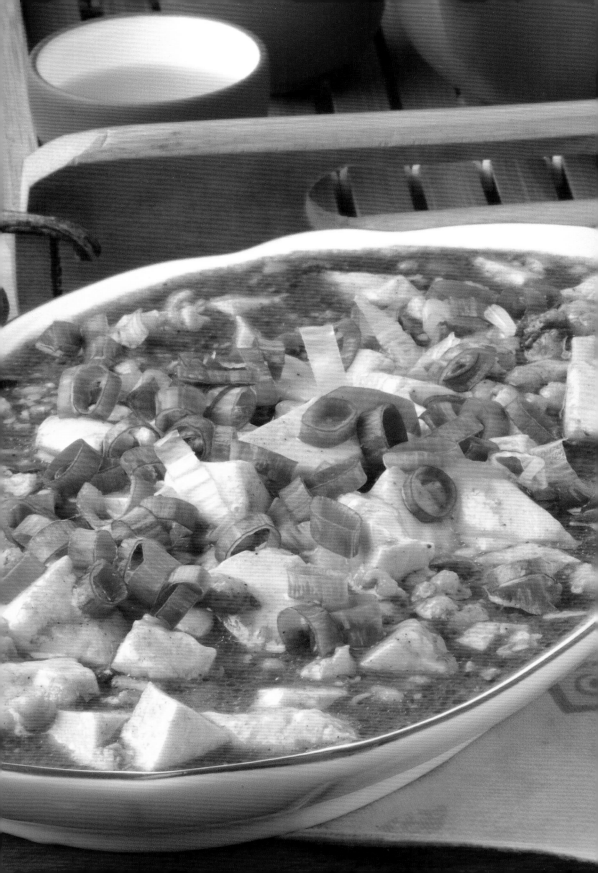

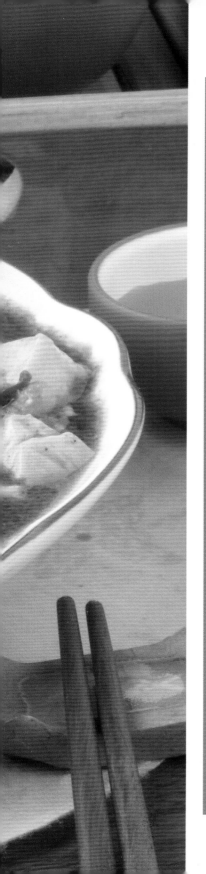

第五章

22种中老年男性
高发病药膳食疗

　　中年时期的男性精力减退，许多疾病都会接踵而来，令人不得不发出"人到中年万事多"的感慨。到了老年时期，身体各脏腑功能进一步衰弱，一旦患病很容易发展成缠绵难愈的慢性病。本章列举了22种中老年男性高发病。分别从疾病解释、病症原因、饮食调养、生活调理、推荐药食材等方面对每个疾病进行详细的分析讲解，并搭配了合理的药膳以对症辅助治疗。

高血压 降压降脂 养心安神

疾病解释

高血压是指在静息状态下动脉收缩压和（或）舒张压增高，常伴有心、脑、肾、视网膜等器官功能性或者器质性改变，以及脂肪和糖代谢紊乱的疾病。目前，我国已将高血压的诊断标准与世界卫生组织于1978年制订的标准统一，即按血压值的高低分为正常血压、临界高血压和诊断高血压。正常血压：收缩压在140毫米汞柱或以下，舒张压在90毫米汞柱或以下，而又非低血压者，应视为正常血压。临界高血压：收缩压在141～159毫米汞柱，舒张压在91～95毫米汞柱之间。确诊高血压：收缩压达到或超过160毫米汞柱，舒张压达到或超过95毫米汞柱。

病症原因

除了家族遗传之外，食盐摄入过多、肥胖、过度紧张的脑力劳动是患发高血压的主要原因。

饮食调养

1. ☑ 选用具有降低胆固醇作用的中药材和食材，如黑芝麻、黄豆、南瓜、大蒜、黄精、菊花、决明子、山楂、灵芝、枸杞、杜仲、玉米须、大黄、何首乌、兔肉等。

2. ☑ 选用具有清除氧自由基作用的中药材和食材，如大蒜、苍耳子、女贞子、丹参、五加皮、芦笋、洋葱、芹菜、蘑菇、禽蛋等。

3. ☑ 要选择膳食纤维含量高的一些食物，可加速胆固醇的排出，如糙米、玉米、小米、荠菜、绿豆等。

4. ☒ 忌食肥甘厚味的食物，如肥肉、羊肉、狗肉、动物油等。

生活调理

合理安排作息时间，避免过度劳累和精神刺激。早睡早起，睡眠、工作和休息时间大致各占三分之一。注意保暖，宜用温水洗澡，水温在40℃左右。进行体力活动和体育锻炼，有利于减肥，降低血脂，防止动脉硬化。

推荐药材、食材

山楂	菊花	大蒜	芹菜
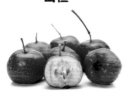	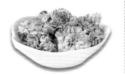	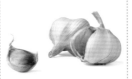	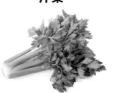
山楂所含的三萜类及黄酮类成分，具有显著的扩张血管及降压作用，有增强心肌、抗心律不齐、调节血脂及胆固醇含量的功能，适合高血压患者食用。	菊花能增加血流量和营养性血流量，还有加强心肌收缩和增加耗氧量的作用，对高血压以及高血压引起的心肌梗死、冠心病等并发症有较好的防治作用。	大蒜是天然的降压药物，有"血管清道夫"之称，能有效清除血管内的垃圾，降低血压，防止血栓的形成。	芹菜含有丰富的维生素P，可以增强血管壁的弹性、韧度，对抗肾上腺素的升压作用，可降低血压，常食还能预防冠心病、动脉硬化等病的发生，适合肥胖型高血压患者食用。

推荐药膳

芹菜百合

主料 芹菜250克，百合100克，红椒30克。

辅料 盐3克，香油20毫升。

制作流程

1. 将芹菜洗净，斜切成块；百合洗净；红椒洗净，切块。
2. 锅中水烧开，放入切好的芹菜、百合、红椒汆水至熟，捞出沥干，装盘待用。
3. 加入香油和盐搅拌均匀，即可食用。

功效 芹菜含有丰富的维生素P，可以增强血管壁的弹性、韧度和致密性，降低血压、血脂，可有效预防冠心病、动脉硬化等；百合具有滋阴、降压、养心安神的功效，可改善高血压患者的睡眠状况。

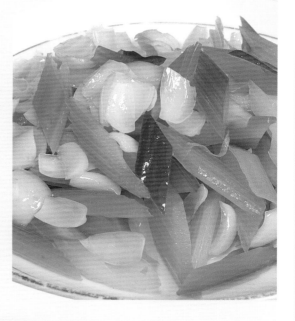

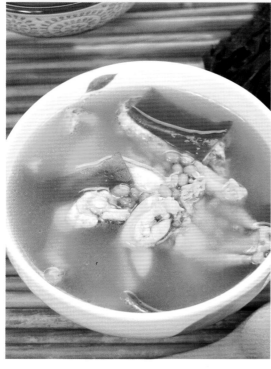

大蒜绿豆牛蛙汤

主料 牛蛙5只，绿豆40克，大蒜80克。

辅料 生姜片5克，米酒20毫升，盐4克，油适量。

制作流程

1. 牛蛙宰杀洗净，汆烫，捞起备用；绿豆洗净，泡水。
2. 大蒜去皮，用刀背拍一下；锅上火，加油烧热，将大蒜放入锅里炸至金黄色，待蒜味散出盛起备用。
3. 另取一锅，注入热水，再放入绿豆、牛蛙、姜、大蒜、酒，以中火炖2小时，起锅前加上盐调味即可。

功效 大蒜能调节血压、血脂、血糖，可预防心脑血管疾病；牛蛙是一种高蛋白、低脂肪的食物，非常适合高血压、高脂血症及肥胖患者食用。

第五章 22种中老年男性高发病药膳食疗

山楂绿茶饮

主料 山楂片25克，绿茶2克。

辅料 蜂蜜适量。

制作流程

1. 将山楂片洗净。

2. 将绿茶、山楂片入锅，加水500毫升，大火煮沸即可关火。

3. 滤去渣，留汁，待茶的温度低于60℃时，再加入蜂蜜调匀，即可饮用。

功效 本品中山楂和绿茶均有降低人体胆固醇水平的作用，山楂还有明显扩张血管和降低血压的作用。常饮本品能有效预防高血压以及动脉粥样硬化。

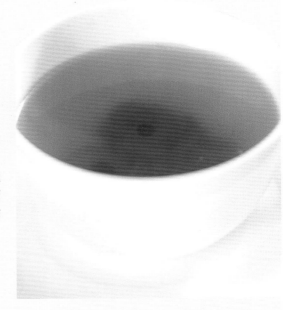

菊花枸杞绿豆汤

主料 干菊花6克，枸杞15克，绿豆30克。

辅料 蜂蜜适量。

制作流程

1. 绿豆洗净，装入碗中，用温开水泡发。

2. 将枸杞、菊花用冷水洗净。

3. 瓦煲内放入约1500毫升水烧开，加入绿豆，武火煮开后改用中火煮约30分钟，菊花及枸杞在汤快煲好前放入即可关火，蜂蜜在汤低于60℃时加入。

功效 菊花有疏散风热、平肝明目、清热解毒的功效；枸杞、绿豆均有清肝泻火、降低血压的功效。故本品有降低血压，扩张冠状动脉并增加其流量的作用。

高脂血症　调节血脂　补肾强腰

🔍 疾病解释

高脂血症是血脂异常的通称，如果符合以下一项或几项，就患有高脂血症：总胆固醇、三酰甘油过高；低密度脂蛋白胆固醇过高；高密度脂蛋白胆固醇过低。高脂血症是一种常见病症，在中老年人当中发病率高，它能引起动脉粥样硬化，乃至冠心病、脑血栓、脑出血等，危及生命。

🔍 病症原因

高脂血症的发生与遗传因素，高胆固醇、高脂肪饮食有关，也可由于糖尿病、肝病、甲状腺疾病、肾病、肥胖、痛风等疾病引起。初期一般病情较隐匿，无明显症状，摄入过多脂肪后，严重者可出现腹痛，脾肿大，肘部、背部、臀部出现皮疹样的黄色瘤等症状。

➕ 饮食调养

1. ☑ 选用具有抑制脂肪吸收功能的中药材和食材，如玉米须、苍耳子、薏米、佛手、泽泻、山药、红枣等。

2. ☑ 选用具有抑制肠道吸收胆固醇作用的中药材和食材，如木耳、魔芋、黄瓜、薏米、决明子、金银花、蒲黄、大黄、栀子、紫花地丁等。

3. ☑ 多吃增加不饱和脂肪酸，降低血脂，保护心血管系统的食物，如小米、小麦、玉米、大豆、绿茶、海鱼等。

4. ☑ 多吃富含维生素、矿物质和膳食纤维的新鲜水果和蔬菜，如苹果、西红柿、圆白菜、胡萝卜等。

5. ☑ 适量饮茶，茶叶中含有的儿茶酸可增强血管的柔韧性和弹性，能预防血管硬化。

❤ 生活调理

坚持体育锻炼，适当运动减肥，控制肥胖是预防血脂过高的重要措施之一。降脂运动的时间最好安排在晚饭后或晚饭前2小时最佳，可有效地消耗掉自身脂肪。

推荐药材、食材

薏米	泽泻	冬瓜	黄瓜
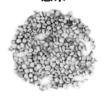	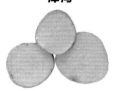	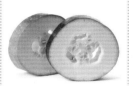	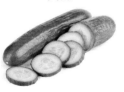

薏米

薏米具有健脾、补肺、清热、利湿的功效，其含有的三萜类化合物及水溶性纤维，能够有效地抑制脂肪的消化吸收，具有降血脂、防治动脉粥样硬化和脂肪肝的功效。

泽泻

泽泻具有利水渗湿的功效，对脾虚水肿、肝病等均有疗效。此外，泽泻还具有降血压、降血脂以及抗脂肪肝的作用。

冬瓜

冬瓜中含有的丙醇二酸，能抑制糖类转化为脂肪，可预防人体内的脂肪堆积，具有减肥、降脂的功效。冬瓜所含的热量极低，尤其适合高脂血症、糖尿病、肥胖症等患者食用。

黄瓜

黄瓜能除湿、利尿、降脂、促消化。尤其是黄瓜中所含的纤维素能促进肠内腐败食物的排出，而所含的丙醇、乙醇和丙醇二酸还能抑制糖类物质转化为脂肪，对高脂血症、肥胖患者有利。

猪腰山药薏米粥

主料 猪腰100克，山药80克，薏米50克，糯米120克。

辅料 盐3克，味精2克，葱花适量。

制作流程

1. 猪腰洗净，切成葱花刀；山药洗净，去皮，切块；薏米、糯米淘净，泡好。
2. 锅中注水，下薏米、糯米、山药煮沸，再用中火煮半小时。
3. 改小火，放入猪腰，待猪腰变熟，加入盐、味精调味，撒上葱花即可。

功效 本品可以有效地降低血液中的胆固醇含量，并且还有利水渗湿、补肾强腰、增强人体免疫力的功效，适合肾虚、痰湿型高脂血患者食用。

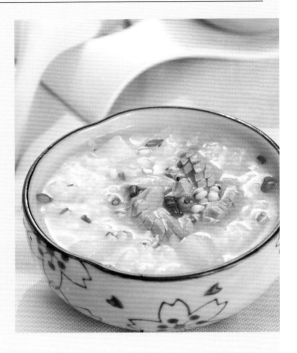

泽泻白术瘦肉汤

主料 猪瘦肉60克，泽泻15克，薏米50克，白术30克。

辅料 盐3克，味精2克。

制作流程

1. 猪瘦肉洗净，切块；泽泻、薏米洗净，薏米泡发。
2. 把猪瘦肉、泽泻、薏米、白术一起放入锅内，加适量清水，大火煮沸后转小火煲1~2小时，拣去泽泻，调入盐和味精即可。

功效 泽泻具有利水、渗湿、泄热的功效；白术具有健脾除湿的作用；猪瘦肉能补气健脾。三者同用，对脾虚妊娠水肿、小便不利有很好的辅助治疗作用。

推荐药膳

冬瓜竹笋汤

主料 素肉30克，冬瓜200克，竹笋100克。

辅料 香油4毫升，盐适量。

制作流程

1. 素肉块放入清水中浸泡至软化，取出挤干水分备用。
2. 冬瓜洗净，切片；竹笋洗净，切丝。
3. 置锅于火上，加入清水，以大火煮沸，加入所有材料以小火煮沸，最后加入香油、盐，至熟后关火。

功效 肥胖的人经常吃竹笋，每餐进食的油脂就会被其吸附，降低肠胃黏膜对于脂肪的吸收与积蓄，达到减肥的目的；冬瓜中所含的热量极低，其含有的丙醇二酸，能抑制糖类转化为脂肪。

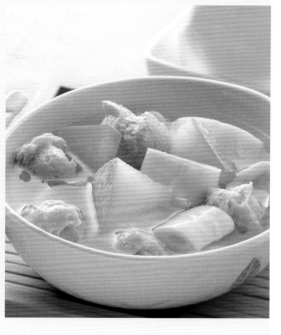

香油蒜片黄瓜

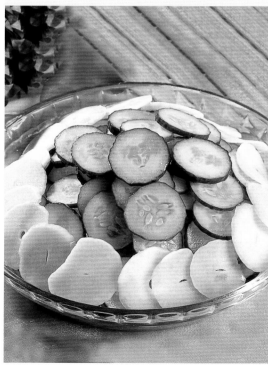

主料 大蒜80克，黄瓜150克。

辅料 盐、香油各适量。

制作流程

1. 大蒜、黄瓜洗净切片。
2. 将大蒜片和黄瓜片放入沸水中焯一下，捞出待用。
3. 将大蒜片、黄瓜片装入盘中，再将盐和香油搅拌均匀，淋在大蒜片、黄瓜片上即可。

功效 黄瓜可降低血脂和血糖；大蒜能调节血脂、血压，可清除血管内的沉积物，被称为"血管清道夫"，能有效预防高血压和心脏病的发生；香油富含不饱和脂肪酸，可降低血脂和胆固醇，软化血管。

糖尿病 降低血糖 清热利尿

🔍 疾病解释

糖尿病是由于各种致病因子作用于机体，导致胰岛功能减退、胰岛素抵抗力下降等而引发的糖、蛋白质、脂肪、水和电解质等一系列代谢紊乱的综合征，临床上以高血糖为主要特点。典型的糖尿病患者会出现"三多一少"的症状，即多食、多尿、多饮、身体消瘦。此外，患者还有眼睛疲劳、视力下降，手脚麻痹、发抖，夜间小腿抽筋，神疲乏力，腰酸等全身不适症状。

🔍 病症原因

导致糖尿病的原因有很多种，除了遗传因素以外，大多数都是由不良的生活和饮食习惯造成的，如饮食习惯的变化、肥胖、运动过少和紧张焦虑都是糖尿病的致病原因。但也有部分患者是因长期使用糖皮质激素药物引起的。

➕ 饮食调养

1. ☑ 选用具有降低血糖浓度功能的中药材和食材，如苦瓜、黄瓜、洋葱、南瓜、番石榴、银耳、木耳、玉米、麦麸、牡蛎、菜心、花生米、鸭肉、大蒜、黄精、葛根、玉竹、枸杞、白术、何首乌、生地黄等。

2. ☑ 选用具有对抗肾上腺素，促进胰岛素分泌功能的中药材和食材，如女贞子、桑叶、淫羊藿、黄芩、芹菜、柚子、番石榴、芝麻、葡萄、梨、鱼、香菇、白菜、芹菜、花菜等。

3. ☑ 选用高蛋白、低脂肪、低热量、低糖的食物，如乌鸡、兔肉、鹌鹑、银鱼、鲫鱼、蛋清、菌菇类食物等。

❤ 生活调理

生活要有规律，可进行适当的运动，以促进碳水化合物的利用，减少胰岛素的需要量。注意个人卫生，预防感染，定时擦身或沐浴，以保持皮肤清洁。因为糖尿病患者常因脱水和抵抗力下降，皮肤容易干燥发痒，也易出现皮肤感染。

推荐药材、食材

葛根	玉竹	南瓜	苦瓜
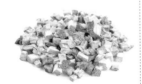	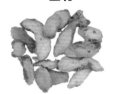	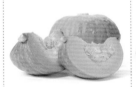	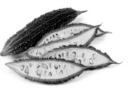

葛根

葛根中的黄酮类物质和葛根素能促进血糖恢复正常，并能增加脑及冠状动脉血流量，防止微血管病变。故葛根对改善糖尿病患者因微血管病变所致的周围神经损伤、视网膜损伤均有一定的良效。

玉竹

玉竹含有铃兰苷、山奈酚、槲皮醇苷等生物活性物质，能消除机体对胰岛素的抵抗，平衡胰腺功能，修复胰腺细胞，增强胰岛素的敏感性，所以对血糖有双向调节的作用。

南瓜

南瓜中含有大量的果胶纤维素，可降低肠胃对糖类的吸收效率，并改变肠蠕动的速度，减缓饭后血糖的升高。南瓜中的钴能促进胰岛素分泌，也能降低血糖含量。

苦瓜

苦瓜中含有的苦瓜皂苷有快速降糖、调节胰岛素的功能，能修复β细胞、增加胰岛素的敏感性，还能预防和改善并发症，调节血脂，提高免疫力等。

推荐药膳

玉竹银耳枸杞汤

主料 玉竹10克，枸杞20克，银耳30克。

辅料 白糖适量。

制作流程

1. 将玉竹、枸杞分别洗净备用；银耳洗净、泡发，撕成小片。

2. 将玉竹、银耳、枸杞一起放入沸水锅中煮10分钟，调入白糖即可。

功效 玉竹能养阴润燥、除烦止渴，治热病阴伤、咳嗽烦渴、虚劳发热、消谷易饥；银耳能补脾开胃、益气清肠。本品可滋阴润燥、生津止渴，适合胃热炽盛型的糖尿病患者食用。

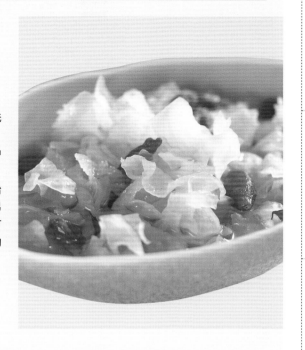

苦杏拌苦瓜

主料 苦瓜250克，杏仁50克，枸杞10克。

辅料 香油、盐、鸡精各适量。

制作流程

1. 苦瓜剖开，去瓤，洗净切成薄片，放入沸水中焯至断生，捞出，沥干水分，放入碗中。

2. 杏仁用温水泡一下，撕去外皮，掰成两半，放入开水中烫熟；枸杞泡发洗净。

3. 将香油、盐、鸡精与苦瓜搅拌均匀，撒上杏仁、枸杞即可。

功效 苦瓜能清热消暑、解毒、明目、降低血糖、补肾健脾、益气壮阳、提高人体免疫能力；杏仁能祛痰止咳、平喘、润肠。本品具有清热通便、降糖降压、止咳化痰、提神健脑的功效。

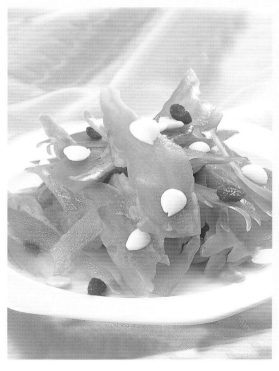

西芹炖南瓜

主料 西芹150克，南瓜200克。

辅料 姜、葱、盐、味精、清水各适量。

制作流程

1. 西芹取茎洗净，切菱形片；南瓜洗净，去皮、去瓤，切菱形片。

2. 将西芹片、南瓜片一起下开水锅中汆水，然后捞出，沥干水分。

3. 最后将南瓜、西芹装入砂锅中，加适量水，中火炖5分钟，下入适量姜片、葱段、盐、味精，勾芡即可。

功效 南瓜有润肺益气、化痰、消炎止痛、降糖等功效，对高血压及肝脏的一些病变也有预防和治疗作用。本品具有降糖、降压、降脂和清热利尿的功效，三高患者可常食。

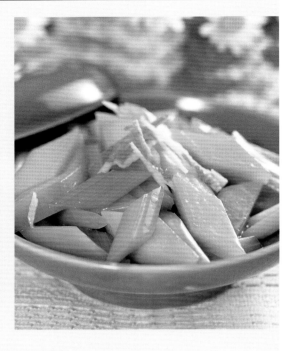

玉米炒蛋

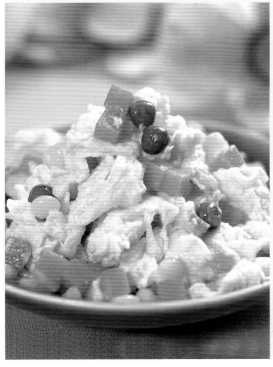

主料 玉米粒、胡萝卜各100克，鸡蛋1个，青豆10克。

辅料 植物油4毫升，葱、盐、淀粉各适量。

制作流程

1. 玉米粒、青豆洗净；胡萝卜洗净切丁，与玉米粒、青豆同入沸水中煮熟，捞出沥干水分；鸡蛋入碗中打散，并加入盐和水淀粉调匀。

2. 锅内注入植物油，倒入蛋液，见其凝固时即盛出，锅内再放入油炒葱白。

3. 放入玉米粒、胡萝卜丁、青豆，炒香时再放事前凝固好的鸡蛋，并加盐调味，炒匀盛出即可。

功效 本品不仅能降血糖，还有很好的降血压和健脾养胃的功效。

冠心病　活血通脉　行气散结

🔍 疾病解释

　　冠状动脉粥样硬化性心脏病，简称冠心病，是由于冠状动脉粥样硬化病变致使心肌缺血、缺氧的心脏病，冠心病又分为心绞痛和心肌梗死两种类型。

🔍 病症原因

　　冠心病的主要病因是冠状动脉粥样硬化，硬化的原因尚不完全清楚，可能是多种因素综合作用的结果。本病发生的危险因素有：年龄和性别（45岁以上的男性，55岁以上或者绝经后的女性），家族史（父兄在55岁以前，母亲/姐妹在65岁前死于心脏病），血脂异常(低密度脂蛋白胆固醇过高，高密度脂蛋白胆固醇过低)。此外，高血压、糖尿病、吸烟、超重、肥胖、痛风、不运动等也是此病的高发因素。

⊕ 饮食调养

1. ☑ 选择具有扩张冠脉血管作用的中药材和食材，如玉竹、牛膝、天麻、香附、西洋参、红花、菊花、山楂、红枣、洋葱、猪心等。

2. ☑ 选择具有促进血液运行，预防血栓作用的中药材和食材，如丹参、红花、三七、当归、延胡索、益母草、香附、郁金、枸杞、海鱼、木耳、蒜等。

3. ☑ 多吃含有抗氧化物质的食物，如脱脂牛奶、豆及豆制品、芝麻、山药等。

4. ☑ 多吃膳食纤维含量较高的食物，如杂粮、蔬菜、水果等。

5. ☒ 忌吃高胆固醇、高脂肪的食物，如螃蟹、动物内脏、肥肉、蛋黄等。

6. ☒ 忌吃高糖食物，如土豆、甜点、糖果、奶油等；忌咖啡、浓茶、白酒等。

♥ 生活调理

　　自发性心绞痛病人要注意多休息，不宜外出；劳累性心绞痛病人不宜做体力活动，急性发作期应绝对卧床，并避免情绪激动。冠心病恢复期患者不宜长期卧床，应进行活动。注意生活规律，早睡早起，劳逸适度。

推荐药材、食材

红花	丹参	三七	银耳

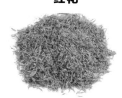 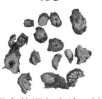 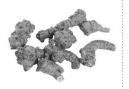 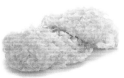

红花能活血通经，祛淤止痛，善治血淤心腹胁痛。若治胸痹心痛（心绞痛），常配桂枝、瓜蒌、丹参等药同用，可扩张冠状动脉，增强冠脉血流量，有效防治心血管疾病。

丹参能通行血脉，祛淤止痛，被广泛应用于各种血淤病症。如治血脉淤阻导致的胸痹心痛、脘腹疼痛，可配伍砂仁、檀香同用。丹参还能有效改善心肌缺血的症状，可以降低心肌梗死发生的概率。

三七在明显扩张血管、减低冠脉阻力、加强和改善冠脉微循环、增加营养性心肌血流量的同时，还能够降低动脉压，明显减少心肌耗氧量，是治疗心肌缺血、心绞痛的良药。

银耳中富含的酸性多糖类物质，能增强人体的免疫力，调动淋巴细胞，加强白细胞的吞噬能力，兴奋骨髓造血功能，对冠心病引起的心肌缺血有一定的疗效。

丹参红花陈皮饮

主料 丹参10克，红花、陈皮各5克。

辅料 红糖少许。

制作流程

1. 丹参、红花、陈皮洗净备用。

2. 先将丹参、陈皮放入锅中，加水适量，大火煮开，转小火煮5分钟即可关火。

3. 再放入红花，加入红糖，加盖焖5分钟，倒入杯内，代茶饮用。

功效 丹参具有活血祛淤、安神宁心、排脓止痛的功效；红花可活血通脉、去淤止痛；陈皮可行气散结。三者配伍同用，对气滞血淤型冠心病有一定的食疗作用。

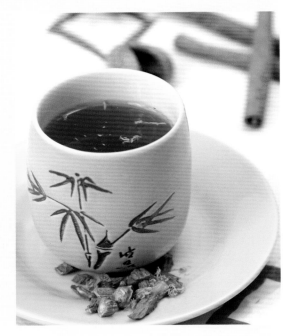

当归三七乌鸡汤

主料 乌鸡肉250克，当归20克，三七8克。

辅料 盐5克，味精3克，生抽、蚝油各2毫升。

制作流程

1. 把当归、三七用水洗干净；用刀将三七砸碎。

2. 用水把乌鸡洗干净，用刀斩成块，放入开水中煮5分钟，取出来过一遍冷水。

3. 把所有的原料放入炖盅中，加水，慢火炖3小时，调味即可。

功效 当归活血和血，调经止痛、润燥滑肠；三七能止血、散淤、消肿、止痛。本品有活血补血、行气止痛、去淤的功效，适合心血淤阻型冠心病患者食用。

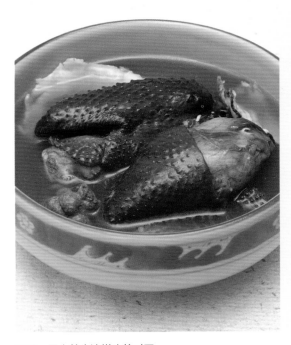

丹参山楂粥

主料 丹参20克，干山楂30克，粳米100克。

辅料 冰糖5克，葱花少许。

制作流程

1. 粳米洗净，放入水中浸泡；干山楂用温水泡后洗净。

2. 丹参洗净，用纱布袋装好扎紧封口，放入锅中加清水熬汁。

3. 锅置火上，放入粳米煮至七成熟，放入山楂、倒入丹参汁煮至粥将成，放冰糖调匀，撒葱花便可。

功效 丹参具有活血祛淤、安神宁心、排脓止痛的功效。按现代医学的说法，粳米中富含的维生素E可消融血管中的胆固醇；含有的优质蛋白，可使血管保持柔软，降低血压。

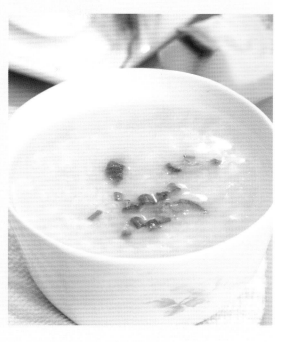

桂花山药

主料 桂花酱50克，山药250克。

辅料 白糖50克。

制作流程

1. 山药去皮，洗净切片，入开水锅中焯水后，捞出沥干。

2. 锅上火，放入清水，下白糖，桂花酱烧开至浓稠状。

3. 将味汁浇在山药片上即可。

功效 山药可降压降脂；桂花能养心安神。两者合用，对血压、血脂过高引起的冠心病有很好的食疗作用。

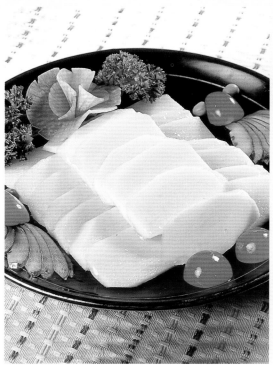

心律失常　养心安神　健脾宁心

🔍 疾病解释

　　人体正常的心脏搏动起源于窦房结，频率为60～100次/分钟（成人），而心律失常是由于窦房结激动异常或激动产生于窦房结以外，激动的传导缓慢、阻滞或经异常通道传导，即心脏活动的起源和传导障碍导致心脏搏动的频率和节律异常。心律失常是心血管疾病中重要的一组疾病。它可单独发病亦可与其他心血管病伴发。可突然发作而致猝死，也可持续累及心脏而衰竭。

🔍 病症原因

　　此症可由冠心病、心肌炎、风湿性心脏病等引起；另外，电解质或内分泌失调、麻醉、低温、胸腔及心脏手术、药物作用和中枢神经系统疾病等也可导致心律失常。

⊕ 饮食调养

1. ☑ 选用具有修复心肌纤维功能的中药材和食材，如三七、丹参、黄芪、红花、天麻、何首乌、绞股蓝、银杏等。

2. ☑ 选用具有减慢心动频率功效的中药材和食材，如莲子、白术、茯神、远志、钩藤、万年青、酸枣仁、柏子仁、红枣、荞麦等。

3. ☑ 选用有助于维持心肌营养和脂类代谢的中药材和食材，如酸枣仁、柏子仁、猪心、菠菜、莲子、小米等。

4. ☒ 忌食动物内脏、动物油、鸡肉、蛋黄、螃蟹、鱼子等高脂肪、高胆固醇食物。

5. ☒ 忌烟酒、浓茶、咖啡及辛辣调味品等刺激心脏及血管的物质。

❤ 生活调理

　　养成按时作息的习惯，保证睡眠。运动要适量，量力而行。洗澡时水不要太热，时间不宜过长。养成按时排便的习惯，保持大便通畅。饮食要定时定量。节制性生活。不饮浓茶，不吸烟。避免着凉，预防感冒。不从事紧张性的工作，不从事驾驶员工作。

推荐药材、食材

酸枣仁	柏子仁	莲子	猪心
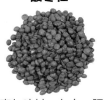	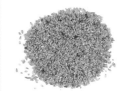	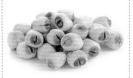	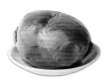

酸枣仁味甘，入心、肝经，能养心阴、益肝血而有安神之效，为养心安神的良药。酸枣仁可主治心肝阴血亏虚、心失所养引起的心悸（心律失常）、健忘、失眠、多梦、眩晕等症。

柏子仁味甘质润，药性平和，主入心经，具有养心安神之功效，多用于心阴不足、心血亏虚以致心神失养导致的心悸怔忡、虚烦不眠、头晕健忘等症。

莲子具有补脾止泻、益肾涩精、养心安神的功效，有促进凝血，使某些酶活化，维持神经传导性，维持肌肉的伸缩性和心跳的节律等作用；还能减慢心动频率。

猪心有补虚、安神定惊、养心补血的功效，对心虚多汗、心律失常、失眠多梦等症有食疗作用。因此，心律失常患者可多食猪心，以加强心肌营养，增强心肌收缩力。

鲜莲排骨汤

主料 新鲜莲子150克，排骨200克，生姜、巴戟天各5克。

辅料 盐4克，味精3克。

制作流程

1. 莲子泡发去心；排骨洗净，剁成小段；生姜洗净，切成小片；巴戟天洗净，切成小段。

2. 锅中加水烧开，下排骨氽水后捞出。

3. 将排骨、莲子、巴戟天、生姜一同放入汤煲，加适量水，大火烧沸后以小火炖45分钟，加盐、味精调味即可。

功效 莲子可养心安神、补脾止泻、健脾宁心；排骨可补脾润肠、补中益气、养血健骨；巴戟天可补肾阳、壮筋骨。三者合用，对失眠、多梦、身体虚弱、心律失常的患者有一定的食疗作用。

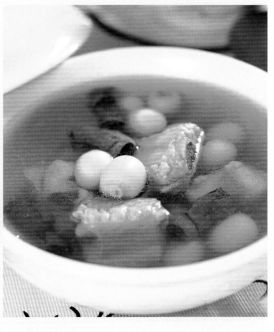

丹参三七炖鸡

主料 乌鸡1只，丹参30克，三七10克。

辅料 盐5克，姜丝适量。

制作流程

1. 乌鸡洗净切块；丹参、三七洗净。

2. 三七、丹参装入纱布袋中，扎紧袋口。

3. 布袋与鸡同放于砂锅中，加清水600毫升，烧开后，加入姜丝和盐，小火炖1小时，加盐调味即可。

功效 丹参能活血祛瘀、安神宁心；三七能止血、散瘀、消肿、定痛；乌鸡能滋阴补肾、养血添精、益肝补虚。三者合用，可改善身体虚弱、心律失常、心烦失眠、心悸等症状。

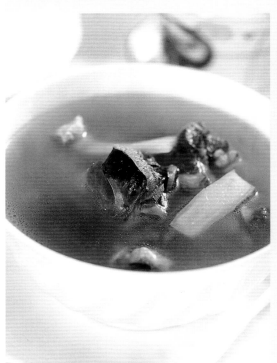

酸枣仁莲子茶

主料 干莲子1/2杯，酸枣仁10克。

辅料 冰糖2大匙。

制作流程

1. 干莲子泡水10分钟，酸枣仁放入棉布袋内备用。

2. 将莲子沥干水分后放入锅中，放入酸枣仁后，加入清水，以大火煮沸，再转小火续煮20分钟，关火。

3. 加入冰糖搅拌至融化，滤取茶汁即可(莲子亦可食用)。

功效 酸枣仁具有镇静的作用，特别适合因情绪烦躁导致失眠的人；莲子含有丰富的色氨酸，有助稳定情绪。

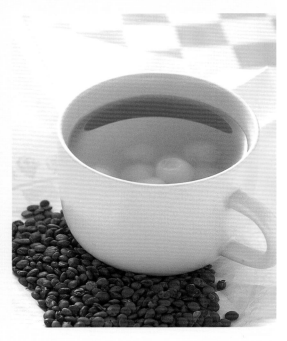

三七丹参茶

主料 三七、丹参各8克。

辅料 白糖适量。

制作流程

1. 三七、丹参洗净，备用。

2. 将三七、丹参放入锅中，加水适量，大火煮开后转小火煎煮15分钟。

3. 滤去药渣后加入白糖即可饮用。

功效 本品具有凉血活血、通脉化淤的功效，适合淤血痹阻的冠心病患者食用，症见心前区疼痛如针刺、面唇色紫暗、舌上有淤斑、心律不齐等。

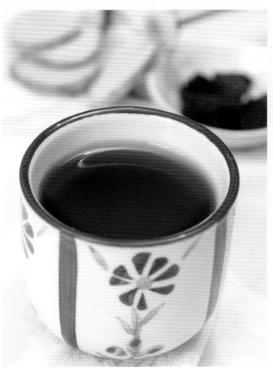

偏头痛　平肝息风　通络止痛

疾病解释

偏头痛是反复发作的一种搏动性头痛。在头痛发生前或发作时可伴有神经、精神功能障碍。据研究显示，偏头痛患者比平常人更容易发生大脑局部损伤，进而引发中风。偏头痛的次数越多，大脑受损伤的区域会越大。

病症原因

此病的发病因素有精神压力大、情绪抑郁、情绪变化剧烈、睡眠不足、睡眠过多、睡眠不规律等。此外，风、寒、湿、热等气候及剧烈的天气变化也易诱发偏头痛。

饮食调养

1. ☑ 多食可改善脑血管血液循环的药材和食物，如三七、丹参、川芎、山楂、枸杞、玉竹、兔肉、海参等。
2. ☑ 选择食用具有通络镇痛作用的药材和食材，如地龙、全蝎、延胡索、香附、佛手、桃仁、乳香等。
3. ☑ 高血压引起的头痛患者应选用具有降低胆固醇作用的中药材和食材，如黑芝麻、黄豆、南瓜、大蒜、芦笋、黄精、决明子、山楂、天麻、鱼头、灵芝、枸杞、杜仲、玉米须、何首乌等。
4. ☒ 忌食巧克力、狗肉、羊肉、含酒精的饮料（特别是红葡萄酒）、含咖啡因的饮料（咖啡、茶和可乐）、谷氨酸钠和亚硝酸盐等。

生活调理

脚心中央凹陷处是涌泉穴，每天按摩2次，每次按摩20~30分钟，对偏头痛有比较好的缓解作用。头痛发作时，患者也可将双手浸在热水中，水温以能忍受为度。坚持浸半个小时，可使手部血管扩张，脑部血液相应减少，从而使偏头痛逐渐减轻。每天清晨醒来后和晚上临睡前，用双手中指按太阳穴转圈揉动，先顺时针揉10圈，再逆时针揉10圈，反复几次，连续数日。

推荐药材、食材

川芎	延胡索	天麻	全蝎
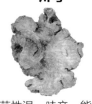	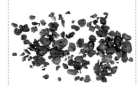	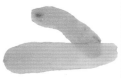	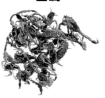
川芎性温、味辛，能行气开郁、祛风燥湿、活血止痛。主治风冷头痛、眩晕、寒痹筋挛、难产、产后淤阻腹痛、痈疽疮疡等症。	延胡索性温，味辛、苦，归肝、心、胃经，具有活血散淤、行气止痛的功效。主治胸痹心痛，胁肋、脘腹诸痛，以及头痛、腰痛、疝气痛、筋骨痛等症。	天麻润而不燥，主入肝经，长于平肝息风，凡肝风内动、头目眩晕之症，不论虚实，均为良药。天麻能祛风止痛，可用于风痰引起的眩晕、偏正头痛、肢体麻木、半身不遂等症。	全蝎具有息风镇痉、攻毒散结、通络止痛的功效，对顽固性偏正头痛有较好的疗效。治偏正头痛时，可单味研磨吞服；也可与天麻、蜈蚣、川芎、僵蚕等配伍同用。

天麻地龙炖牛肉

主料 牛肉500克，天麻、地龙各10克。

辅料 盐、胡椒粉、味精、葱段、姜片、酱油、料酒各适量。

制作流程

1. 牛肉洗净，切块，入锅加水烧沸，略煮捞出，牛肉汤待用。

2. 天麻、地龙洗净。

3. 将油锅烧热，加葱段、姜片煸香，加酱油、料酒和牛肉汤烧沸，加盐、胡椒粉、味精、牛肉、天麻、地龙同炖至肉烂，拣去葱段、姜片即可。

功效 天麻能息风、定惊，治眩晕、头风头痛、肢体麻木、半身不遂、语言蹇涩；牛肉能强肾健体。本品有平肝息风、通络止痛的功效，适合偏头痛的患者食用。

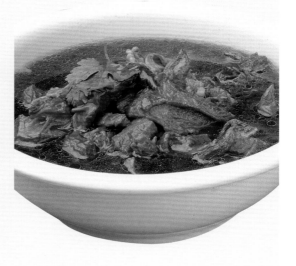

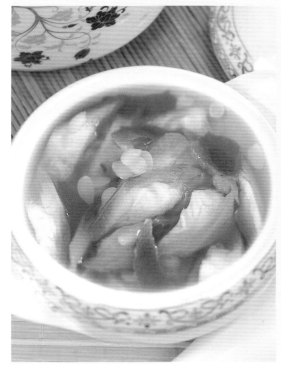

延胡索橘皮饮

主料 柴胡、丝瓜各10克，延胡索、鲜橘皮各15克。

辅料 白糖少许。

制作流程

1. 先将丝瓜去皮，洗净切块；柴胡、延胡索洗净，煎汁去渣备用。

2. 将鲜橘皮、丝瓜一起放入锅中，再加水600毫升，以旺火煮开后转小火续煮15分钟。

3. 倒入药汁，煮沸后即可关火，加少许白糖，代茶饮。

功效 延胡索可理气通络，化淤止痛；柴胡可疏肝理气、调畅情绪；丝瓜可清热利湿、通络散结；橘皮可理气止痛。四者合用，对偏头痛有一定的食疗效果。

天麻川芎鱼头汤

主料 鲢鱼头半个，天麻、川芎各5克。

辅料 盐6克。

制作流程

1. 将鲢鱼头洗净，斩块；天麻、川芎分别用清水洗净，浸泡备用。

2. 锅洗净，置于火上，注入适量清水，下鲢鱼头、天麻、川芎煲至熟。

3. 调入盐调味即可。

功效 天麻可息风定惊；川芎可行气开郁、祛风燥湿、活血止痛。本品具有息风止痉、祛风通络、行气活血的作用，适合帕金森病、动脉硬化、中风半身不遂以及肝阳上亢引起的头痛眩晕等患者食用。

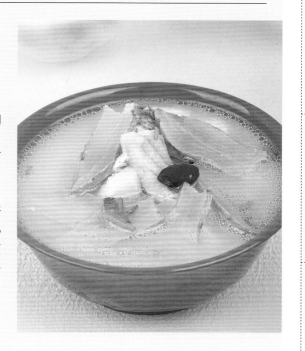

蒜蓉丝瓜

主料 丝瓜300克，蒜20克。

辅料 盐5克，味精1克，生抽少许。

制作流程

1. 丝瓜去皮后洗净，切成长短适中的条状，排入盘中。

2. 蒜去皮，剁成蓉，下油锅中爆香，再加盐、味精、生抽，舀出淋于丝瓜排上。

3. 将丝瓜入锅蒸5分钟即可。

功效 丝瓜能清暑凉血、祛风化痰、通经络、行血脉，还能用于治疗热病身热烦渴；大蒜能杀菌、促进食欲、调节血脂、血压、血糖。两者合用，对血淤头痛有一定的食疗作用。

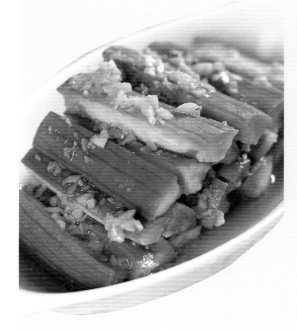

207

脑梗死　益智补脑　活血化淤

疾病解释

脑梗死是指脑动脉出现粥样硬化和形成血栓，使血管腔狭窄甚至闭塞，导致脑组织缺血、缺氧、坏死。此病多在安静休息时发病，有部分病人在一觉醒来后，出现口眼歪斜、半身不遂、流口水等症状，这些是脑梗死的先兆。脑梗死的梗死部位以及梗死面积不同，表现出来的症状也会有所不同，最常见的有：头痛、头晕、耳鸣、半身不遂等。有家族病史者，高血压、糖尿病、高脂血症、肥胖者，大量吸烟者，年纪较大者为此病的高危人群。

病症原因

引起脑梗死的主要因素包括：遗传因素，高血压病，冠心病，糖尿病，肥胖，高脂血症等。

饮食调养

1. ☑ 选用具有增强血管弹性的中药材和食材，如天麻、白术、川芎、半夏、菊花、黑莓、蓝莓、葡萄、李子等。

2. ☑ 选用具有增加脑血流量功效的中药材和食材，如绞股蓝、桂枝、葛根、杏仁、丹参、红花、鲮鱼、豆腐、黄豆等。

3. ☑ 选择具有益气、化淤、通络作用的食物，如冬瓜、决明子、玉米、无花果、大蒜、香蕉、苹果、海带、紫菜、奶制品、蜂蜜等。

4. ☒ 忌食高脂肪、高胆固醇食物，如狗肉、肥猪肉、猪肝、鸡肉。

5. ☒ 忌食辛辣、刺激性强的食物，如辣椒、生姜、胡椒、浓茶等。

生活调理

对于脑梗死恢复期和有后遗症的患者，生活中应坚持进行有效的药物治疗和饮食调节，并进行相关的康复训练，同时控制好血压、血脂等生理指标。患者应进行适当的体育锻炼，但不宜做剧烈运动，散步、体操、打太极等都是很好的选择，以不过量、不过度疲劳为度。

推荐药材、食材

天麻	绞股蓝	木耳	洋葱
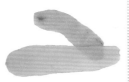		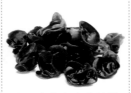	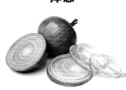
天麻性平，味甘，具有息风、定惊的功效，能降低血压，增加血管弹性，增加外周及冠状动脉血流量，对心脑血管有保护作用，可防治脑梗死。同时，天麻还有增强记忆力的作用。	绞股蓝可补气养血、消炎解毒、止咳祛痰，具有明显降低血液黏稠度、调整血压的功效。同时，还能增加脑血流量，防止微血栓形成，能够起到保护心脑血管的作用。	木耳中含有丰富的胶质、维生素K，钙、镁等矿物质以及腺苷类物质，能抑制血小板凝集，可减少血液凝块、预防血栓的形成，从而有效预防脑梗死。	洋葱是目前所知唯一含前列腺素A的食物，是天然的血液稀释剂。前列腺素A能扩张血管、降低血液黏稠度，所以洋葱能减少外周血管阻力和增加冠状动脉的血流量，从而预防血栓的形成。

推荐药膳

天麻红花猪脑汤

主料 天麻、山药各10克，红花5克，枸杞6克，猪脑100克。

辅料 米酒2大匙，盐适量。

制作流程

1. 猪脑洗净，汆去腥味；山药、天麻、红花、枸杞洗净备用。

2. 炖盅内加水，将所有材料放入电锅，加水半杯，煮至猪脑熟烂。

3. 加盐等调味料即可。

功效 天麻可息风、定惊；红花可活血通经、去淤止痛；猪脑能补骨髓、益虚劳、滋肾补脑，用于头晕、头痛、目眩、偏正头风、神经衰弱等症。因此，本品具有益智补脑、活血化淤、平肝降压的功效，对脑梗死有一定的食疗作用。

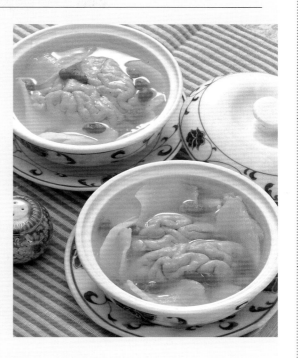

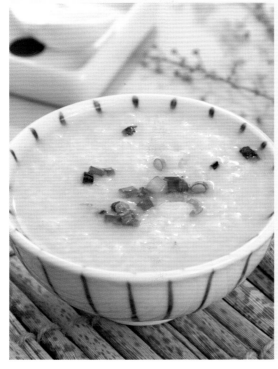

桂枝莲子粥

主料 粳米100克，桂枝20克，莲子30克，地龙10克。

辅料 白糖5克。

制作流程

1. 粳米淘洗干净，用清水浸泡；桂枝洗净，切小段；莲子、地龙洗净备用。

2. 锅置火上，注入清水，放入粳米、莲子、地龙、桂枝熬煮至米烂。

3. 放入白糖稍煮，调匀即可。

功效 桂枝能发汗解肌、温经通脉；莲子能固精止带、补脾止泻、益肾养心；地龙能清热、镇痉、利尿、解毒。此粥具有温通经络、息风止痉的作用，适合风痰阻络所致的脑梗死患者食用。

第五章

22种中老年男性高发病药膳食疗

209

天麻川芎枣仁茶

主料 天麻6克，川芎5克，酸枣仁10克。

制作流程

1. 将天麻洗净，用淘米水泡软后切片。
2. 将川芎、酸枣仁洗净。
3. 将川芎、酸枣仁、天麻一起放入锅中，加水600毫升，大火煮沸，转小火续煮5分钟即可关火，分两次饮用。

功效 本品具有行气活血、平肝潜阳的功效，适合高血压、高脂血症、动脉硬化、脑梗死等患者食用，症见头痛、头晕、四肢麻痹等。

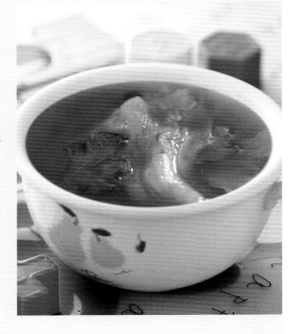

绞股蓝茶

主料 绞股蓝15克。

制作流程

1. 绞股蓝洗净，备用。
2. 将绞股蓝放入杯中，冲入沸水，加盖闷5分钟，即可饮用。
3. 可反复冲泡饮用至茶味渐淡。

功效 本品具有益气养血、降低血压的功效，适合高血压引起的脑梗死患者食用。本品还适合贫血、体质虚弱、心悸、失眠、神疲乏力、神经衰弱、健忘、面色萎黄等患者食用。

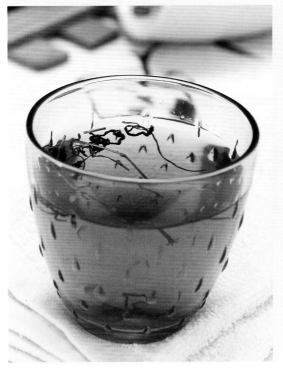

打鼾 润肺化痰　畅通呼吸

🔍 疾病解释

打鼾（医学术语为鼾症、打呼噜、睡眠呼吸暂停综合征）是入睡后上颚松弛、舌头后缩，引起呼吸道狭窄，气流冲击松软组织产生振动，通过鼻腔、口腔共鸣发出的声音。

🔍 病症原因

打鼾是健康的大敌，由于打鼾使睡眠呼吸反复暂停，造成大脑、血液严重缺氧，形成低氧血症，而诱发高血压、脑心病、心律失常、心肌梗死、心绞痛。更严重的是夜间呼吸暂停时间超过120秒，容易发生猝死。

➕ 饮食调养

1. ☑ 日常饮食保持八分饱，三餐有规律，不能不吃早餐，进食时要细嚼慢咽。

2. ☑ 控制脂肪和糖分的摄入量，少食肥肉、巧克力、奶油蛋糕、咖啡、碳酸饮料等。

3. ☑ 适当增加植物纤维的摄入量，如芹菜、菠菜、玉米、生菜、萝卜、大蒜、芦笋、红薯叶等。

4. ☑ 肥胖者应少食多餐，常食蔬菜、水果，少食肉类、动物油等，可减肥的食物有魔芋、芹菜、红薯叶、西红柿、绿豆、荷叶等。

5. ☒ 控制零食的摄入量，最好在睡觉前不要吃任何东西。

❤ 生活调理

减肥：肥胖是引起咽部狭窄的因素之一，减肥可以降低气道阻塞的程度。

戒烟酒：烟可刺激咽部发炎，引起咽部水肿狭窄；酒可使肌肉松弛，舌根后坠，从而加重阻塞。此外，经常按揉上星穴，也可有效改善打鼾症状。

推荐药材、食材

蜂蜜	花椒	薄荷	白术
	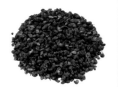	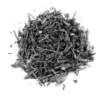	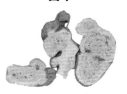
蜂蜜具有滋阴润肺的功效，有助于润滑喉咙、通畅呼吸道，可在睡前饮用的安神茶中添加一些蜂蜜，可预防打鼾。	花椒有芳香健胃、止痒解腥的功效，能提高咽喉部黏膜的血液供应率，使咽喉部黏膜处于充分供血状态，鼾声也随之减弱、停止。	薄荷可芳香行散，清凉利咽，具有扩张支气管的作用，能有效改善因支气管狭窄而打鼾的症状。	白术有健脾、燥湿的作用，被前人誉之为"补气健脾第一要药"。对肥胖体虚之打鼾患者有较好的疗效。

银杏百合拌鲜笋

主料 银杏200克，鲜百合100克，芦笋150克。

辅料 盐3克，味精2克，香油适量。

制作流程

1. 银杏去壳、皮、心尖；鲜百合洗净，削去黑边；芦笋洗净，切段。
2. 锅加清水烧沸，下银杏、百合、芦笋焯烫至熟，装盘。
3. 将所有调味料制成味汁后，淋入盘中拌匀即可。

功效 百合能润肺止咳、清心安神，治肺热久嗽、热病后余热未清、虚烦惊悸、神志恍惚、脚气浮肿；银杏能敛肺气、定喘嗽。本品可润肺化痰，疏通呼吸道，适合呼吸道有阻塞感、呼吸时喉间痰鸣音较重的打鼾患者食用。

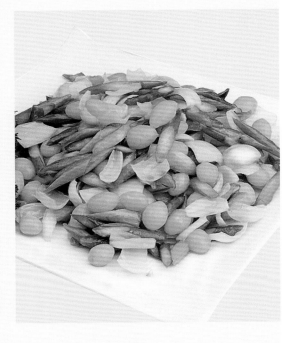

花椒猪蹄冻

主料 花椒1大匙，猪蹄500克。

辅料 盐1小匙。

制作流程

1. 猪蹄剔去骨头，洗净，切小块，放入锅中，加入花椒。
2. 加水至盖过材料，以大火煮开，加盐调味，转小火慢煮约1小时，至汤汁浓稠。
3. 倒入容器内，待冷却成冻，切块食用。

功效 花椒芳香健胃、温中散寒、除湿止痛；猪蹄补虚弱、填肾精。本品具有温中健胃、祛寒保暖的功效，尤其是花椒的刺激性气味可改善打鼾症状。

桂花莲子冰糖饮

主料 莲子100克，桂花25克。

辅料 冰糖末适量。

制作流程

1. 桂花洗净，装入纱布袋，扎紧袋口；莲子洗净，去心，备用。
2. 锅中放入莲子、桂花药袋，加入适量清水，以大火烧开后，再改用小火煎煮50分钟。
3. 加入冰糖末拌匀，关火，放冷后去渣取汁即成。

功效 莲子能养心安神、涩精止带、益肾养心；桂花能温中散寒、活血益气、健脾胃、助消化、暖胃止痛，桂花的香气还具有平衡情绪、缓和身心压力、消除烦闷、帮助睡眠等功效。

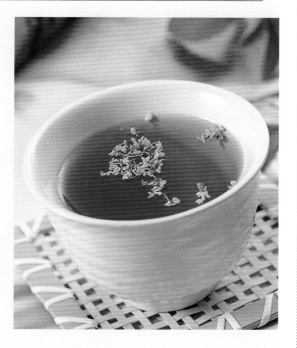

龙胆草当归牛腩

主料 牛腩750克，龙胆草10克，当归25克，冬笋150克，猪骨汤1升。

辅料 蒜末、姜末、料酒、白糖、酱油、味精、香油各适量。

制作流程

1. 牛腩洗净，下沸水中煮20分钟捞出，切成块；冬笋切块。
2. 锅置大火上，下油烧热，下蒜末、姜末、牛腩、冬笋，加料酒、白糖、酱油翻炒10分钟。
3. 将猪骨汤倒入，加当归、龙胆草，用小火焖2小时至肉烂汁黏时关火，味精调味，淋上香油即成。

功效 本品可清泻肝火、活血化淤，对肝火旺盛引起的打鼾、呼吸气粗声高均有一定效果。

213

慢性支气管炎 泻肺平喘 止咳化痰

🔍 疾病解释

慢性支气管炎是气管、支气管黏膜及其周围组织的慢性非特异性炎症。临床上以每年持续3个月、连续2年以上的咳嗽、咳痰，伴有气喘且反复发作为主要症状。

🔍 病症原因

吸烟易导致慢性支气管炎；呼吸道感染易导致慢性支气管炎。不同地域环境不同，北方、山区、高原、寒冷地区及厂矿的生活环境易诱发慢性支气管炎。

⊕ 饮食调养

1. ☑ 选择能抑制病菌感染的中药材和食材，如杏仁、百合、知母、枇杷叶、丹参、川芎、黄芪、梨等。

2. ☑ 多吃可健脾养肺、补肾化痰的中药材和食材，如桑白皮、半夏、金橘、川贝、鱼腥草、百部、胡桃、柚子、栗子、猪肺、人参、花生、银杏、山药、红糖、杏仁、无花果等。

3. ☑ 多吃蛋白质含量高的食物，如鸭肉、鸡蛋、鸡肉、猪瘦肉、牛奶、鲫鱼等。

4. ☒ 忌吃油腻黏糯、助湿生痰、性寒生冷之物，如肥肉、香肠、糯米、海鲜等。

5. ☒ 忌吃辛辣刺激、过咸的食物，如咸鱼、辣椒、胡椒、芥末、咖喱、生姜、大蒜、桂皮等。

♡ 生活调理

慢性支气管炎伴有发热、气促、剧咳者，要适当卧床休息。吸烟病人需戒烟，避免烟尘和有害气体侵入体内。冬天外出戴口罩和围巾，预防冷空气刺激气管。鼓励病人参加力所能及的体育锻炼，以增强人体免疫力和痰排出的能力。若发现病人有明显气促，紫绀，甚至出现嗜睡现象，应考虑病情有变，要迅速送医院。

推荐药材、食材

杏仁	桑白皮	梨	猪肺
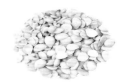	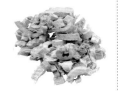	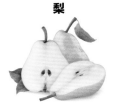	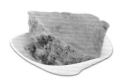
杏仁具有润肺定喘、止咳化痰的功效，可抑制肺炎球菌的感染，常用于患有肺燥喘咳等患者的保健与治疗。治疗慢性支气管炎，可与桔梗、川贝等同用。	桑白皮具有清热化痰、止咳平喘的作用，多用于治疗慢性支气管炎之肺热咳喘、痰多等症。	梨有止咳化痰、清热降火、养血生津、润肺去燥、润五脏、镇静安神的功效。因此对患有支气管炎的患者出现的咽喉干、痒、痛，以及音哑、痰稠等症均有良效。	猪肺具有补肺、止咳、止血的功效，能增强人体肺功能，根据中医以脏补脏之理，凡肺虚之病，吃猪肺都能起到补肺的功效。配伍麦冬、玉竹、太子参等可辅助治疗阴虚咳嗽。

桑白杏仁茶

主料 桑白皮、南杏仁、枇杷叶各10克，桑叶20克。

辅料 绿茶12克，红糖20克。

制作流程

1. 将桑白皮、绿茶、南杏仁、枇杷叶、桑叶分别用清水洗净，一起放入洗净的锅中，注入适量清水，煎汁，去渣。

2. 加入红糖溶化，即可饮服。

功效 桑叶能祛风清热、凉血明目，治风温发热、头痛目赤、肺热咳嗽；杏仁能祛痰止咳、平喘、润肠，治外感咳嗽、喘满、喉痹；枇杷叶能清肺和胃、降气化痰，治肺热痰嗽、咯血、衄血。本品具有泻肺平喘、止咳化痰的功效。

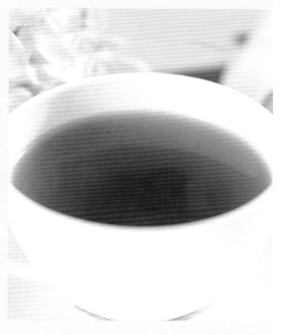

鸡骨草煲猪肺

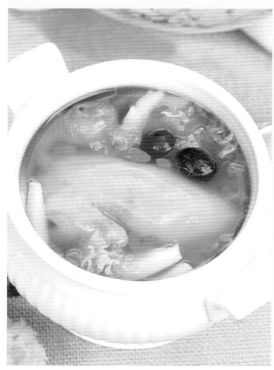

主料 猪肺350克，鸡骨草30克，红枣8颗，高汤适量。

辅料 盐少许，味精3克。

制作流程

1. 将猪肺洗净切片；鸡骨草、红枣分别洗净。炒锅上火倒入水，下猪肺焯去血渍；捞出冲净备用。

2. 净锅上火，倒入高汤，再下猪肺、鸡骨草、红枣，大火煮开后转小火煲至熟，加盐、味精调味即可。

功效 猪肺有补肺、止咳、止血的功效，主治肺虚咳嗽、咯血等症。凡肺气虚弱如肺气肿、肺结核、哮喘等病人，以猪肺作为食疗之品最有益。本品清热解毒、润肺止咳，可辅助治疗慢性支气管炎。

川贝蒸梨

主料 川贝母10克，梨1个。

辅料 冰糖20克。

制作流程

1. 梨削皮去核与子，切块备用。

2. 净锅上火，入500毫升清水，将川贝母、冰糖、梨一起盛入碗盅内，加水至七分满，放入锅内，隔水炖30分钟即可。

功效 川贝母可润肺、止咳、化痰。本品美味香甜，具有非常好的清热润肺、排毒养颜效果，不仅能止咳化痰，也能滋润肌肤，让肌肤光泽润滑。

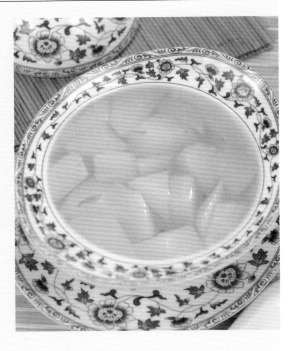

半夏桔梗薏米汤

主料 半夏15克，桔梗10克，薏米50克。

辅料 冰糖适量。

制作流程

1. 半夏、桔梗用水略冲。

2. 将半夏、桔梗、薏米一起放入锅中，加水1000毫升煮至薏米熟烂。

3. 加入冰糖调味即可。

功效 半夏能燥湿化痰、降逆止呕、消痞散结，治湿痰冷饮、咳喘痰多、胸膈胀满；桔梗能开宣肺气、祛痰排脓，治外感咳嗽、肺痈吐脓。本品具有燥湿化痰、理气止咳的功效，适合痰湿蕴肺型的慢性支气管炎患者食用。

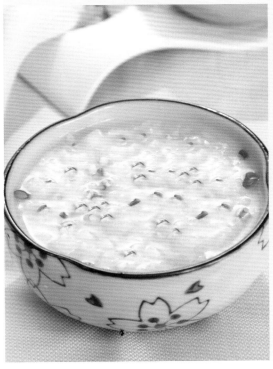

慢性咽炎　清咽利喉　清肺降气

🔍 疾病解释

慢性咽炎为咽部黏膜、黏膜下及淋巴组织的弥漫性炎症，常为上呼吸道炎症的一部分。

🔍 病症原因

病毒和细菌感染易导致慢性咽炎，主要致病菌为链球菌、葡萄球菌和肺炎球菌等；长期吸烟、长期遭受有害气体刺激、多语、嗜酒或夜生活过度易导致慢性咽炎；鼻疾病、扁桃体炎、贫血、便秘、肝脏病、肾脏病也易导致慢性咽炎。

⊕ 饮食调养

1. ☑ 慢性干燥性咽炎患者应多选择具有滋阴润燥、清热利咽的药材和食物，如玉竹、麦冬、玄参、银耳、木耳、菌菇类、雪梨、火龙果、猕猴桃、柚子等。

2. ☑ 饮食宜清淡，多吃具有酸甘滋阴作用的食物及新鲜蔬菜、水果。

3. ☑ 多饮水，多饮果汁、豆浆，多喝汤等。

4. ☑ 烹制菜肴时应用蒸、煮等烹调方式，并少放调味料。

5. ☒ 忌烟、酒、咖啡、葱、蒜、姜、花椒、辣椒、桂皮等辛辣刺激性食物。

6. ☒ 忌油腻食物；忌油炸食品（炸猪排、油炸花生米、油煎饼等）等热性食物。

7. ☒ 忌易生痰化热的食物。

8. ☒ 忌过热、过烫的食物，以免烫伤咽道黏膜，加重咽部溃疡。

♡ 生活调理

适当运动、正常作息、保持良好的心理状态，以增强自身整体免疫力，从而提高咽部黏膜的防御功能。积极治疗可能引发慢性咽炎的局部相关疾病：如鼻腔、鼻窦、鼻咽部的慢性炎症，慢性扁桃体炎，口腔炎症，胃食道反流等。避免接触粉尘、有害气体、刺激性食物等对咽黏膜不利的刺激因素。避免长期过度发声。避免接触导致慢性过敏性咽炎的致敏原。

推荐药材、食材

玄参	薄荷	罗汉果	柚子
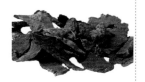	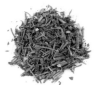		

玄参具有清热凉血、泻火解毒、滋阴生津的功效，对咽喉干燥、肿痛、干咳等均有很好的疗效，治疗慢性咽炎，可与麦冬、草决明配伍同用。

薄荷可轻扬升浮、芳香通窍，疏散上焦风热，清头目、利咽喉，对急、慢性咽炎引起的咽喉干痒、灼热、咳嗽、疼痛不适等均有很好的疗效。

罗汉果能清肺热、化痰饮、利咽止痛，治咳嗽、气喘，可单味煎服，或配伍百部、桑白皮；治咽痛失音，可单用罗汉果泡茶饮。

柚子能生津止渴、止咳平喘、清热化痰、健脾消食、解酒除烦。治疗慢性咽炎，可将柚子去皮留果肉，榨汁拌蜂蜜，时时饮用。

玄参萝卜清咽露

主料 白萝卜300克，玄参15克。

辅料 蜂蜜30克，黄酒20毫升。

制作流程

1. 将白萝卜洗净，切成薄片；玄参洗净，用黄酒浸润备用。

2. 用碗1只，放入2层萝卜，再放入1层玄参，淋上蜂蜜10克，黄酒5毫升。

3. 如此放置四层，余下的蜂蜜加冷水20毫升，倒入碗中，旺火隔水蒸2小时即可食用。

功效 玄参具有滋阴降火、除烦解毒的功效，可治热病伤阴、舌绛烦渴、咽喉肿痛、白喉等症；白萝卜能化痰清热、帮助消化，对食积腹胀、咳痰失音、消渴等症均有食疗作用。

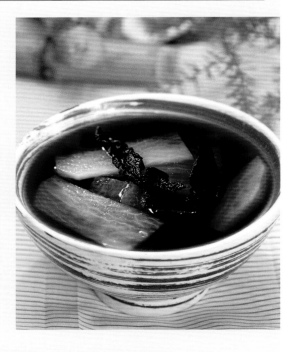

罗汉果瘦肉汤

主料 罗汉果1只，枇杷叶15克，猪瘦肉500克。

辅料 盐5克。

制作流程

1. 罗汉果洗净，打成碎块。

2. 枇杷叶洗净，浸泡30分钟；猪瘦肉洗净，切块。

3. 2000毫升水煮沸后加入罗汉果、枇杷叶、猪瘦肉，大火煲开后，改用小火煲3小时，加盐调味。

功效 罗汉果能清肺润肠，治百日咳、痰火咳嗽；枇杷叶能清肺和胃、降气化痰，治肺热痰嗽、咯血、衄血、胃热呕哕。本品能清肺降气，主治百日咳、痰火咳嗽、血燥便秘等症；可辅助治疗肺炎、急性扁桃体炎等病症。

推荐药膳

薄荷茶

主料 薄荷叶3克，茶叶10克。

辅料 冰糖适量。

制作流程

1. 将薄荷叶、茶叶均洗净备用。
2. 净锅置于火上，加入400毫升清水，大火煮沸后倒入杯中，将薄荷叶、茶叶放在杯中，加盖闷5分钟。
3. 将冰糖放入，调匀即可饮用。

功效 薄荷能疏风散热、辟秽解毒，治外感风热头痛、目赤、咽喉肿痛、食滞气胀、口疮；茶叶中含有许多营养成分和药效成分，能抗炎症。因此，本品可清咽利喉，对慢性咽炎有食疗效果。

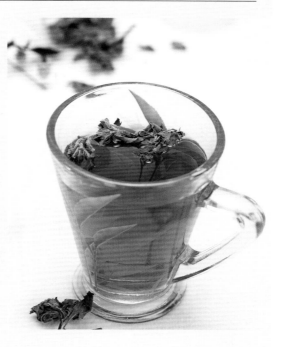

柚子炖鸡

主料 柚子1个，雄鸡1只。

辅料 生姜片、葱段、盐、味精、料酒各适量。

制作流程

1. 雄鸡去皮毛、内脏，洗净，斩件；柚子洗净，去皮，留肉。
2. 将柚子肉、鸡肉放入砂锅中，加入葱段、姜片、料酒、盐、适量水。
3. 将盛鸡的砂锅置于有水的锅内，隔水炖熟，加味精调味即可。

功效 柚子有助于下气消食、化痰生津、降低血脂等，对高血压患者有补益作用；鸡肉能温中益气、补精添髓，流感患者多喝鸡汤有助于缓解感冒引起的鼻塞、咳嗽等症状。本品健胃下气、化痰止咳，适合慢性咽炎患者食用。

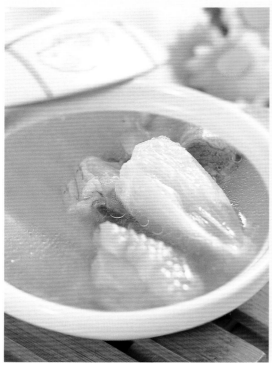

脂肪肝　消脂减肥　清热平肝

🔍 疾病解释

脂肪肝是指由各种原因引起的肝细胞内脂肪堆积过多的病变。多发于肥胖者、过量饮酒者、缺少运动者、慢性肝病患者及中老年内分泌患者。

🔍 病症原因

长期饮酒，致使肝内脂肪氧化减少易导致脂肪肝；长期摄入高脂类食物或糖、淀粉等碳水化合物，使肝脏脂肪合成过多，易导致脂肪肝；肥胖、缺乏运动，使肝内脂肪输入过多易导致脂肪肝；糖尿病、肝炎易导致脂肪肝；某些药物引起的急性或慢性肝损害易导致脂肪肝。

⊕ 饮食调养

1. ☑ 多吃高蛋白食物，如豆腐、腐竹、瘦肉、鱼、虾等，限制脂肪和碳水化合物的摄入。

2. ☑ 多吃具有防止脂肪堆积功能的药材和食材，如薏米、泽泻、冬瓜、决明子、黄精、何首乌、丹参、郁金、黄瓜、芝麻、上海青、菠菜、干贝、淡菜等。

3. ☑ 多吃具有降低血清胆固醇作用的食品，如玉米、燕麦、海带、苹果、牛奶、红薯、黑芝麻、黑木耳等。

4. ☒ 忌食辛辣、刺激性强的食物，如葱、姜、蒜、辣椒等；忌食肥腻、胆固醇含量高的食物，如肥肉、动物内脏、巧克力等。

♥ 生活调理

保持情绪稳定；饮食宜清淡，限制饮酒。经常进行慢跑、打乒乓球、打羽毛球等运动，以消耗体内的脂肪。慎用对肝脏有损害的药物。另外，要补充足够的维生素、矿物质和微量元素、膳食纤维等。

推荐药材、食材

决明子	绿豆	海带	泽泻
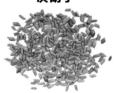	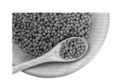	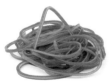	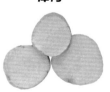
决明子具有清热平肝、降脂降压、润肠通便的功效，能降低血浆胆甾醇、甘油三酯的含量，并有效防治脂肪肝及高血脂。	绿豆中的多糖成分能增强血清脂蛋白酶的活性，使脂蛋白中甘油三酯水解，从而达到降血脂的疗效，并可通过促进胆固醇异化或阻止肝内胆固醇的合成，从而防治脂肪肝。	海带中含有大量的不饱和脂肪酸及膳食纤维，可迅速清除血管管壁上多余的胆固醇，从而能有效防治脂肪肝、肥胖症。常吃海带还有很好的保肝排毒作用。	中医理论认为泽泻性寒，具有利水渗湿的功效。现代医学研究表明，泽泻可降低血清总胆固醇及三酰甘油含量，减缓动脉粥样硬化的形成。另外，泽泻及其制剂还用于治疗血脂异常、脂肪肝等病。

绿豆莲子牛蛙汤

主料 牛蛙1只，绿豆150克，莲子20克。

辅料 高汤适量，盐6克。

制作流程

1. 将牛蛙洗净，斩块，汆水。
2. 绿豆、莲子淘洗净，分别用温水浸泡50分钟备用。
3. 净锅上火，倒入高汤，再放入牛蛙、绿豆、莲子煲至熟，加盐调味即可。

功效 绿豆具有降压降脂、滋补强壮、调和五脏、清热解毒、消暑止渴、利水消肿的功效；莲子能帮助人体进行蛋白质、脂肪、糖类代谢，并维持酸碱平衡。二者同用，能降压消脂，对脂肪肝有一定的食疗作用。

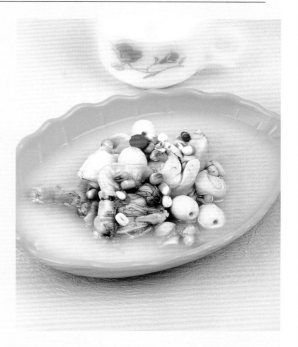

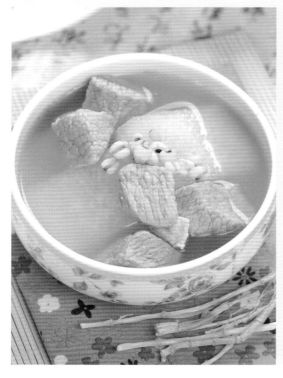

冬瓜薏米瘦肉汤

主料 冬瓜300克，瘦肉100克，薏米20克。

辅料 盐、鸡精各5克，姜10克。

制作流程

1. 瘦肉洗净，切块，汆水；冬瓜去皮，洗净，切块；薏米洗净，浸泡；姜洗净，切片。
2. 瘦肉入水汆去沫后捞出备用；将冬瓜、瘦肉、薏米放入炖锅中，置大火上，炖1.8小时。
3. 调入盐和鸡精，转小火稍炖即可。

功效 冬瓜具有清热利水、降压降脂的功效；薏米可利水消肿、健脾去湿。二者都可防止脂肪堆积，适宜脂肪肝患者食用。

泽泻枸杞粥

主料 泽泻、枸杞各适量，粳米80克。

辅料 盐1克。

制作流程

1. 粳米泡发洗净；枸杞洗净；泽泻洗净，加水煮好，取汁待用。

2. 锅置火上，加入适量清水，放入粳米、枸杞以大火煮开。

3. 再倒入熬煮好的泽泻汁，以小火煮至浓稠状，调入盐拌匀即可。

功效 枸杞能滋肾润肺、补肝明目；泽泻能利水、渗湿、泄热；粳米能补中益气、健脾养胃。三者合用，有利小便、清湿热、降脂瘦身的功效，适合脂肪肝、小便不畅、肥胖的患者食用。

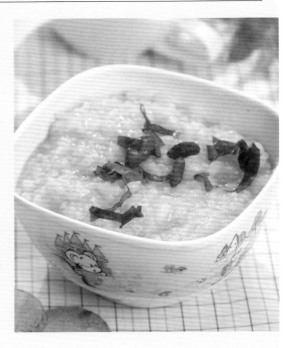

大米决明子粥

主料 粳米100克，决明子适量。

辅料 盐2克，葱8克。

制作流程

1. 粳米泡发洗净；决明子洗净；葱洗净，切花。

2. 锅置火上，倒入清水，放入粳米，以大火煮至米粒开花。

3. 加入决明子煮至粥呈浓稠状，调入盐拌匀，再撒上葱花即可。

功效 决明子能清肝明目、利水通便，治风热赤眼、高血压症、肝炎、肝硬化、腹水；粳米能补中益气、健脾养胃。此粥具有清热平肝、润肠通便的功效，还可有效抑制口腔细菌，对口腔溃疡有很好的防治作用。

慢性病毒性肝炎　清热利胆　利水通淋

疾病解释

慢性病毒性肝炎是慢性肝炎中最常见的一种，由乙型肝炎病毒和丙型肝炎病毒感染所致。主要症状有乏力、肝区疼痛、毛发脱落、齿龈出血、腹胀、蜘蛛痣、下肢浮肿等。慢性病毒性肝炎患者抽血化验时，若发现有肝炎病毒以及肝功能异常，需及时治疗，否则有可能会发展为肝硬化甚至肝癌。

病症原因

营养不良、治疗不当、同时患有其他传染病，以及饮酒、服用对肝有损害的药物等均可导致慢性病毒性肝炎。

饮食调养

1. ☑ 食用具有改善血液循环、促进肝细胞修复、增强免疫功能的药材和食材，如白芍、茵陈、三七、丹参、郁金、柴胡、黄芪、党参、山药、冬虫夏草、泽泻、生地黄、山楂、芹菜、白菜、萝卜等。

2. ☑ 肝炎急性期如果食量正常，无恶心呕吐，可食用清淡的食物，如白粥、西瓜、葡萄干、红枣等。

3. ☑ 食用具有疏肝利胆、保肝养肝功能的食物，如苹果、葡萄、柑橘、金橘、石榴等。

4. ☒ 忌食含有防腐剂的食物，如罐头、方便面、香肠等。

5. ☒ 忌食辛辣、刺激性食物，如辣椒、姜、芥末、韭菜等；忌食富含脂肪及甜腻的食物，如猪肝、肥肉、鱼子、甜点等。

生活调理

要保持情绪乐观，正确对待疾病，有战胜疾病的信心，且生活要有规律。坚持定期复查肝功能和病毒指标，可每隔1~2个月复查一次，连续复查1~2年。慢性肝炎患者应戒酒，因为酒精可直接损伤肝细胞。且忌暴饮暴食。

推荐药材、食材

茵陈蒿	白芍	玉米须	牡蛎
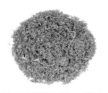	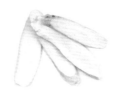		
茵陈蒿苦泄下降，性寒清热，善清利脾胃肝胆湿热，为治黄疸之要药，对黄疸型肝炎有很好的疗效。	白芍具有养血柔肝、缓中止痛、敛阴收汗的功效，可促进肝脏血液循环、增加氧利用度，从而促进肝细胞修复，保护肝脏。	玉米须能利湿而退黄，药性平和，对黄疸以及病毒性肝炎、肝硬化等病均有疗效。可单味大剂量煎汤服，亦可与金钱草、郁金、茵陈等配伍应用。	牡蛎具有平肝潜阳、滋阴生津、软坚散结的功效，对肝炎、肝硬化等病均有很好的食疗作用。病毒性肝炎患者常食，可有效抑制病情的恶化。

茵陈甘草蛤蜊汤

主料 茵陈8克，甘草5克，红枣6颗，蛤蜊300克。

辅料 盐适量。

制作流程

1. 蛤蜊冲净，再用淡盐水浸泡，使其吐尽沙尘。
2. 茵陈、甘草、红枣分别洗净，以1200毫升水熬成高汤，熬至约1000毫升，去渣留汁。
3. 将蛤蜊加入汤中煮至开口，酌加盐调味即成。

功效 茵陈可利胆退黄；蛤蜊可保肝利尿。因此，本品对乙肝、黄疸型肝炎有很好的疗效。

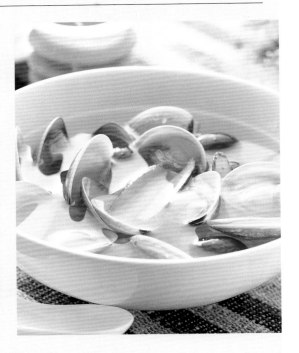

牡蛎豆腐羹

主料 牡蛎肉150克，豆腐100克，鸡蛋1个，韭菜50克。

辅料 盐少许，葱段2克，香油2毫升，高汤适量。

制作流程

1. 将牡蛎肉洗净；豆腐洗净切丝；韭菜洗净切末；鸡蛋打入碗中备用。
2. 油热，把葱炝香，放入高汤、牡蛎肉、豆腐丝，调入盐煲至入味。
3. 下韭菜末、鸡蛋，淋入香油即可。

功效 牡蛎能敛阴、潜阳、止汗、涩精、化痰、软坚；豆腐能益气宽中、生津润燥、清热解毒、和脾胃、抗癌，还可以降低血铅浓度、保护肝脏、促进机体代谢。本品可滋阴潜阳、软坚散结，适合甲亢患者食用。

玉米须煲蚌肉

主料 玉米须50克，蚌肉150克。

辅料 生姜15克，盐适量。

制作流程

1. 蚌肉洗净；生姜洗净，切成片；玉米须洗净。

2. 蚌肉、生姜和玉米须一同放入砂锅，加水，以小火炖煮1小时。

3. 加盐调味即成。

功效 玉米须能利尿、泄热、平肝、利胆，可治肾炎水肿、脚气、黄疸肝炎、高血压症、胆囊炎、胆结石、糖尿病、吐血衄血。本品具有清热利胆、利水通淋的功效，对慢性病毒性肝炎、肝硬化、小便不利等症有食疗作用。

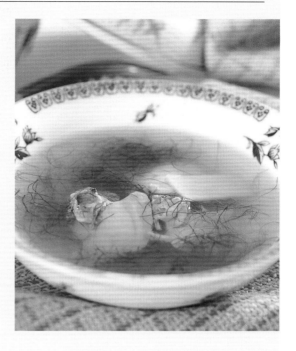

白芍蒺藜山药排骨汤

主料 白芍10克，白蒺藜5克，山药250克，香菇3朵，竹荪15克，排骨1000克，青菜适量。

辅料 盐2小匙。

制作流程

1. 排骨剁块，放入沸水氽烫，捞起冲洗；山药切块；香菇去蒂，洗净切片。

2. 竹荪以清水泡发，去伞帽、杂质，沥干，切段；排骨盛入锅中，放入白芍、白蒺藜，加水炖30分钟。

3. 加入山药、香菇、竹荪续煮10分钟，起锅前加青菜煮熟，再加盐调味即成。

功效 白芍能养血柔肝、缓中止痛、敛阴收汗；山药能补脾养胃、生津益肺、补肾涩精。故此汤能养肝补血。

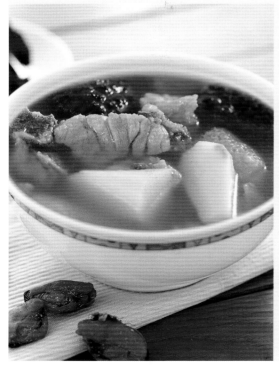

第五章

22种中老年男性高发病药膳食疗

225

肝硬化 利水消肿 解毒渗湿

疾病解释

肝硬化是指由于多种有害因素长期、反复作用于肝脏，导致肝组织弥漫性纤维化，以假小叶和再生结节的形成为特征的慢性肝病。发病高峰年龄在35～48岁，我国病毒性肝硬化为多见，其次为血吸虫病肝纤维化，酒精性肝硬化亦逐年增加。

病症原因

长期嗜酒、饮食不节、病毒性肝炎、营养不良、大量用药等均易导致肝硬化。

饮食调养

1. ☑ 选择具有改善肝功能，消除肝硬化功效的药材和食材，如猪苓、甲鱼、灵芝、黄芪、车前子、茯苓、泽泻、茵陈、龙胆草、垂盆草、西洋参、红枣、赤小豆、青菜、香菇、鲫鱼、泥鳅、鲤鱼、蜂蜜等。

2. ☑ 多吃锌、镁含量丰富的食物，有助于增强肝脏功能和抵抗力，以及凝血功能，如瘦肉、谷类、乳制品、鸡蛋、蹄筋、皮冻等。

3. ☑ 多吃淀粉类食物，有利于人体储备肝糖原，如红薯、土豆等。

4. ☑ 合理摄入富含蛋白质的食物，有利于肝细胞的修复，如奶酪、鸡肉、鱼肉、甲鱼等。

5. ☑ 多吃具有清热解毒、保护肝脏功效的食物，如莲藕、冬瓜、蘑菇、莴笋等。

生活调理

每日用温水擦身，保持皮肤清洁、干燥。有牙龈出血的患者，用毛刷或含漱液清洁口腔，切勿用牙签剔牙。注意观察用利尿药后的尿量变化及电解质情况，随时与医师取得联系。避免感冒等各种感染的不良刺激。肝功能代偿期患者，可参加力所能及的工作；而肝功能失代偿期患者应卧床休息。

推荐药材、食材

猪苓	赤小豆	鲫鱼	甲鱼
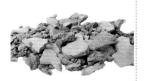	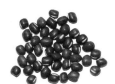	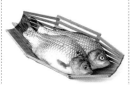	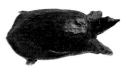
猪苓甘淡渗泄，利水作用较强，可治疗水湿停滞的各种水肿，单味应用即可取效，对肝硬化腹水有很好的疗效。猪苓含有的多糖具有抗肿瘤、防治肝炎的作用。	赤小豆性平，味甘、酸，能利湿消肿、清热退黄、解毒排脓，对治疗水肿、腹水、黄疸、泻痢、便血、痈肿有很好的疗效。	鲫鱼药用价值极高，其性平，味甘，归胃、肾经，具有和中补虚、除湿利水、补虚赢、温胃进食、补中生气之功效，适宜慢性肾炎水肿、肝硬化腹水患者食用。	甲鱼具有益气补虚、滋阴壮阳、益肾健体、净血散结的功效，其肉及其提取物能增强体质、提高人体免疫功能，对预防和抑制胃癌、肝硬化、肝癌等症的功效也很显著。

猪苓垂盆草粥

主料 垂盆草、粳米各30克，猪苓10克。

辅料 冰糖15克。

制作流程

1. 先将垂盆草、猪苓分别用清水洗净，再一起放入锅中，加入适量清水煎煮10分钟左右，最后捞出垂盆草、猪苓，取药汁备用。

2. 另起锅，将药汁与淘洗干净的粳米一同放入锅中，加水煮成稀粥。

3. 最后加入冰糖即成。

功效 垂盆草能清利湿热，有降低谷丙转氨酶的作用；猪苓能利尿渗湿。本品具有利湿退黄、清热解毒的功效，对肝功能异常、肝硬化等症有食疗作用。

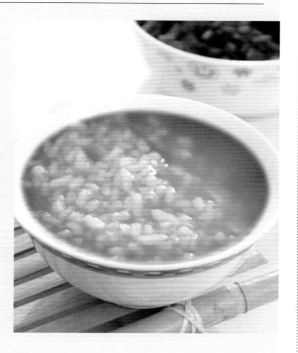

鲫鱼炖西兰花

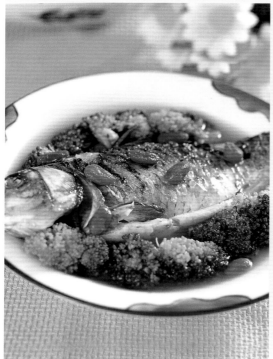

主料 鲫鱼1条，西兰花100克。

辅料 枸杞、植物油、生姜、盐各适量。

制作流程

1. 将鲫鱼宰杀，去鳞、鳃及内脏，洗净；西兰花去粗梗洗净，掰成朵；生姜洗净切片。

2. 煎锅上火，下油烧热，用生姜炝锅，放入鲫鱼煎至两面呈金黄色，最后加入适量水，下西兰花煮至熟，撒入适量的枸杞，用适量盐调味即成。

功效 鲫鱼可补阴血、通血脉、补体虚，还有益气健脾、利水消肿之功效。适合慢性肾炎水肿，肝硬化、肝腹水、营养不良性水肿以及脾胃虚弱等患者食用。

赤小豆炖鲫鱼

主料 赤小豆50克，鲫鱼1条。

辅料 盐适量。

制作流程

1. 将鲫鱼处理干净，备用。

2. 赤小豆洗净，备用。

3. 鲫鱼和赤小豆放入锅内，加2000~3000毫升水清炖，炖至鱼熟烂，最后加盐调味即可。

功效 赤小豆能利水除湿、和血排脓、消肿解毒，治水肿、脚气、黄疸、泻痢、便血、痈肿；鲫鱼能温中健脾。本品具有健脾益气、利水消肿、解毒渗湿的功效，对妊娠水肿、小便排出不畅等患者都有食疗作用。

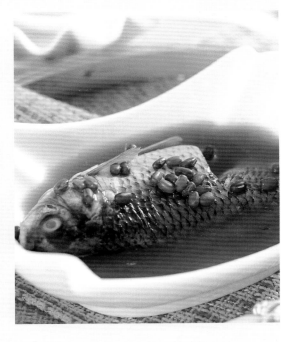

山药枸杞炖甲鱼

主料 甲鱼250克，山药30克，枸杞20克，红枣15克。

辅料 生姜10克，盐5克，味精2克。

制作流程

1. 山药洗净，用清水浸30分钟；枸杞、红枣洗净；生姜切片。

2. 甲鱼用热水焯烫后宰杀，洗净切块；将全部材料放入炖盅内。

3. 加入适量开水，炖盅加盖，文火炖3小时，调入调味料即可。

功效 甲鱼可软坚散结、滋阴利水；山药能益气健脾。二者合用，既能保肝抗癌，又能改善患者体虚症状。

痔疮　清热解毒　利水消肿

疾病解释

痔疮是指人体直肠末端黏膜静脉扩大曲张所形成的柔软静脉团。内痔早期的症状不明显，以排便间断出血为主，不痛，无其他不适；中、晚期则有排便痔核脱出、流黏液、发痒和发作期疼痛等症状。外痔可看到肛缘的痔隆起或皮赘，以坠胀疼痛为主要表现。混合痔两种症状均有。

病症原因

妊娠、局部炎症、辛辣食物刺激等均可导致直肠黏膜充血或静脉回流受阻，而使局部静脉扩大曲张，从而导致痔疮的形成。久坐、久立、便秘、腹泻、排便时间过长、饮酒均可导致痔疮。本病以成人居多，女性发病率高于男性。

饮食调养

1. ☑ 选择具有清热利湿、凉血消肿、润肠通便作用的药材和食物，如牛蒡根、生地黄、黄连、槐花、金银花、苦参、苦瓜、黄瓜、西红柿、乌梅、绿豆、杏仁、核桃仁、绿茶、荷叶等。

2. ☑ 选择有助于促进肠道蠕动的药材和食物，如生地黄、韭菜、红枣、麦冬、当归、牛蒡根、决明子、绿茶、苹果、火龙果、香蕉、柚子、土豆、红薯、香菇、栗子、鸡肉、兔肉、猪肚、牛肚、粳米、籼米、糯米、扁豆等。

3. ☒ 忌食辛辣刺激性食物，忌食燥热、肥腻、煎炸等助热上火的食物，如辣椒、胡椒、生姜、花椒、肉桂、砂仁、茴香、芥菜等。

4. ☒ 忌食发物，如羊肉、狗肉、虾、蟹等；忌烟、酒。

生活调理

痔疮患者要加强体育锻炼，根据个人条件，选择不同方式，如工间操、太极拳等。这样，可以改善盆腔长时间充血的状况，预防痔疮。其次要保持大便通畅，谨防便秘，并且保持肛门周围清洁，每日用温水清洗，勤换内裤。

推荐药材、食材

生地黄	槐米	韭菜	香蕉
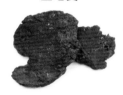	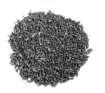	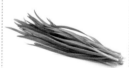	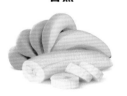
生地具有滋阴清凉、凉血补血的功效，其含有的多种环烯醚萜苷类化合物，可以改善机体微循环，修复受损的毛细血管，促进表皮细胞增长，亦可用来防治痔疮等症。	槐米性微寒，味苦，具有凉血止血、清肝泻火的功效，常用于治疗便血、痔血、血痢、崩漏、吐血、衄血等血热出血症。	韭菜含有丰富的膳食纤维，可以促进胃肠蠕动，保持大便通畅，并能促进有毒物质排出体外，可通过促进排便，缓解静脉压力来治疗痔疮。	香蕉性寒，味甘，可清热润肠，促进胃肠蠕动，对便秘以及因长期便秘引起的痔疮患者均有很好的食疗作用。治疗便秘、痔疮，可搭配火龙果、苹果，一同榨成果汁饮用。

生地绿茶饮

主料 绿茶6克，生地黄5克。

辅料 冰糖适量。

制作流程

1. 将绿茶、生地黄洗净。
2. 先将生地黄入锅，放入适量清水，大火煮沸，转小火煮30分钟即可关火。
3. 滤去药渣，放入绿茶，加入冰糖，加盖闷5分钟即可饮用。

功效 本品具有清热解毒、润肠通便、养阴生津、改善微循环的功效，非常适合便秘、痔疮、癌症及心脑血管疾病患者食用。但是，本品中的生地黄性寒而滞，故脾虚湿滞、腹满便溏者均不宜食用。

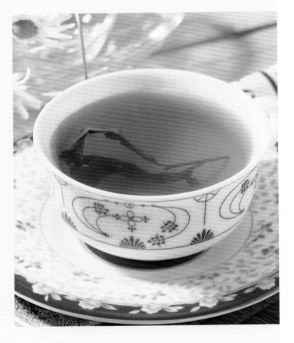

冰糖炖香蕉

主料 香蕉2只，红枣适量。

辅料 冰糖适量。

制作流程

1. 香蕉剥皮，切段备用。
2. 锅中放入冰糖、红枣，加水适量，以大火煮开，转小火续煮15分钟。
3. 最后，放入香蕉续煮10分钟即可。

功效 本品能清肠胃、通便秘、清肺热，有促进排泄，帮助肠道清除毒素，抗忧郁及平衡体内钾离子的功效。此外，还可调降血压，防抽筋痉挛。

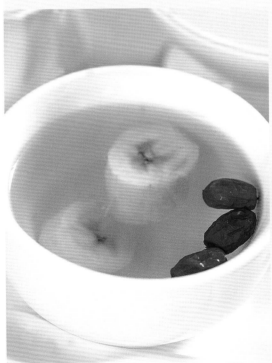

槐花粳米粥

主料 槐花适量，粳米80克，牛蒡15克。

辅料 白糖3克。

制作流程

1. 粳米淘洗干净，置于冷水中泡发半小时后，捞出沥干水分；槐花、牛蒡洗净，装入纱布袋，下锅中，加适量水熬取汁备用。

2. 锅置火上，倒入清水，放入粳米，以大火煮至米粒开花。

3. 加入槐花牛蒡汁煮至浓稠状，调入白糖拌匀即可。

功效 此粥具有清热润肠、凉血止血之功效，适合痔疮出血、便血等患者食用。

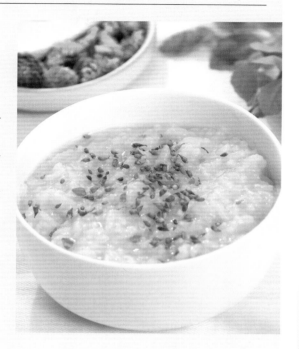

金银花水鸭汤

主料 老鸭350克，金银花、生姜、枸杞各20克。

辅料 盐4克，鸡精3克。

制作流程

1. 老鸭去毛和内脏洗净，切件；金银花洗净，浸泡；生姜洗净，切片；枸杞洗净，浸泡。

2. 锅中注水，烧沸，放入老鸭、生姜和枸杞，以小火慢炖。

3. 1小时后放入金银花，再炖1小时，调入盐和鸡精即可。

功效 金银花能清热解毒；鸭肉具有养胃滋阴、清肺解热、大补虚劳、利水消肿之功效。二者合用，能清热解毒、利水消肿，对痔疮有一定的防治功效。

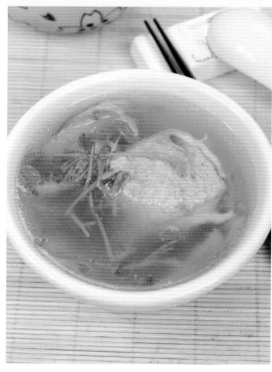

慢性肠炎　　清热解毒　补脾止泻

🔎 疾病解释

慢性肠炎指肠道的慢性炎症性疾病，病因可为细菌、霉菌、病毒、原虫等微生物感染，亦可为过敏、变态反应等原因所致。表现为长期慢性，或反复发作的腹痛、腹泻及消化不良等症，重者可有黏液便或水样便。

🔎 病症原因

长期过度疲劳、情绪激动、过度精神紧张、营养不良均可导致慢性肠炎。

➕ 饮食调养

1. ☑ 湿热性肠炎者应多食马齿苋、大蒜、荸荠、苋菜、丝瓜、藿香、砂仁等能清热解毒、消炎杀菌、化湿止泻的食物。

2. ☑ 慢性肠炎大多因脾肾气虚引起，因此应多食能补脾肾之气的食物，如芡实、莲子、扁豆、鲫鱼、猪肚、猪肠、薏米等。

3. ☒ 忌食具有润肠通便功效的食物和药物，如杏仁、香蕉、大黄、火麻仁、芝麻、蜂蜜等。

4. ☒ 忌食生冷不洁的食物。

5. ☒ 忌辛辣刺激性食物；肠胃敏感者忌食海鲜类食物；忌烟、酒。

❤ 生活调理

成人轻度腹泻的情况下，可控制饮食，禁食牛奶，禁食肥腻或渣多的食物，应食用清淡、易消化的半流质食物。而小儿轻度腹泻的情况下，婴儿可继续母乳喂养，年龄在6个月以内的小儿，可用等量的米汤或水稀释牛奶或其他代乳品喂养2天，之后恢复正常饮食；年龄在6个月以上的小儿，食用粥、面条或烂饭，亦可加些蔬菜、鱼或肉末等。

推荐药材、食材

白术	芡实	山药	石榴
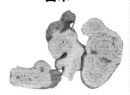	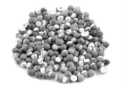	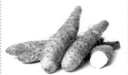	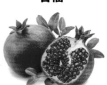
白术味苦而甘，既能燥湿实脾，又能缓脾生津，且其性最温，能健食消谷，为脾脏补气第一要药，对脾虚湿盛引起的慢性肠炎有较好的食疗作用。	芡实既能健脾除湿，又能收敛止泻。可治脾虚湿盛，久泻不愈，常与白术、茯苓、扁豆等药同用。治老幼脾肾虚热及久泄久痢，可与山药、茯苓、白术配伍。	山药性平、味甘，能补脾益气、滋养脾阴。多用于治疗脾气虚弱或气阴两虚，消瘦乏力，食少便溏或脾虚不运，湿浊下注之妇女带下。治疗慢性腹泻可单味常服。	石榴味酸，含有生物碱、熊果酸等，能够涩肠止血，且具有良好的抑菌作用，是治疗痢疾、泄泻、便血及遗精、脱肛等病症的良品。

芡实红枣生鱼汤

主料 生鱼200克，山药、枸杞各适量，芡实20克，红枣3颗。

辅料 盐、胡椒粉各少许，姜2片。

制作流程

1. 生鱼去鳞和内脏，洗净，切段后放入沸水稍烫；山药洗净浮尘。

2. 枸杞、芡实、红枣均洗净浸软。

3. 锅置火上，倒入适量清水，放入生鱼、姜片煮开，加入山药、枸杞、芡实、红枣煲至熟，最后加入盐、胡椒粉调味。

功效 鱼肉可补体虚、健脾胃；芡实能固肾涩精、补脾止泄，治遗精、淋浊、小便不禁、大便泄泻；红枣能益气补血、健脾和胃，对乏力便溏有疗效。几者结合食用，能对慢性肠炎有一定的食疗作用。

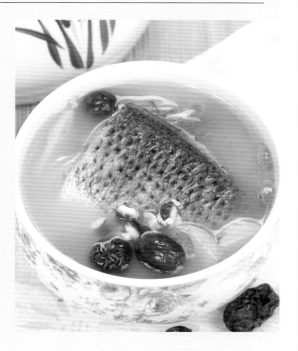

苋菜头猪大肠汤

主料 猪大肠200克，苋菜头100克。

辅料 枸杞少许，盐3克，姜片5克。

制作流程

1. 将猪大肠洗净切段；苋菜头、枸杞分别洗净。

2. 锅注水烧开，下猪大肠氽透。

3. 将猪大肠、姜片、枸杞、苋菜头一起放入炖盅内，注入清水，大火烧开后再用小火煲2.5小时，加盐调味即可。

功效 苋菜能清热利湿、凉血止血止痢，主治赤白痢疾，适合急慢性肠炎患者、痢疾患者、大便秘结者食用；猪大肠能清热止痢。两者合用，可辅助治疗下痢脓血。

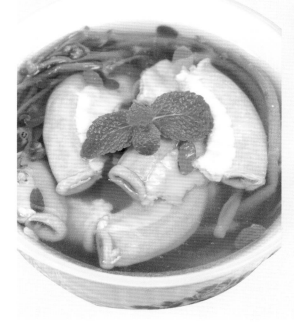

蒜蓉马齿苋

主料 马齿苋300克，蒜10克。

辅料 盐5克，味精3克。

制作流程

1. 马齿苋洗净；蒜洗净，去皮，剁成蓉。
2. 将洗净的马齿苋下沸水中稍余后，捞出备用。
3. 锅中加油烧热，下蒜蓉爆香后，再下马齿苋、盐、味精翻炒均匀即可。

功效 马齿苋有清热解毒、消肿止痛的功效，对肠道传染病，如肠炎、痢疾等，有独特的食疗作用。因此，本品具有清热解毒、凉血止痢、消炎杀菌的功效，非常适合痢疾、慢性肠炎患者食用。

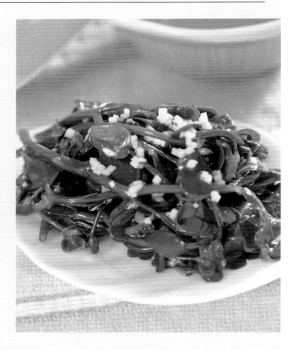

山药大蒜蒸鲫鱼

主料 鲫鱼350克，山药100克。

辅料 大蒜、葱、姜、盐、味精、料酒各适量。

制作流程

1. 鲫鱼治净，用料酒、盐腌15分钟；大蒜、葱分别洗净，切小段；姜洗净，切小片。
2. 山药去皮、洗净、切片，铺于碗底，放入鲫鱼。
3. 加各种调味料，上笼蒸30分钟即可。

功效 大蒜能消炎杀菌、促进食欲、抗肿瘤、保护肝脏、增强生殖功能、保护胃黏膜；山药能补脾止泻、生津益肺、补肾涩精；鲫鱼能健脾利水。故本品具有益气健脾、消炎止泻的作用，适合慢性肠炎患者食用。

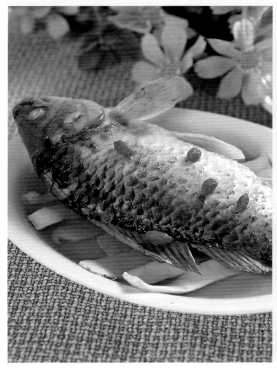

痛风　清热利湿　消肿止痒

疾病解释

痛风是由于嘌呤代谢紊乱导致血尿酸增加而引起组织损伤的疾病。在任何年龄段都可能发生痛风，但最常见的是40岁以上的中年男性。痛风多发生于人体最低部位的关节，且发作时会剧烈疼痛，所以叫"痛风"。

病症原因

由于各种原因导致尿酸的酶活性异常，从而导致尿酸生成过多，易引发痛风；或者各种因素导致肾脏排泌尿酸发生障碍，使尿酸在血液中聚积，产生高尿酸血症，易引发痛风。

饮食调养

1. ☑ 选择具有促进机体代谢功能的中药材和食材，如木瓜、红萝卜、海带、大米、苹果、牛奶、洋葱、土豆、大蒜等。

2. ☑ 选择具有促进尿酸排泄功能的中药材和食材，如樱桃、车前子、车前草、薏米、黄柏、泽泻、茯苓、地龙、山慈姑等。

3. ☑ 多食碱性蔬菜和水果，可以中和过量的尿酸，如茄子、黄瓜、土豆、白菜、海带、莴笋、竹笋等。

4. ☑ 多食富含B族维生素和维生素C的食物，如芹菜、花菜、冬瓜、西瓜等。

5. ☒ 忌食发物，如螃蟹、虾、杏、桂圆等。

6. ☒ 忌食辛辣助火的食物，如胡椒、白酒、啤酒、羊肉等。

7. ☒ 忌食含有嘌呤类物质的食物，如豆腐、鸡汤、狗肉、鹅肉等。

生活调理

痛风患者不要酗酒，不要过量食用荤腥类食物。一旦诊断为痛风，肉、鱼、海鲜都在限食之列。多食含"嘌呤"低的碱性食物，如瓜果、蔬菜，少食肉、鱼等酸性食物，做到饮食清淡，低脂低糖，多饮水，以利体内尿酸的排泄。

推荐药材、食材

木瓜	樱桃	薏米	莴笋
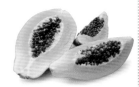	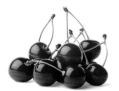	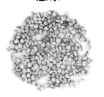	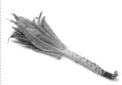
木瓜具有消暑解渴、利水祛湿的作用，能够协助人体将摄入体内的营养物质分解代谢，并排出体外，因此可以改善嘌呤代谢紊乱，平衡尿酸浓度，缓解痛风等。	樱桃具有益气补血、健脾和胃、祛风除湿的功效，其含有丰富的花青素和维生素E，具有很强的抗氧化能力，可促进尿酸排泄，缓解痛风、关节炎等不适症状。	薏米具有利水消肿、健脾去湿、舒筋除痹、清热排脓的功效，为常用的利水渗湿药，能够促进尿酸的排泄，稀释尿酸浓度，从而有效缓解痛风症状。	莴笋具有清热利尿、活血通乳的功效，且不含嘌呤成分。富含钾，有利尿的作用，可促进体内尿酸的排泄，减轻痛风症状。

木瓜汁

主料 木瓜半个，菠萝60克。

辅料 柠檬汁适量，冰水150毫升。

制作流程

1. 将木瓜和菠萝去皮后洗净，备用。
2. 将木瓜和菠萝均切成适量大小。
3. 将木瓜、菠萝、柠檬汁、冰水放入榨汁机一起搅打成汁。

功效 木瓜能舒筋络，活筋骨，降血压，主治肌肤麻木、关节肿痛、脚气、霍乱大吐，手足抽筋。本品具有清热利湿、消肿止痒的功效，可加快机体代谢，适合痛风关节肿大疼痛的患者食用。

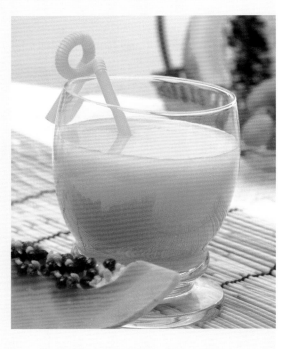

樱桃苹果汁

主料 樱桃300克，苹果1个。

制作流程

1. 将苹果洗净，切小块，榨汁。
2. 将樱桃洗净，切小块，放入榨汁机中榨汁，以滤网去残渣。
3. 将以上两个步骤所得的果汁混合即可。

功效 本品具有祛风除湿的功效，可促进人体排泄，能有效改善痛风导致的关节红、肿、热痛等症状。但要注意，樱桃中含钾量极高，肾病患者不宜食用。

薏米瓜皮鲫鱼汤

主料 冬瓜皮60克，薏米150克，鲫鱼250克。

辅料 生姜3片，盐少许。

制作流程

1. 将鲫鱼剖洗干净，去内脏，去鳃；冬瓜皮、薏米分别洗净。

2. 将冬瓜皮、薏米、鲫鱼、生姜片放进汤锅内，加适量清水，盖上锅盖。

3. 用中火烧开，转小火再煲1小时，加盐调味即可。

功效 冬瓜皮可利水消肿、清热解毒；薏米可清热健脾、利尿排脓；鲫鱼可补气健脾、利水通淋。三者配伍，对各种泌尿系统疾病如尿频、尿急、尿痛、少尿、无尿、血尿、蛋白尿、水肿等，均有一定的疗效。

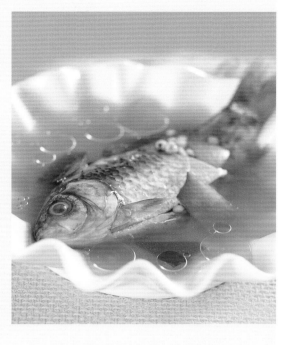

苹果燕麦牛奶

主料 苹果1个，燕麦20克，牛奶30毫升。

辅料 白糖适量。

制作流程

1. 苹果洗净，切小块。

2. 将苹果、燕麦、牛奶一起加入冰沙机中拌匀。

3. 盛出后，加入白糖调味即可。

功效 本品具有加强尿酸排泄的功效，可缓解痛风症状。长期食用本品，对于糖尿病、高脂血症、脂肪肝等也有很好的防治作用。

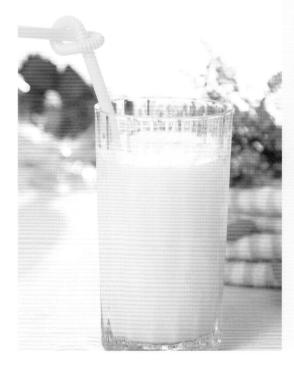

骨质疏松　补肾壮骨　补充钙质

疾病解释

骨质疏松可分为原发性骨质疏松和继发性骨质疏松，原发性骨质疏松主要是骨量低和骨的微细结构被破坏，骨组织的矿物质和骨基质均有减少，导致骨的脆性增加，从而容易发生骨折；继发性骨质疏松则是由于各种全身性或内分泌代谢疾病引起的骨组织量减少。

病症原因

因为饮食、生活习惯、周围环境、情绪等的影响，人的体液很多时候都会趋于酸性，酸性体质是钙质流失、骨质疏松的重要原因。随着年龄的增长，钙调节激素的分泌失调致使骨代谢紊乱，也容易导致继发性骨质疏松。老年人由于牙齿脱落及消化功能降低，进食少，使蛋白质、钙、磷、维生素及微量元素摄入不足，也易导致骨质疏松。

饮食调养

1. ☑ 选择具有补充钙元素作用的中药材和食材，如猪骨、紫菜、海带、发菜、黑木耳、黑芝麻、牛奶、虾、螃蟹、青菜、石膏、珍珠、猪骨肉、牡蛎、钟乳石、花蕊石、海浮石、鹅管石、紫石英等。

2. ☑ 选择具有补充维生素D作用的中药材和食材，如鸡蛋、奶油、鸡肝、鱼肝油、沙丁鱼、鳜鱼、青鱼、鸡蛋、薏米、山楂、鲑鱼、黑芝麻、人参、核桃等。

3. ☒ 少吃含磷较多的食物，如动物肝脏、虾、蟹、蚌等。

4. ☒ 少喝咖啡或含咖啡因较多的饮料，如碳酸饮料和茶等。

生活调理

日常生活中适度的锻炼可使骨量增加，应适度加强骨骼负重和肌肉锻炼，包括走步、慢跑和站立。同时需补充足够的钙量，可在餐后服用钙剂，同时喝200毫升液体则吸收较好。

推荐药材、食材

猪骨	鸡蛋	板栗	核桃
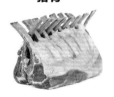	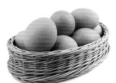	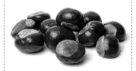	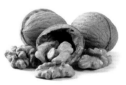
猪骨具有补中益气、养血健骨的功效，其富含骨胶原和钙元素，能及时补充人体所必需的骨胶原等物质，增强骨髓造血功能。中老年人喝猪骨汤可延缓衰老，防治骨质疏松。	鸡蛋含有丰富的蛋白质、维生素D、钙、铁、锌等营养成分。蛋黄中的维生素D有助于机体对钙的吸收，对骨骼的生长发育具有良好的作用，可预防骨质疏松。	板栗具有健脾补肝、强身壮骨的作用。对肾虚有良好的疗效，故又称为"肾之果"。经常生食对腰腿无力、骨质疏松等症有较好疗效。	核桃仁中所含维生素E，可使细胞免受自由基的氧化损害，是医学界公认的抗衰老物质；且其富含维生素D及钙质，常食可预防骨质疏松、骨折等症，所以核桃有"长寿果"之称。

板栗玉米排骨汤

主料 猪排骨350克，玉米棒200克，板栗50克。

辅料 盐3克，葱花、姜末各5克，高汤适量。

制作流程

1. 将猪排骨洗净，剁成块，氽水。
2. 玉米棒洗净，切块；板栗洗净，备用。
3. 净锅上火倒入油，将葱、姜爆香，下高汤、猪排骨、玉米棒、板栗，调入盐煲至熟即可。

功效 板栗具有养胃健脾、补肾强腰之功效，可防治高血压病、冠心病、动脉硬化、骨质疏松等疾病，是抗衰老、延年益寿的滋补佳品。本品可补肾壮骨、补充钙质，还能缓解骨质疏松的症状。

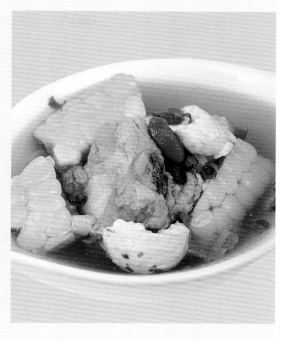

蛤蜊炖蛋

主料 蛤蜊250克，鸡蛋3个。

辅料 葱、盐各6克，味精2克，鸡精3克。

制作流程

1. 蛤蜊洗净下开水锅中煮至开壳，取出洗净泥沙。
2. 鸡蛋打入碗中，加入调味料搅散。
3. 将蛤蜊放入鸡蛋中，入蒸锅蒸10分钟，即可食用。

功效 蛤蜊和鸡蛋均富含维生素D，对骨骼有很好的益处，常食对骨质增生的患者也有一定食疗效果。

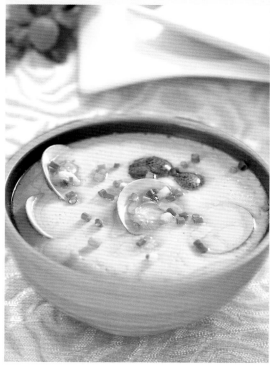

韭菜核桃炒猪腰

主料 韭菜、猪腰各150克，核桃仁20克，红椒30克。

辅料 盐、味精各3克，鲜汤、水淀粉各适量。

制作流程

1. 韭菜洗净切段；猪腰治净，切花刀，再横切成条，入沸水中汆烫去血水，捞出控干；红椒洗净，切丝。

2. 盐、味精、水淀粉和鲜汤搅成芡汁，备用。油锅烧热，加入腰花、韭菜、核桃仁、红椒翻炒，调入芡汁炒匀即可。

功效 肾主骨，韭菜、猪腰、核桃均是补肾的佳肴，故本品对骨质疏松有很好的防治作用。

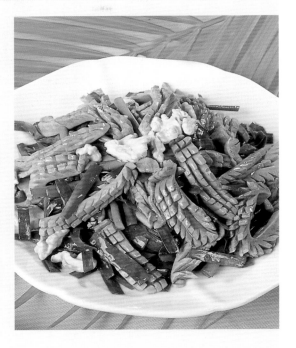

黑豆猪皮汤

主料 猪皮200克，黑豆50克，红枣10颗（去核）。

辅料 盐、鸡精各适量。

制作流程

1. 猪皮刮干净，或者可用火炙烤去毛，入开水汆烫，待冷却之后，切块。

2. 黑豆、红枣分别用清水洗净，泡发半小时后，放入砂锅内，再加适量水，煲至豆烂。

3. 再加猪皮煲半小时，直到猪皮软化，便可加入适量盐、鸡精，用勺子搅拌均匀即可食用。

功效 本品具有补肾壮骨、补充钙质、补血养颜等功效，适合骨质疏松、腰椎间盘突出、皮肤粗糙的患者食用。

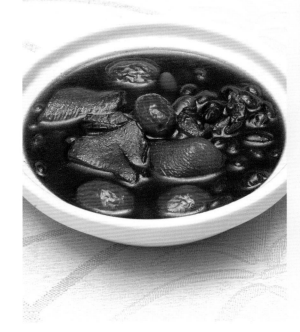

骨质增生　补肾壮骨　滋阴养血

🔍 疾病解释

骨质增生是骨关节退行性改变的一种表现，可分为原发性和继发性两种，多发生于45岁以上的中年人或老年人，男性多于女性。

🔍 病症原因

因长期站立或行走，即长时间保持某种姿势，肌肉会牵拉或撕脱，血肿机化，从而导致刺状或唇样的骨质增生。骨刺对软组织产生机械性的刺激和外伤后软组织损伤、出血、肿胀等因素也会导致骨质增生。

🔄 饮食调养

1. ☑ 食用可增强体质的中药材和食材，如补骨脂、骨碎补、续断、熟地黄、桂枝、牡蛎、板栗、黑芝麻、黑豆、鳝鱼、猪腰、羊腰等。

2. ☑ 食用可抗衰老的中药材和食材，如人参、冬虫夏草、三七、天麻、枸杞、山药、白术、西洋参、菠菜、洋葱等。

3. ☑ 食用含钙量丰富的食物，以供应机体充足的钙质，如排骨、脆骨、海带、木耳、虾皮、发菜、核桃仁等。

4. ☑ 食用蛋白质含量丰富的食物，如鱼、鸡、瘦肉、牛奶、鸡蛋、豆类及豆制品等。

5. ☑ 食用富含维生素C和维生素D的食物，如苋菜、雪里蕻、香菜、小白菜以及新鲜水果等。

6. ☒ 忌食辛辣、过咸、过甜等刺激性食品，如茴香、辣椒、花椒、胡椒、桂皮等。

❤ 生活调理

骨质增生患者要避免在潮湿处卧躺，不要汗出当风，不要在出汗后立即洗凉水浴，以防邪气对骨关节的侵害。不要让膝关节过于劳累或负荷过重。关节肿胀、疼痛加重时应休息。要适当增加户外活动，尽量避免长期卧床休息。

推荐药材、食材

续断	补骨脂	黑豆	三七
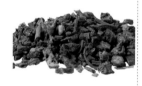	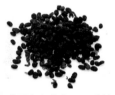	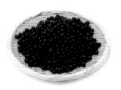	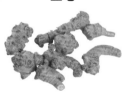

续断辛温破散之性，既能活血祛淤，又能壮骨强筋，有续筋接骨、疗伤止痛之功效。用于治疗跌打损伤，淤血肿痛，筋伤骨折，常与桃仁、红花等配伍同用。

《开宝本草》曰："补骨脂治五劳七伤，风虚冷，骨髓伤败，肾冷精流及妇人血气堕胎。"补骨脂通过调节神经和血液系统，促进骨髓造血，从而发挥抗衰老、抗骨质增生的作用。

黑豆乃肾之谷，黑色属水，水走肾，所以黑豆入肾。肾主骨，人的衰老往往从肾功能开始，常食黑豆，可抗衰老，预防骨质退行性病变。

三七能活血化淤而消肿定痛，为治淤血诸证之佳品、伤科之要药。凡跌打损伤，筋骨肿痛等，皆可以本品为首选药物。三七对骨质增生引起的关节压痛、肢体麻木均有疗效。

补骨脂红枣粥

主料 补骨脂20克，糯米100克。

辅料 红枣6颗。

制作流程

1. 补骨脂洗净，入锅加水适量，大火煮开后转小火煎15分钟。
2. 糯米洗净入锅，加入补骨脂药汁、红枣，煮成粥即可。
3. 趁热分2次服用。

功效 补骨脂可补肾助阳，且能通过调节神经和血液系统，促进骨髓造血，增强免疫和内分泌功能，从而发挥抗衰老、抗骨质增生的作用。本品对骨质增生有一定的食疗效果。

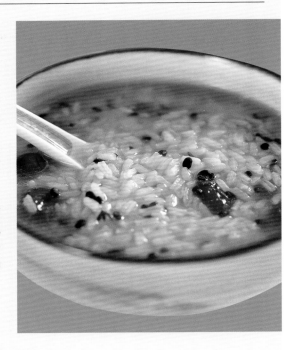

三七冬菇炖鸡

主料 三七12克，冬菇30克，鸡肉500克，红枣15颗。

辅料 姜丝、蒜泥各少许，盐6克。

制作流程

1. 将三七洗净；冬菇洗净，温水泡发。
2. 把鸡肉洗净，斩件；红枣洗净。
3. 将所有材料放入砂煲中，加入姜、蒜，注入适量水，小火炖至鸡肉烂熟，加盐调味即可。

功效 三七能散淤止痛，活血消肿，对骨质增生引起的关节压痛、肢体麻木均有疗效；冬菇能补肝肾、健脾胃、益气血；鸡肉能温中益气、补精添髓、益五脏、补虚损。本品对体质虚弱、骨质增生有一定的食疗功效。

地黄黑豆奶

主料 黑豆200克，生地黄8克，玄参、麦冬各10克。

辅料 白糖30克。

制作流程

1. 黑豆洗净，浸泡约4小时至豆子膨胀，沥水备用。

2. 生地黄、玄参、麦冬洗净后放入棉布袋内，置入锅中，以小火加热至沸腾，约5分钟后滤取药汁备用。

3. 将黑豆与药汁混合，放入豆浆机内搅拌均匀，过滤出豆浆加白糖即可。

功效 常食黑豆可抗衰老，预防骨质退行性病变。本品具有滋阴养血、补肾壮骨、补充钙质的功效，适合有骨质增生的患者食用。

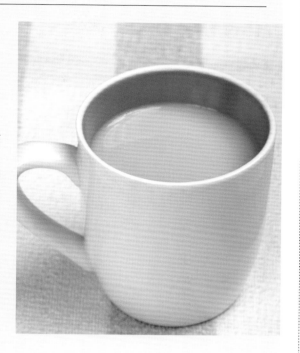

排骨板栗鸡爪汤

主料 鸡爪2只，猪排骨175克，板栗肉120克。

辅料 盐3克，酱油少许。

制作流程

1. 将鸡爪用清水洗净，放入沸水中氽烫后捞出，备用；猪排骨用清水洗净，斩大块，放入沸水中氽烫后捞出，备用。

2. 板栗肉放清水中洗净备用。

3. 锅洗净，置于火上，倒入适量清水，调入盐、酱油，下鸡爪、猪排骨、板栗肉，煲至熟即可。

功效 本品具有补肾壮骨的功效，适合颈椎病、骨质疏松和骨质增生患者食用。

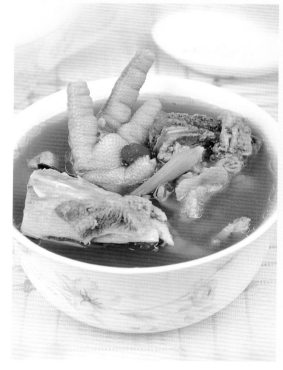

风湿性关节炎　祛风除湿　清热解毒

🔍 疾病解释

风湿性关节炎是一种常见的急性或慢性结缔组织炎症，以关节和肌肉游走性酸楚、疼痛为特征。常反复发作，易累及心脏，引起风湿性心脏病。起初出现不规则的发热现象，用抗生素治疗无效。关节红、肿、热、痛明显，不能活动，发病部位常常是膝、髋、踝等下肢大关节，其次是肩、肘、腕关节。疼痛游走不定，但疼痛持续时间不长，几天就可消退。治愈后很少复发，关节不留畸形，有的病人可遗留心脏病变。

🔍 病症原因

致病因素较为复杂，最常见的病因主要是自身免疫性结缔组织病以及遗传因素。此病多发于中老年人，男性多于女性。

➕ 饮食调养

1. ☑ 选择具有消除发热症状功效的药材和食材，如连翘、柴胡、薄荷、金银花、菊花、梨、甘蔗、西瓜、莲藕、赤小豆、丝瓜、绿豆等。

2. ☑ 选择具有促进皮质激素分泌功能的中药材和食材，如肉桂、附子、干姜、巴戟天、党参、花椒、茶叶、薏米等。

3. ☑ 选择富含维生素和钾盐的瓜果蔬菜及碱性食物，如西红柿、土豆、红薯、白菜、苹果、牛奶、玉米、花菜等。

4. ☒ 慎食高热量和高脂肪的食物，如狗肉、螃蟹、虾、咖啡等。

5. ☒ 慎食含嘌呤多的食物，如牛肉、动物内脏、鹅肉、鹌鹑等。

6. ☒ 慎食辛辣温补性食物，如荔枝、桂皮、茴香、花椒、白酒、啤酒、人参等。

♥ 生活调理

患者平时要加强锻炼，增强身体素质。避免受寒、淋雨，关节处要注意保暖。夏季时不要贪凉，空调温度要适宜；秋季和冬季要添衣保暖，防止风寒侵袭。保持正常的心理状态及愉悦的心情，有利于维持人体正常的免疫功能。

推荐药材、食材

连翘	肉桂	土茯苓	赤小豆
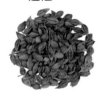		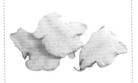	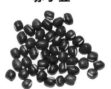
连翘具有清热解毒、散结排脓等功效，可消除风湿病的发热症状，对关节红、肿、热、痛症状有很好的缓解作用。	肉桂所含的黄酮类化合物可在体内转变为皮质激素，从而提高机体应激能力，对寒湿邪气引起的关节冷痛有一定的疗效。	土茯苓具有解毒利湿、通利关节的功效，治疗风湿性关节炎、肢体拘挛，常与薏米、防风、木瓜等配伍。	赤小豆具有清热解毒、消肿止痛、祛湿除痹等功效，对风湿热痹引起的关节红、肿、热、痛有较好的疗效。

桑寄生连翘鸡爪汤

主料 桑寄生30克，连翘15克，鸡爪400克。

辅料 红枣2颗，盐5克。

制作流程

1. 桑寄生、连翘、红枣均洗净。

2. 鸡爪洗净，去爪甲，斩件，汆烫。

3. 1600毫升清水放入瓦煲内，煮沸后加入以上用料，大火煲开后，改用小火煲2小时，加盐调味即可。

功效 桑寄生能补肝肾、强筋骨、除风湿、通经络、益血，还可治疗风湿痹痛。本品适用于风湿性关节炎伴有腰膝酸软、痛痹等患者食用。

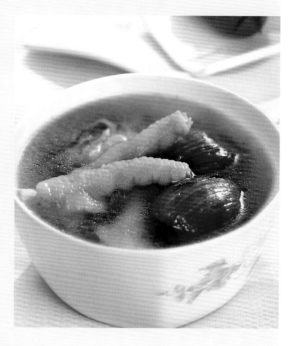

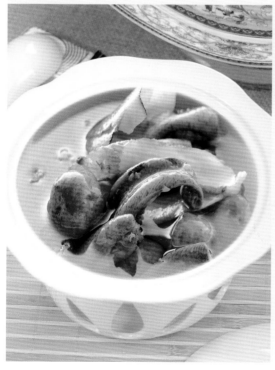

土茯苓鳝鱼汤

主料 鳝鱼、蘑菇各100克，当归8克，土茯苓、赤芍各10克。

辅料 盐5克，米酒10毫升。

制作流程

1. 将鳝鱼洗净，切小段；当归、土茯苓、赤芍、蘑菇洗净。

2. 将全部原材料放入锅中，以大火煮沸后转小火续煮20分钟。

3. 加入盐、米酒即可。

功效 土茯苓可祛风除湿、清热解毒；鳝鱼可祛风通经络。二者合用，对湿热痹痛型风湿性关节炎有很好的疗效。

丝瓜银花饮

主料 金银花藤40克，丝瓜500克。

制作流程

1. 金银花藤洗净，切段；丝瓜洗净，切成菱形块状。
2. 锅中下丝瓜、金银花藤，加水1000毫升，大火煮开后转中火煮5分钟即可。
3. 可分数次食用，每次300毫升，每日3~5次。

功效 丝瓜有清暑凉血、解毒通便、祛风化痰、通经络、行血脉等功效；金银花藤能清热解表，祛风活络。两者合用，常用于治疗风湿痹痛。

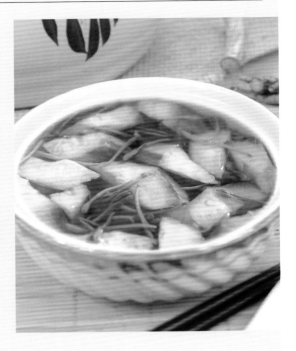

莲藕赤小豆汤

主料 猪瘦肉250克，莲藕300克，赤小豆50克，蒲公英15克。

辅料 姜丝、葱末各适量，盐、味精、料酒各适量。

制作流程

1. 将猪瘦肉洗净切块；莲藕去节去皮，洗净切段；赤小豆去杂质，洗净备用。蒲公英洗净，用纱布包好，扎紧。
2. 锅内加适量水，放入猪瘦肉、莲藕、赤小豆、蒲公英药袋，以大火烧沸，再用小火煮1小时，调味即可。

功效 蒲公英能清热解毒，利尿散结；赤小豆对风湿热痹引起的关节红、肿、热、痛有较好的疗效；莲藕能滋阴养血，强壮筋骨。三者配伍，对辅助治疗风湿性关节炎有一定的食疗作用。

肩周炎　祛湿散寒　理气止痛

🔍 疾病解释

肩周炎是肩关节周围肌肉、肌腱、滑囊和关节囊等软组织的慢性无菌性炎症。炎症导致关节内外粘连，从而影响肩关节的活动。发病时肩关节疼痛难耐、活动受限，严重者会影响到自身的日常生活。

🔍 病症原因

年老体衰，全身退行性变，活动功能减退，气血不旺盛，肝肾亏虚，复感风寒湿邪的侵袭，易发生肩周炎。本病多发于40岁以上的男性。

⊕ 饮食调养

1. ☑ 发病期间，选择具有温通经脉、祛风散寒、除湿镇痛作用的中药材和食物，如附子、丹参、当归、鸡血藤、川芎、羌活、枳壳、蕲蛇、蚕沙、川乌、肉桂、桂枝、三棱、莪术、黄柏、胆南星、两面针、青风藤、天仙子、薏米、细辛、木瓜、葱、白花椒、豆卷、樱桃、木瓜、胡椒、狗肉、生姜等。

2. ☑ 静养期间应选择具有补气养血、滋养肝肾作用的食物，如桂皮、桑葚、葡萄、板栗、鳝鱼、鲤鱼、牛肝、红枣、阿胶等。

3. ☒ 忌吃生冷性食物，如地瓜、豆腐、绿豆、海带、香蕉、柿子、西瓜等。

♥ 生活调理

受凉常是肩周炎的诱发因素，因此要注意防寒保暖，尤其是肩部。加强锻炼，特别是肩关节肌肉的锻炼，经常伏案、双肩经常处于外展工作的人，要注意纠正不良姿势。要加强营养，补充足够的钙质。除积极治疗患侧肩周炎外，还应对健侧肩周进行预防。

推荐药材、食材

附子	细辛	川乌	木瓜

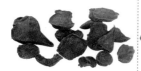 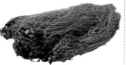 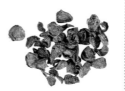 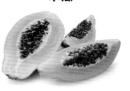

附子性热，味辛、甘。具有回阳救逆、散寒止痛的作用，对寒湿型肩周炎、关节炎有很好的疗效。治疗寒湿型肩周炎可配伍肉桂、干姜、川芎、元胡等药材。

细辛性温，味辛。归肺、胃经。具有疏散风寒、解热镇痛、杀菌消炎的作用，镇痛作用较为显著。用于感受风寒湿邪所致的肩周炎，可缓解肩周疼痛症状。

川乌性热，味辛，升散苦燥，"疏利迅速，开通关腠，驱逐寒湿"，善于祛风除湿、温经散寒，有明显的止痛作用，为治风寒湿痹证之佳品，尤宜于治疗寒邪偏盛之风湿痹痛。

木瓜味酸入肝，益筋和血，舒筋活络，且能去湿除痹，尤为治湿痹、筋脉拘挛要药。常与乳香、没药、生地黄同用，治疗经脉拘急、头项强痛。

247

第五章　22种中老年男性高发病药膳食疗

散寒排骨汤

主料 羌活、独活、川芎、细辛各5克，党参15克，柴胡10克，茯苓、甘草、枳壳、干姜各5克，排骨250克。

辅料 盐4克。

制作流程

1. 各种药材洗净煎汁。
2. 排骨斩块，入沸水中余烫，捞起冲净，放入炖锅，加药汁，再加水至盖过材料，以大火煮开，转小火炖约30分钟。
3. 加盐调味即可。

功效 本品具有祛湿散寒、理气止痛的功效。适合肩周炎、风湿性关节炎患者食用。

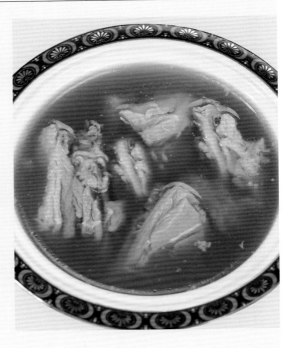

木瓜银耳猪骨汤

主料 木瓜100克，银耳10克，猪骨150克。

辅料 盐3克，香油4毫升。

制作流程

1. 木瓜去皮，洗净切块；银耳洗净，泡发撕片；猪骨洗净，斩块。
2. 热锅入水烧开，下猪骨，煲尽血水，捞出洗净。
3. 将猪骨、木瓜放入瓦煲，注入水，大火烧开后下银耳，改用小火炖煮2小时，加盐、香油调味即可。

功效 木瓜可祛风除湿、通经络；猪骨可补钙壮骨。两者同用，对肩周炎患者有一定的食疗效果。

蝎子炖鸡

主料 蝎子25克，鸡1只，猪肉100克，火腿20克。

辅料 盐、糖、鸡汁各适量。

制作流程

1. 锅中注水烧开，分别放入蝎子、鸡、猪肉、火腿汆烫，捞出沥水。

2. 锅中油烧热，放入汆烫过的蝎子炒香，盛出。

3. 将所有原材料放入炖盅内，调入盐、糖、鸡汁，猛火炖4小时即可。

功效 蝎子可通经活络、消肿止痛、攻毒散结，对治疗风湿痹痛引起的肩周炎、风湿性关节炎，中风、惊风等症均有疗效。

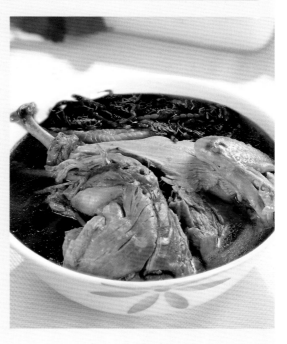

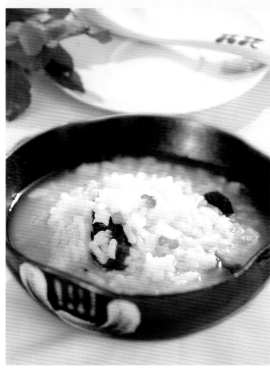

川乌生姜粥

主料 川乌5克，粳米50克。

辅料 生姜少许，蜂蜜适量。

制作流程

1. 把川乌洗净备用。

2. 粳米加水煮粥，粥快成时加入川乌，改用小火慢煎，待熟后加入生姜，待冷后加蜂蜜，搅匀即可。

3. 每日1剂，趁热服用。

功效 川乌可祛散寒湿、通利关节、温经止痛，与生姜同食，散寒除湿的效果更佳，对肩周炎有一定的食疗作用。

颈椎病　温经散寒　行气活血

疾病解释

颈椎病是一种以退行性病理改变为基础的疾病，主要由于颈椎长期劳损、骨质增生，或椎间盘脱出，韧带增厚，致使颈椎脊髓、神经根、椎动脉受压，出现一系列功能障碍的临床综合征。

病症原因

外伤是导致颈椎病的直接原因，不良的姿势如长时间伏案工作，躺在床上看电视、看书，长时间用电脑，枕头过高，剧烈旋转颈部或头部等可引起局部肌肉、韧带、关节囊的损伤，出血水肿，发生炎症改变，最终导致颈椎病。

饮食调养

1. ☑ 选择能疏通颈椎部经络，防治疼痛、麻木、颈部结节等症的中药材和食材，如桂枝、丝瓜络、川芎、延胡索、钩藤、鸡血藤、苏木、骨碎补、三七、生地黄、红花等。

2. ☑ 选择能除湿止痛的中药材和食材，如羌活、白芷、细辛、藁本、川芎、桂枝、荆芥、蛇肉、地龙、鳝鱼等。

3. ☑ 多食黑豆、板栗、排骨、鳝鱼、菠菜、鸡爪等补钙食物。

3. ☑ 多食新鲜蔬菜和水果，如豆芽、菠菜、海带、木耳、大蒜、芹菜、红薯、冬瓜、绿豆等。

4. ☒ 忌食油腻厚味、过冷过热的食品，如肥肉、荔枝、花椒、白酒、雪糕等。

生活调理

患者在平常的生活中要注意防寒保暖，避免颈肩部受到寒冷和潮湿的侵袭；避免参加重体力劳动、提取重物等，以免加重颈椎病症状；避免长时间持续低头工作，最好可定时改变头颈部体位；要注意休息，保证充足的睡眠。选用中间低，略向内凹的蝶形保健枕，有助于保持颈椎正常的生理曲度。

推荐药材、食材

羌活	桂枝	鸡血藤	骨碎补
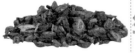	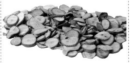	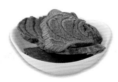	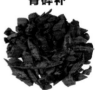

羌活性温，味辛、苦。具有散寒解表、祛风胜湿、止痛的功效。常用于治疗外感风寒，对有寒热、骨痛、头痛等表证者，尤为适宜。

桂枝性温，味辛、甘。具有发汗解肌、温经通脉的功效。其中含有的桂皮醛可使皮肤血管扩张，调整血液循环，舒筋通络，从而能够化解颈椎疼痛、内生结节的症状。

鸡血藤具有活血、舒筋、通络的功效，为治疗经脉不畅，络脉不和的常用药。治疗肩颈肢体麻痹症，可单用浸酒服，或配伍海风藤、延胡等同用。

骨碎补能活血散淤、消肿止痛、续筋接骨。因其入肾治骨，能治骨伤碎而得名，为伤科要药。骨碎补能促进骨对钙的吸收，改善软骨细胞功能，推迟骨细胞的退行性病变。

羌活川芎排骨汤

主料 羌活、独活、川芎、鸡血藤各10克，党参、茯苓、枳壳各8克，排骨250克。

辅料 姜片5克，盐4克。

制作流程

1. 将所有药材均洗净，一共煎取药汁，去渣备用。
2. 排骨斩件，氽烫，捞起冲净，放入炖锅，加入熬好的药汁和姜片，再加水至盖过材料，以大火煮开。
3. 转小火炖约30分钟，加盐调味即可。

功效 羌活具有散寒解表、祛风胜湿、止痛的功效，可用于治疗风湿，凡有关节肌肉风湿者都可应用。本品具有散寒除湿、行气活血、益气强身等功效，适合颈椎病患者食用。

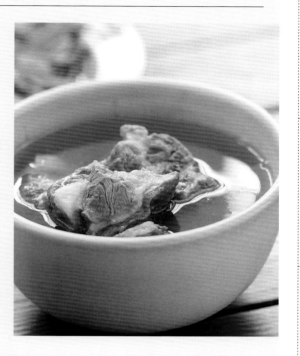

排骨桂枝板栗汤

主料 排骨350克，桂枝、玉竹各20克，板栗100克。

辅料 盐少许，味精3克，高汤适量。

制作流程

1. 将排骨洗净、切块、氽水。
2. 桂枝洗净，备用。
3. 净锅上火倒入高汤，调入盐、味精调味，放入排骨、桂枝、板栗、玉竹煲至熟即可。

功效 桂枝能发汗解肌、温经通脉，能调整血液循环，舒筋通络，可化解颈椎疼痛。因此，本品具有温经散寒、行气活血的功效，适合气血运行不畅的颈椎病患者食用。

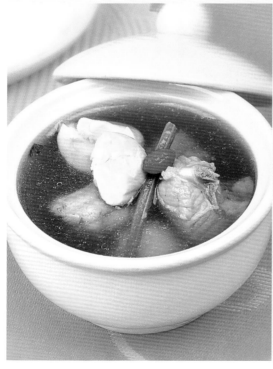

山药鳝鱼汤

主料 鳝鱼2尾，山药25克，枸杞5克，补骨脂10克。

辅料 盐5克，葱段、姜片各2克。

制作流程

1. 将鳝鱼洗净切段，汆水。

2. 山药去皮洗净，切片；补骨脂、枸杞洗净备用。

3. 净锅上火，调入盐、葱、姜，下鳝鱼、山药、补骨脂、枸杞煲至熟即可。

功效 补骨脂具有补肾助阳的功效，治肾虚冷泻、遗尿、滑精、小便频数、阳痿、腰膝冷痛、虚寒喘嗽；山药调补气虚、强身健体。二者合用，能行气活血、补肾壮骨，适合颈椎病、腰膝酸痛患者食用。

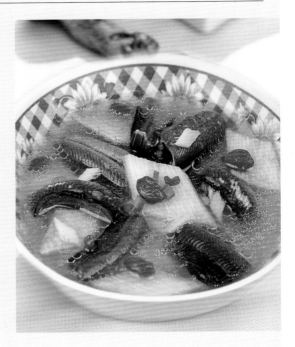

骨碎补脊骨汤

主料 骨碎补15克，猪脊骨500克。

辅料 红枣4颗，盐5克。

制作流程

1. 骨碎补洗净，浸泡1小时；红枣洗净。

2. 猪脊骨斩件，洗净，汆水。

3. 将2000毫升清水放入瓦煲内，煮沸后加入骨碎补、猪脊骨、红枣，大火煲开后，改用小火煲3小时，最后加盐调味即可。

功效 骨碎补有活血续伤、补肾强骨之功效，能活血散瘀、消肿止痛、续筋接骨。本品具有活血祛瘀、强筋壮骨的功效，适合颈椎病、腰椎间盘突出症以及骨折患者食用。

脱发症 滋补肝肾 乌发防脱

🔍 疾病解释

脱发是指头发脱落的现象。正常脱发是指头发处于退行期及休止期的生理性脱落，进入退行期与新进入生长期的毛发不断处于动态平衡中。病理性脱发是指头发异常或过度脱落。

🔍 病症原因

主要包括：❶病理性原因，由于病毒、细菌、高热使毛囊细胞受到损伤而导致脱发；❷物理性原因，空气污染物堵塞毛囊而导致脱发；❸化学性原因，有害化学物质对头皮组织毛囊细胞的损害而导致脱发；❹营养性原因，消化吸收功能障碍造成营养不良而导致脱发。

➕ 饮食调养

1. ☑ 选择能抵抗毛发衰老的药材和食材，如何首乌、阿胶、黑芝麻、黑豆、核桃、葵花子、黑米、莴笋等。

2. ☑ 选择具有补益肾气，调节内分泌功能的中药材和食材，如菟丝子、肉苁蓉、枸杞、杜仲、女贞子、猪腰、羊腰等。

3. ☑ 多喝生水，多食用含有丰富铁质的食品，如瘦肉、菠菜、包菜、紫菜等。

4. ☑ 多食含碱性物质的新鲜蔬菜和水果，如海带、葡萄、柿子、无花果等。

5. ☑ 选择食用富含锌的食物，如牡蛎、板栗、核桃、花生等。

6. ☑ 多食能补充维生素E的食物，如莴笋、包菜、麻花菜等。

7. ☑ 多食富含维生素B_6的食物，如土豆、豌豆、柑橘、蚕豆等。

8. ☒ 慎食辛辣刺激、肥腻食物，如辣椒、芥末、白酒、肥肉等。

❤ 生活调理

保证充足睡眠，不熬夜；不使用刺激性强的染发剂、烫发剂及劣质洗发用品；不使用易产生静电的尼龙梳子和尼龙头刷；在空气粉尘污染严重的环境中要戴防护帽并及时洗头。

推荐药材、食材

何首乌	乌鸡	黑芝麻	熟地黄
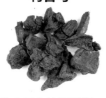	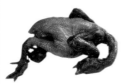	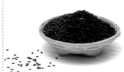	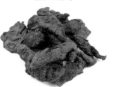
何首乌具有补肝益肾、养血祛风的功效，具有很好的抗衰老作用，能增强机体的免疫力，延缓细胞衰老，增强造血功能，对须发早白、掉发、脱发等症均有很好的疗效。	乌鸡内含丰富的黑色素、蛋白质、B族维生素、氨基酸、微量元素，而且含铁量也比普通鸡高很多，是营养价值极高的滋补品，对肾虚、血虚引起的脱发症均有疗效。	黑芝麻具有补肝肾、润五脏、益气力、长肌肉、填脑髓的作用，可用于治疗因肝肾精血不足所致的眩晕、须发早白、脱发、皮燥发枯、肠燥便秘等。	熟地具有补血养阴、填精益髓的功效，可益精血、乌须发。常与何首乌、牛膝、菟丝子等配伍，治疗精血亏虚所致的须发早白、发枯、脱发等症。

首乌核桃羹

主料 粳米70克，薏米30克，红枣、何首乌、熟地黄、核桃仁各适量。

辅料 盐3克。

制作流程

1. 粳米、薏米均泡发洗净；红枣洗净，去核，切片；核桃仁洗净；何首乌、熟地黄均洗净，加水煮好，取汁待用。

2. 锅置火上，加入适量清水，倒入煮好的汁，再放入粳米、薏米，以大火煮至米粒开花。

3. 加入红枣、核桃仁煮至浓稠状，调入盐拌匀即可。

功效 本品具有滋阴养血、滋补肝肾、乌发防脱的功效，适合肝肾亏虚、须发早白、头发脱落的患者食用。

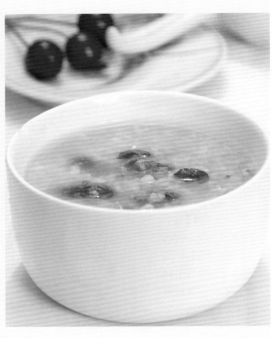

核桃芝麻糊

主料 核桃仁、芝麻各50克。

辅料 白砂糖适量。

制作流程

1. 核桃仁洗净；芝麻去杂质，洗净备用。

2. 将核桃仁、芝麻放入豆浆机内，加热开水适量，搅打成糊。

3. 加入白糖，搅拌均匀即可食用。

功效 核桃仁具有补肾气的作用；芝麻可滋补肝肾、乌发防脱。两者合用，对肾气亏虚引起的脱发、须发早白等均有一定的食疗效果。

何首乌黑豆乌鸡汤

主料 何首乌15克，黑豆50克，红枣10颗，乌鸡1只。

辅料 料酒、葱段、姜片、盐、葱花、味精各适量。

制作流程

1. 乌鸡洗净，斩件；何首乌、黑豆、红枣均洗净。

2. 乌鸡、何首乌、黑豆、红枣、料酒、葱段、姜片及盐加水烧沸后，改用小火煨至鸡肉熟烂。

3. 加葱花、味精调味即可。

功效 何首乌能补肝益肾、养血祛风，能治肝肾阴亏引起的须发早白、掉发、脱发；黑豆能补益肝肾。本品有补肝肾、乌发防脱的功效，适合头发早白、脱发患者食用。

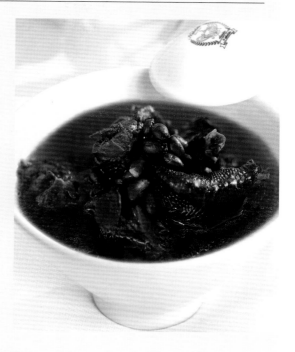

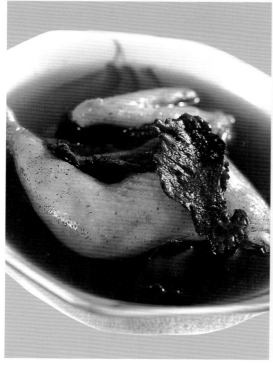

枸杞黄精炖白鸽

主料 白鸽1只，枸杞20克，黄精15克，杜仲10克。

辅料 盐、料酒、味精各适量。

制作流程

1. 将白鸽去毛及内脏，洗净，剁成小块；枸杞、黄精、杜仲泡发，洗净。

2. 锅中加水烧沸，下鸽块余去血水。

3. 鸽块放入锅中，加水，再加入黄精、枸杞、杜仲、料酒、盐、味精，共煮至熟即可。

功效 黄精能补气养阴、健脾、润肺、益肾；枸杞能滋肾润肺、补肝明目。本品具有补肝肾、益气填精的功效，适用于肝肾不足引起的脱发患者食用。

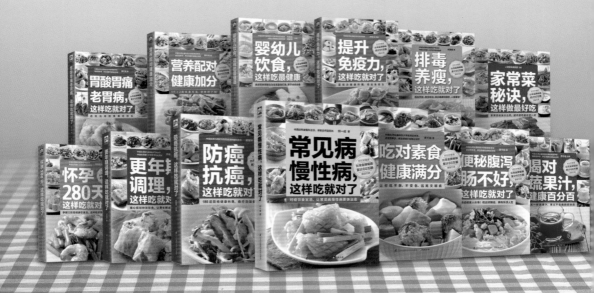

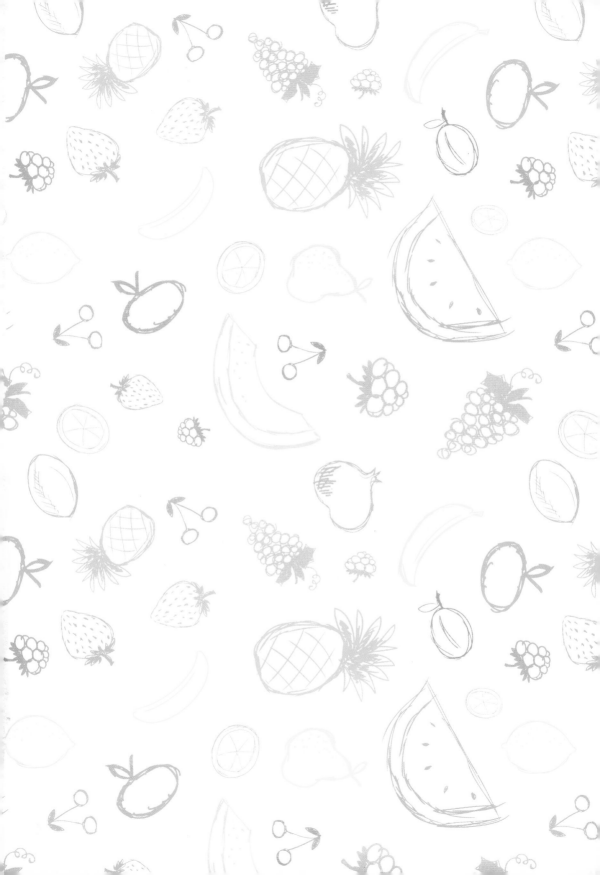

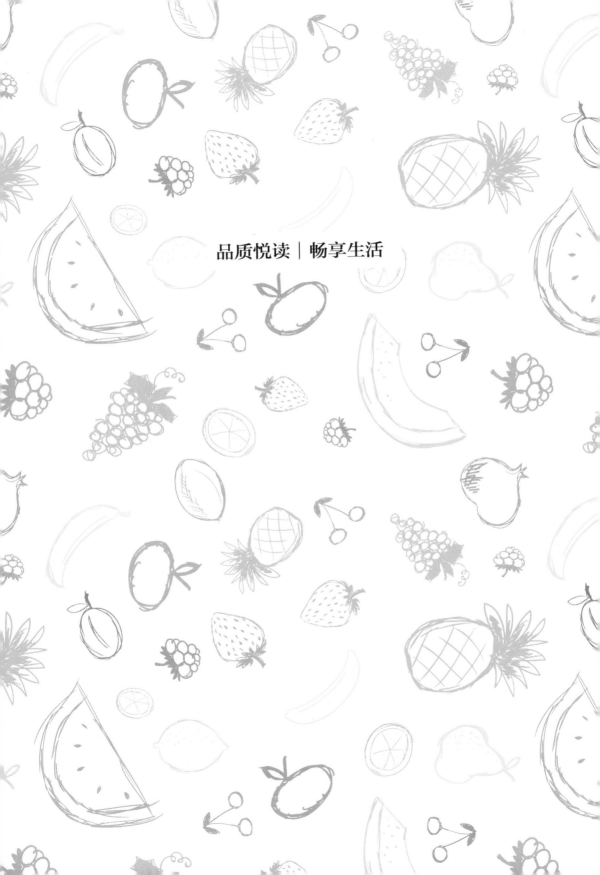

品质悦读 ｜ 畅享生活